医療系資格試験のための電気
臨床工学技士国家試験・第2種ME技術実力検定試験

仲田昭彦 著

コロナ社

推薦のことば

　日本の教育が，自ら学び自ら考える力などの「生きる力」の育成を実現させようとした「ゆとり教育の実質的開始」となって10年が経過しました。いま，臨床工学技士を目指して大学や専門学校など専門課程で学ぶ学生は，このゆとり教育のまっただ中で教育を受けてきた世代です。一方，臨床工学技士をはじめとする医療系国家資格に関しては「国家試験合格」がそのスタートであり，医療技術の進歩に伴い学ぶ事柄は年々増えています。つまり，専門課程の入学時から卒業時の国家試験受験時までに学ばなければならないことが，昔に比べてはるかに多くなってきています。裏を返せば，専門課程の教員も従来の知識や常識のままの教育方法では不十分であるといえます。専門課程の教員は，臨床工学を目指す学生の大半が電子工学などの電気を基礎とした分野に苦手意識をもっていることを前提に，高校で「科目」として学んでいない学生にこれらの科目を学ばせ，国家試験合格まで導いていくという使命を負っています。臨床工学の専門課程で学ぶこれらの工学系科目が臨床現場にそのままの形で使われる機会は少ないですが，「オームの法則」ひとつとっても，人体の生理学的現象やベッドサイドでの電気的現象につながる基礎であり，医療の現場で唯一工学的基礎を体系的に学んでいる臨床工学技士は，そのセンスを披露して患者の安全に寄与できる存在として活躍することが期待されています。

　本書は臨床工学技士国家試験・第2種ME技術実力検定試験対策に特化した構成となっています。特に上述した学生が苦手とする，言い換えれば教育側が教えにくい分野をピックアップし，これまで出版された解説集などとは違った切り口で臨床につながる工学の基礎を徹底解説した書であるといえます。また，本書は2002年の学習指導要綱改訂の冒頭にある「基礎・基本を確実に身に付けさせ」という目的や，仲田先生がモットーとされている，臨床現場で自ら考え，答えを導く力を養うために「工学に興味を持つ」心を満たす書だと思います。

　最後に，臨床工学技士国家試験・第2種ME技術実力検定試験を目標とし，国家試験合格にかなう実力を身に付けるためにも，学生や指導者にとって学習効果を高める一助になる書と確信し，本書推薦のことばに代えさせていただきます。

2012年1月

杏林大学　中島章夫

はしがき

　本書は，臨床工学技士国家試験（以下，国家試験）および，第2種ME技術実力検定試験（以下，第2種ME）対策のための本である．以下，本書の特長を示す．
- 専門書のように詳細な説明や数学的に厳密な説明はしていないが，国家試験および第2種MEの電気分野における，2011年までの，国家試験では15年分の，第2種MEでは12年分の過去問題のなかから，厳選された合計約210問の問題を掲載し，試験に十分対応できるような内容になっている．
- 各章では，最初に試験に必要な知識をまとめる形で，特に電気を初めて学ぶ学生にも理解できるようにていねいに説明した．
- 「問題演習」で過去に出題された問題を掲載し，問題文には，国家試験の年度（回）と出題された問題番号を「9回-午後-問題9」のように示し，また，第2種MEの出題の場合には「ME29回-午前-問題33」のように示した．
- 「（改）」を付けた問題は，試験問題の一部を筆者がアレンジしたものである．
- 難問や要注意問題にはヒントとして，問題文の直後に簡単に解説した．
- 本書では，イメージをつかむための図を多用した．
- 説明に使う数学は，国家試験に出る数学プラスアルファ程度とし，本文中の┆┄┄┄┄┄┆の内容は，難しいようであれば読みとばしても構わない．

　問題演習では「正しいのはどれか」などの問いに対して「正解を選んだだけ」で終わってはならない．どこが間違っており，どのように書き換えれば正しい文章になるかを考える訓練を欠かしてはならない．

　筆者は講義のとき，学生に以下のことを実践するよう薦めている．実践した学生の多くが毎年試験に合格しているので，読者の皆さんもぜひ試していただければと思う．
- 授業の復習を当日中および数日中に繰り返しやれば，確実に実力がつく．
- 15分考え，理解できないことがあったら質問すること．質問は恥ではない．
- 自分が他人より能力が劣ると思ったら，他人の5倍繰り返し勉強すること．
- 長時間連続の勉強は害あって益なし．1時間勉強したら10分の気分転換の時間を設けることを薦める．私は「1時間10分の法則」と名付けている．

・「記憶の定着」および「脳の活性化」に有効であるといわれている方法の一部を紹介しよう。
「憶えたら，すぐ寝よ」「朝起きたら，憶え直せ」「スルメなどのかたい食べ物をよく噛め」「面接などで緊張する前，または勉強の前に，ココアを飲むかチョコレートを食べよ」。

　臨床工学技士国家試験に合格しても，そこで勉強が終わるわけではない。合格は単なるスタートでしかない。そこからが本当の勉強であり，研さんである。将来，定年を迎え，臨床工学技士としての最後の仕事において有終の美を飾るまでは「未熟」である。国家試験は「用意された答え」の中から「正答」を選ぶものばかりである。しかし，現場に出たら答えは用意されていない。自ら考え，信頼のおける先輩の助言，書籍，辞書，論文誌などから，クランケ（患者）に適応する対処法・処置法を考え，医師の了解・指示を受けなければならない。本書により電気分野の理解が深まり，専門書を読み，確実な知識を得ようと思えるようになったら「しめたもの」である。臨床工学技士としての知識や技量が飛躍的に高まれば，私としては，このうえない喜びである。

　夢を持っても実現するのは一部である。しかし，**Never give up your dreams.**

　本書の出版にあたり，製品の性能などの情報提供をしていただいた多数の医療機器・電子部品・測定器製作会社，浜松ホトニクス株式会社，生体組織の導電率に関する論文誌（Phys. Med. Biol. など）を紹介して下さった北里大学教授の野城真理先生，有益なご指摘・ご指導をいただいた杏林大学准教授の中島章夫先生および東北学院大学准教授の熊谷正朗先生，浜松医療センター付属診療所の菅野敏彦氏，財団法人規格協会の山口進一氏，静岡大学工学部図書館，コロナ社の協力に深く感謝申し上げる。今後は，本書の質を高める作業など，私の持てる情熱と能力のすべてを尽くし，その恩に報いたいと思う。

2012 年 1 月

　2 刷発行に際し，誤記の訂正や説明が不足している部分を補足・追加した。

2015 年 3 月

仲田昭彦

目　　　次

1. 電流 I，電圧 V，抵抗 R，オームの法則，電力 P

1.1　電流 I，電圧 V，抵抗 R，オームの法則，電力 P ……………… 1
1.2　電流 I の定義 ………………………………………………………… 1
1.3　電池の内部抵抗 ……………………………………………………… 2
1.4　抵 抗 の 接 続 ………………………………………………………… 3
1.5　抵　　抗　　率 ……………………………………………………… 4
1.6　キルヒホッフの法則 ………………………………………………… 6
1.7　検流計とホイートストンブリッジ ………………………………… 9
1.8　電　気　分　解 ……………………………………………………… 10
1.9　電 池 の 種 類 ………………………………………………………… 11
　　　問　題　演　習 ……………………………………………………… 11

2. 電 気 計 測 器

2.1　テ　　ス　　タ ……………………………………………………… 20
2.2　オシロスコープ ……………………………………………………… 20
2.3　電流計，内部抵抗，分流器，倍率器 ……………………………… 20
2.4　アナログ型テスタの盲点 …………………………………………… 22
　　　問　題　演　習 ……………………………………………………… 23

3. 磁気・磁界・電磁力・電磁誘導

3.1　三角関数の基本と辺の比 …………………………………………… 25
3.2　三角関数の定義と応用 ……………………………………………… 26

3.3 三角関数（sin, cos）のグラフ··26
3.4 磁気に関するクーロンの法則··28
3.5 磁性体（磁石）のまわりの磁界··28
3.6 強磁性体による磁気シールド（磁気遮蔽）····························29
3.7 電磁シールド（電磁遮蔽）··30
3.8 磁　界　H··31
3.9 磁界 H と磁束密度 B···31
3.10 直線電流のまわりの磁界··32
3.11 コイルの中心の磁界··32
3.12 ソレノイド内部の一様な磁界···33
3.13 電流が受ける力……フレミングの左手の法則···················33
3.14 電磁誘導, 起電力……フレミングの右手の法則·················34
3.15 コイル内の磁束··35
3.16 渦　電　流···37
問　題　演　習··38

4. 静　電　気

4.1 静電気に関するクーロンの法則··46
4.2 帯電体のまわりの電界··46
4.3 等電位線と電気力線···48
4.4 静　電　誘　導··48
4.5 誘　電　分　極··48
4.6 電界 E, 電圧（電位差）V···49
問　題　演　習··50

5. コンデンサ

5.1 コンデンサ···55
5.2 コンデンサの接続（直列・並列合成）································56

5.3 コンデンサの容量 C，誘電率 ε，比誘電率 ε_r ································ 57
5.4 コンデンサのエネルギー E_C ·· 57
問 題 演 習 ·· 58

6. 交　　　流

6.1 交流の3大要素 ·· 65
6.2 交流の実効値について……実験的に導く ·· 65
6.3 交流の実効値について……理論的に導く ·· 66
6.4 交流の電圧，電流の位相のずれ……実験的に導く ····························· 67
6.5 RLC のインピーダンス Z ··· 68
6.6 RLC 直列および並列回路のベクトル表示による
　　インピーダンス Z の計算，位相の遅進，共振周波数 ························ 69
6.7 RLC 直列および並列回路の複素数表示による Z の計算 ··················· 71
6.8 変圧器（トランス） ·· 74
6.9 電　　　力 ·· 74
6.10 ソレノイドの自己インダクタンス L を表す式 ·································· 75
6.11 インピーダンス整合（インピーダンスマッチング） ·························· 76
　6.11.1 インピーダンス整合が必要な第一の理由 ··································· 76
　6.11.2 インピーダンス整合が必要な第二の理由 ··································· 76
　6.11.3 電圧反射係数の解釈 ·· 77
　6.11.4 インピーダンスの違いによる反射を利用した医療機器 ············· 77
　6.11.5 マッチングトランス……無損失の理想的な変圧器 ···················· 77
問 題 演 習 ·· 79

7. 各種素子および各種計測器

7.1 各種検出素子，超音波，受動素子（RLC） ·· 90
　7.1.1 サ ー ミ ス タ ··· 90
　7.1.2 圧 電 素 子 ·· 91
　7.1.3 焦 電 素 子 ·· 91

- 7.1.4　CCDイメージセンサ……91
- 7.2　各種の効果と応用……91
  - 7.2.1　光電効果……91
  - 7.2.2　ホール効果……93
  - 7.2.3　光電子増倍管の構造と電子増幅の機構……94
  - 7.2.4　シンチレーションカウンタの原理……95
  - 7.2.5　ペルチェ効果……95
  - 7.2.6　ゼーベック効果……96
  - 7.2.7　ジョセフソン効果……96
  - 7.2.8　ジュール＝トムソン効果……96
- 問題演習……97

8.　トランジスタ・ダイオード・FET

- 8.1　能動素子……101
- 8.2　半導体……特に不純物半導体……101
  - 8.2.1　電気の通しやすさから見た物質の分類……101
  - 8.2.2　不純物半導体の結晶構造……基本的な周期表から……102
  - 8.2.3　原子核，電子軌道……102
  - 8.2.4　価電子……103
  - 8.2.5　不純物半導体……104
  - 8.2.6　PN接合整流素子……105
  - 8.2.7　PNP形・NPN形トランジスタ……106
  - 8.2.8　FET（field effect transistor：電界効果トランジスタ）……108
- 8.3　ダイオードを含む回路・整流回路・平滑回路……112
  - 8.3.1　半波整流回路……112
  - 8.3.2　全波（両波）整流回路（例1：センタータップトランス回路）……112
  - 8.3.3　全波（両波）整流回路（例2：ブリッジ整流回路）……113
  - 8.3.4　リップル率……114
  - 8.3.5　基本的な電圧安定化電源回路……115
  - 8.3.6　トランジスタの基本増幅回路……115
- 8.4　負荷線……119

8.5　出力波形のひずみ ·· 121
問　題　演　習 ·· 123

9.　$RC \cdot RL$ 直列回路の過渡現象

9.1　RC 回路（微分回路，積分回路）の時定数 ····························· 133
　9.1.1　例1：下降曲線1，微分回路における抵抗の両端の電圧変化 ········ 133
　9.1.2　例2：下降曲線2，積分回路におけるコンデンサの両端の電圧変化 ····· 134
　9.1.3　例3：上昇曲線1，積分回路におけるコンデンサの両端の電圧変化 ····· 135
　9.1.4　例4：上昇曲線2，微分回路における抵抗の両端の電圧変化 ········ 136
9.2　上昇・下降曲線の微分方程式による説明 ································ 140
9.3　LR 回路の時定数 ··· 143
9.4　遮断周波数（カットオフ周波数） ··· 144
9.5　遮断周波数 $1/(2\pi CR)$，70％や $-3\,\mathrm{dB}$ を決める方法 ·············· 145
9.6　微分回路，積分回路と呼ばれる理由 ······································ 148
　9.6.1　微　分　回　路 ··· 148
　9.6.2　積　分　回　路 ··· 151
問　題　演　習 ·· 155

10.　オ ペ ア ン プ

10.1　オペアンプとは ·· 168
10.2　オペアンプの特性 ··· 168
10.3　各回路の性質，出力，増幅率 ·· 169
　10.3.1　反 転 増 幅 回 路 ··· 169
　10.3.2　非反転増幅回路 ··· 171
　10.3.3　差動増幅回路（差動入力形減算回路） ································· 171
　10.3.4　微　分　回　路 ··· 172
　10.3.5　積　分　回　路 ··· 173
　10.3.6　加　算　回　路 ··· 173
10.4　入力インピーダンス Z_i に関する補足事項 ····························· 174

10.4.1　反転増幅器 ··· 174
10.4.2　交流結合の反転増幅器（$f > f_{CL}$ の条件下で）········· 174
10.4.3　非反転増幅器 ··· 175
10.4.4　ボルテージフォロワ ··· 175
10.4.5　差動増幅器 ·· 176
問題演習 ·· 177

11. 電力・電圧などのdB単位，SN比，同相除去比（CMRR）

11.1　電力，音の強さ，電圧・電流，信号と雑音のSN比などの記号 ········ 184
11.1.1　電力増幅率 ·· 185
11.1.2　エネルギーを観点とした音の強さのSN比 [dB] ······· 185
11.1.3　音圧を観点とした音圧レベル [dB] ·························· 186
11.1.4　電圧増幅率 ·· 186
11.1.5　電流増幅率 ·· 186
11.1.6　信号対雑音比 ··· 186
11.2　SN比の詳細と同相除去比（CMRR）··································· 186
11.2.1　雑音の種類 ··· 187
11.2.2　生体信号のSN比 ·· 187
11.3　入力換算雑音 ··· 187
11.4　同相信号と逆相信号 ·· 189
11.4.1　同相信号の差動増幅 ··· 190
11.4.2　逆相信号の差動増幅 ··· 191
11.5　CMRR（同相除去比）··· 191
11.5.1　問題解法上の参考事項1：ホワイトノイズ ············· 192
11.5.2　問題解法上の参考事項2：量子化雑音 ····················· 193
11.5.3　問題解法上の参考事項3：アナログ-ディジタル変換 ······ 194
11.5.4　問題解法上の参考事項4：2進法 ·························· 194
11.5.5　問題解法上の参考事項5：スルーレート ················ 195
11.5.6　問題解法上の参考事項6：加算平均法 ···················· 196
問題演習 ·· 199

12. 正帰還，負帰還，発振，変調，復調

- 12.1 正　　帰　　還 ……………………………………………………… 207
- 12.2 負　　帰　　還 ……………………………………………………… 208
- 12.3 発振とは……身のまわりにある「発振」から考える …………… 209
- 12.4 変　調・復　調 ……………………………………………………… 210
  - 12.4.1 振幅変調（amplitude modulation：AM）………………… 210
  - 12.4.2 周波数変調（frequency modulation：FM）………………… 211
  - 12.4.3 アナログ位相変調（phase modulation：PM）……………… 212
  - 12.4.4 PAM，PFM，PPM，PWM，PCM ……………………………… 213
- 12.5 搬送波と側波帯 ………………………………………………………… 214
- 12.6 振幅変調の数学的解析 ………………………………………………… 216
- 問　題　演　習 ……………………………………………………………… 217

参　考　文　献 ……………………………………………………………… 221
索　　　　　引 ……………………………………………………………… 223

1章 電流 I, 電圧 V, 抵抗 R, オームの法則, 電力 P

1.1 電流 I, 電圧 V, 抵抗 R, オームの法則, 電力 P

図1.1のように, 抵抗 R を流れる電流 I と R の両端の電圧は

$$V = RI$$

の関係がある。ここで, それぞれの単位は, V [V], R [Ω], I [A] である。

電力 P [W]（ワット）とは, 1秒当りの消費電力・仕事を表し, 式 (1.1) で求められる。

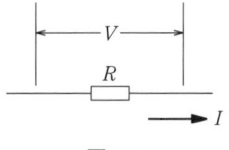

図1.1

$$P = VI = RI^2 = \frac{V^2}{R} \quad [\text{W}] \tag{1.1}$$

一方, 電力量 W [J]（ジュール）とは, t 秒間に消費する電力・仕事量であり, 式 (1.2) で求められる。

$$W = Pt = VIt = RI^2 t = \frac{V^2}{R} t \quad [\text{J}] \tag{1.2}$$

1.2 電流 I の定義

図1.2のように, 任意の導体の断面を, t [s] 間に Q [C]†の電気が流れたとすると

$$Q = It \quad \text{または} \quad I = \frac{Q}{t} \tag{1.3}$$

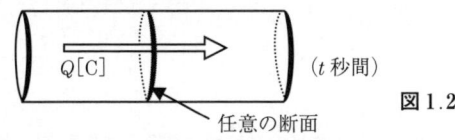

図1.2

---

† 同じ Q でも 9.2 節の Q はコンデンサの電気量で意味が違う。

例えば，電線の任意の断面を3秒間に12Cの電気量が流れたとすると，1秒当りに流れる電気量＝電流Iは，式（1.3）より

$$I\,[\mathrm{A}] = \frac{Q}{t} = \frac{12}{3} = 4\,\mathrm{A}$$

となる．

1.3 電池の内部抵抗

図1.3のように乾電池に導線を接続すると，乾電池に大電流が流れて，電池が故障するか，導線が発熱し発火事故が起きるだろうか？

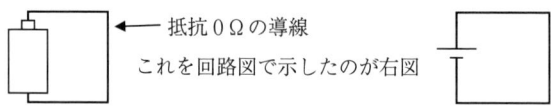

図1.3

乾電池を使って短時間，図1.3の実験をすると，回路の抵抗が0Ωであるので，オームの法則より

$$電流\,I\,[\mathrm{A}] = \frac{1.5}{0} = 無限大 = \infty$$

となり，バチンと大きな音がして火花が飛ぶ……かと思いきや，5A程度の電流しか流れない．理由は，電池の中の内部抵抗$r\,[\Omega] = \frac{1.5}{5} = 0.3\,\Omega$があるからである†．したがって，内部抵抗がある電池を使う場合，**図1.4**のように小さな内部抵抗$r\,[\Omega]$を図中にただちに記入すると間違いがなくなる．

内部抵抗$r\,[\Omega]$を記入したうえで，オームの法則，抵抗の接続，キルヒホッフの法則を適用すればよい．

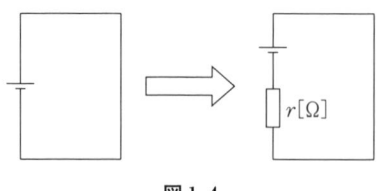

図1.4

---

† 古い電池で実験すると，3A程度の電流が流れる．すなわち，内部抵抗は0.5Ωである．電池が古くなると内部抵抗が大きくなる．

1.4 抵抗の接続

抵抗を直列に接続した場合（図1.5(a)）の合成抵抗 R は

$$R = R_1 + R_2 \tag{1.4}$$

抵抗を並列に接続した場合（図(b)）の合成抵抗 R は

$$\frac{1}{R} = \frac{1}{R_1} + \frac{1}{R_2} \tag{1.5}$$

$$R = \frac{R_1 R_2}{R_1 + R_2} \tag{1.6}$$

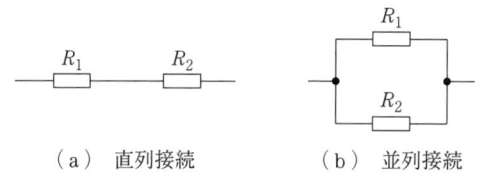

（a） 直列接続　　（b） 並列接続

図1.5

式(1.6)を「$R=$ 和分の積」と覚えてもよい。基本的な回路計算であり，オームの法則適用の基本でもあるので，以下のように直列，並列の公式を導き出せることが望ましい。

（1） 抵抗の直列接続公式の導出（図1.6）

回路計算のポイント

① 各抵抗にかかる電圧は異なる。
② 直列接続では，各抵抗を流れる電流は，どれも I [A] である。

各抵抗について，オームの法則を適用すると

$$V_1 = R_1 I \tag{1.7}$$
$$V_2 = R_2 I \tag{1.8}$$
$$V = RI \tag{1.9}$$

ここで，電圧の関係は

$$V = V_1 + V_2 \tag{1.10}$$

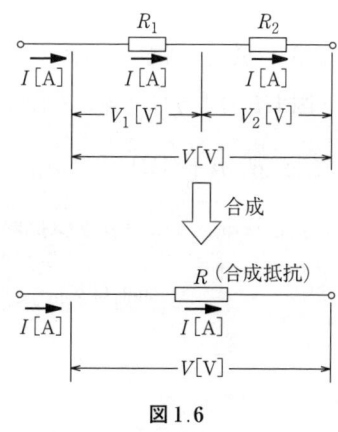

図1.6

式 (1.7)〜(1.9) を式 (1.10) に代入すると

$RI = R_1I + R_2I$

∴ $R = R_1 + R_2$

（２） 抵抗の並列接続公式の導出（図1.7）

回路計算のポイント

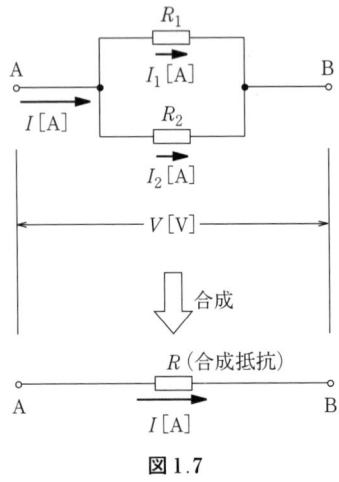

図1.7

① 各抵抗を流れる電流は異なる。
② 並列接続では，各抵抗にかかる電圧はどれも V [V] である。

各抵抗についてオームの法則を適用すると

$$V = R_1 I_1 \tag{1.11}$$

$$V = R_2 I_2 \tag{1.12}$$

$$V = RI \tag{1.13}$$

ここで，電流の関係は

$$I = I_1 + I_2 \tag{1.14}$$

式 (1.11)〜(1.13) を式 (1.14) に代入すると

$$\frac{V}{R} = \frac{V}{R_1} + \frac{V}{R_2} \quad \therefore \quad \frac{1}{R} = \frac{1}{R_1} + \frac{1}{R_2} \quad \therefore \quad R = \frac{R_1 R_2}{R_1 + R_2}$$

1.5 抵 抗 率

図1.8のように，長さ l [m]，断面積 S [m²] の導体における抵抗 R は

$$R = \rho \frac{l}{S} \ [\Omega] \tag{1.15}$$

で表される。ここで ρ を抵抗率といい，単位は $\Omega \cdot m$ である。

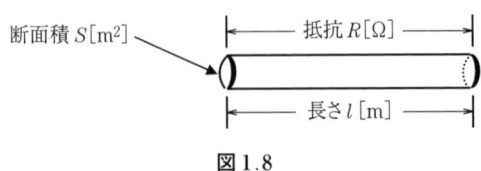

図1.8

一方,抵抗率の逆数をとったものを導電率といい

$$\text{導電率 } \sigma = \frac{1}{\rho} \text{ [S/m](ジーメンス/m)} \tag{1.16}$$

で表される。したがって $[S] = \dfrac{1}{[\Omega]}$ の関係がある。

参考:(人間における生体組織の)導電率 σ [S/m] を3つのグループに分け,およその大きさの順に並べた。測定値にばらつきがあるために,**概略の平均値**を示したうえで,導電率に幅を持たせてある。グループ間では,微妙なところもあるが,大きさに差が認められる。血液と脂肪・骨グループには明らかな差がある。

$$\boxed{\text{血液}(0.9\sim1\sim1.1)} > \boxed{\begin{array}{l}\text{肝臓}(0.3\sim0.6\sim0.7)\\ \text{筋肉}(0.4\sim0.7\sim1)\\ \text{脾臓}(0.3\sim0.8\sim1)\\ \text{腎臓}(0.3\sim0.8\sim1)\end{array}} > \boxed{\begin{array}{l}\text{脂肪}(0.03\sim0.07\sim0.2),\\ \text{骨(皮質)}(0.01\sim0.07\sim0.08)\end{array}}$$

国家試験では「血液,肝臓,脂肪 のうちで導電率が最も大きい(小さい)のはどれか」の形で出題されたことがある。なお,文献35)によると,周波数が上昇すると導電率は大きくなり,誘電率は小さくなる。さらに,上記の導電率 σ は,文献35)における $10^7 \sim 10^8$ Hz での値である。

抵抗率 ρ は,温度によって変化する。0 ℃ における抵抗率を ρ_0,t [℃] における抵抗率を ρ_t とすると

$$\rho_t = \rho_0(1 + \alpha t) \tag{1.17}$$

で表される。ここで,α は抵抗率の温度係数である。この α は抵抗の温度係数でもある。銅およびニクロムについて**表**1.1に示す。

表1.1

金属	抵抗率 [$\Omega \cdot$m]	導電率 [S/m]
銅	1.7×10^{-8}	5.8×10^7
ニクロム	110×10^{-8}	0.01×10^7

1.6 キルヒホッフの法則

キルヒホッフの法則を理解するために順を追って説明する。

（1） 任意の分岐点において

　　　流れ込む電流の和＝流れ出る電流の和

となる。

図 1.17 の A 点において

　　$I_1 = I_2 + I_3$

（2） 電位 1　　図 1.9(a) に示すように抵抗 R に流れる電流 I を，図(b) の水タンクおよび水流と対比させて考えよう。電位は，図(b) のタンクの高さ，電位差 RI は，タンクの高さの差と考えればよい。

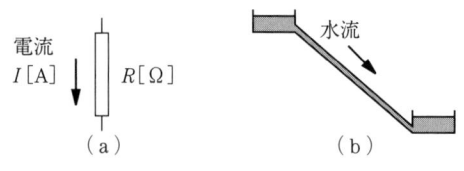

図 1.9

図(b) より，電流は電位の高いほうから低いほうに向かって流れる。図(a) では，下向きに電流が流れているが，図 1.10 では X のほうが電位が高く，X と Y の電位差は RI である。

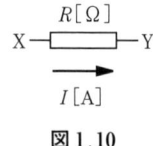

図 1.10

（3） 電位 2　　電池について：指示がない限り，内部抵抗 $r=0$ とする。

図 1.11 において，電池は A のほうが電位が高い。A-B の電位差は電池の電圧（正しくは起電力）である。起電力とは，内部抵抗の大きいディジタル電圧計で測定した電池の電圧または 3.14 節の電磁誘導による電圧のことをいう。

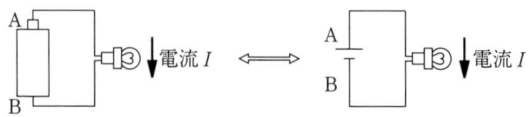

図 1.11

（4） **電池の逆接続**　電圧が1.2Vの二次乾電池と，2.5Vの豆電球を図1.12のように接続すると，豆電球は点灯するだろうか？　実験してみるとおもしろい。短時間ならば，普通の乾電池でも実験できる。

図1.13において，電池B†には下向きの電流が流れているので，電池Bは「充電されている」と考えればよい。

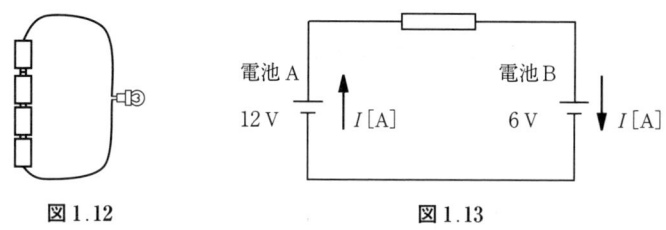

図1.12　　　　　　　　図1.13

（5） **階段の昇り降り**　図1.14のように，1階から4階までの階段を

$$1階 \to 4階 \to 2階 \to 3階 \to 1階$$

の順で，1階を出発して最後に1階に戻ることを考える。1階分の高さを3mとすると

　　上昇は　$9+3=12$ m

　　降下は　$6+6=12$ m

したがって，上昇と降下の高さは等しい。

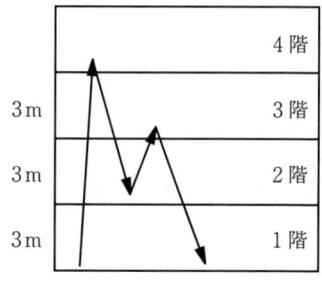

図1.14

（6） 電位についても，階段の昇り降りと同じことがいえる。　図1.15の回路で，$X \to Y \to Z \to W \to X$ のように移動（これを回路Cとする）すると

　　電位の上昇 $= E_1 + R_2 I_2$

　　電位の降下 $= R_1 I_1 + E_2$

電位の上昇＝電位の降下であるので

　　$E_1 + R_2 I_2 = R_1 I_1 + E_2$ 　　　　　　　　　　　　(1.18)

---

† 電池Bは，充電可能な二次電池（鉛蓄電池，ニカド電池，ニッケル水素電池，リチウム電池など）と考えるべきである。普通の乾電池のような一次電池であってはならない。電池Bを普通の乾電池にすると，乾電池は消耗し電圧が下がってしまうし，状況によっては発熱・発火するので注意を要する。

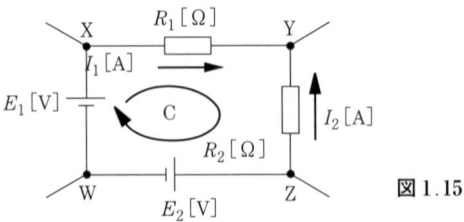

図 1.15

これを変形すると（左辺を起電力，右辺を抵抗による電圧降下とする）

$$E_1 - E_2 = R_1 I_1 - R_2 I_2 \qquad (1.19)$$

左辺の E_1-E_2 には $+$，$-$ の符号はあるが，左辺は電池の電圧（起電力）
右辺の $R_1I_1-R_2I_2$ には $+$，$-$ の符号はあるが，右辺は抵抗による電圧降下

（7） 図1.16の約束をすると，式（1.19）を簡単に作ることができる。

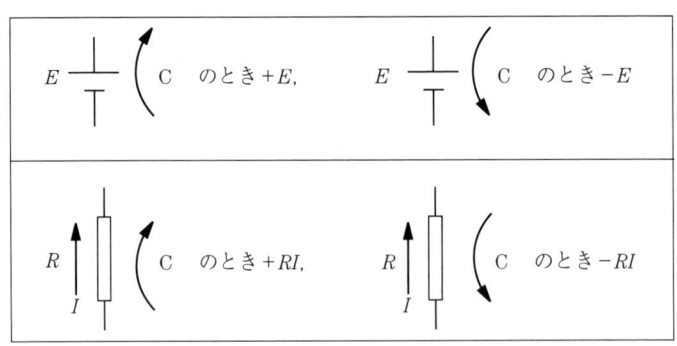

図 1.16

以上を応用すると，式（1.20）〜（1.23）ができる。この式が作れたら自信を持ってよい。なお，C_3 の式を C_1，C_2 の式から導くことができたら，正しい連立方程式を立てたことになる（章末の問題演習10参照）。

電流の関係と起電力および電圧降下（電位降下の考え方でもよい）の関係式を立てる必要があるが，国家試験では，起電力および電圧降下（電位降下）の関係式だけで解ける問題が多い（問題演習23参照）。図1.17における式（1.20）〜（1.23）の連立方程式を解くには時間がかかりすぎるからである。

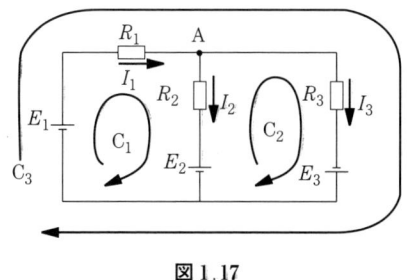

図1.17の閉回路において，A点における電流などの関係式は

$$I_1 = I_2 + I_3 \qquad (1.20)$$
$$C_1: E_1 - E_2 = R_1 I_1 + R_2 I_2 \qquad (1.21)$$
$$C_2: E_2 + E_3 = -R_2 I_2 + R_3 I_3 \qquad (1.22)$$
$$C_3: E_1 + E_3 = R_1 I_1 + R_3 I_3 \qquad (1.23)$$

図1.17

1.7 検流計とホイートストンブリッジ

検流計（ガルバノメータ）とは，微小な電流を検知する電流計であり，電流の大きさを測ることは少ない。電流が，どちら向きに流れているかどうかを検知するだけである。**図1.18**(a)ではⒼの記号で示される。Ⓖに電流が流れていない場合は，図(b)のように，針は真ん中にある。これは図1.19と同じ回路であり，つぎに示すホイートストンブリッジ（Wheatstone bridge）そのものである。

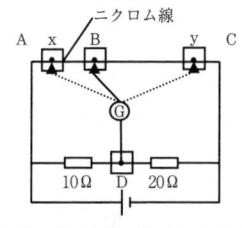

（a） 検流計を使用した実験

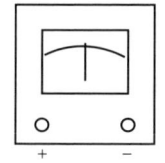

（b） ガルバノメータ

図1.18

実験：ニクロム線A-C（抵抗線），電池，検流計，10Ωと20Ωの抵抗を図1.18(a)のように接続する。矢印▲の接点を，ニクロム線のA→x→B→y→Cのように移動すると，x点で右（または左）に振れ，B点で検流計の針が振れなくなる。すなわち電流が流れなくなり，y点で左（または右）に振れる。B点で検流計の針が振れなくなる理由は，B点とD点の電位が同じためである。ただし，検流計保護のために，B付近で実験することを薦める。

ニクロム線上の A-B 間の電位差（電圧）= 10 Ω の抵抗の両端の電圧

ニクロム線上の B-C 間の電位差（電圧）= 20 Ω の抵抗の両端の電圧

$$\frac{\text{AB 間の電位差}}{\text{BC 間の電位差}} = \frac{\text{AB の長さ}}{\text{BC の長さ}} = \frac{10\,\Omega\,\text{抵抗両端の電圧}}{20\,\Omega\,\text{抵抗両端の電圧}} = \frac{10\,\Omega}{20\,\Omega} = \frac{1}{2} \quad (1.24)$$

の関係がある。章末の問題演習 4 を解いてみるとよい。図 1.19(a)～(c) の回路をホイートストンブリッジと呼び，Ⓖ の電流が 0 になるよう R_2 などを調整し，R_4 の抵抗値を測定することができる。

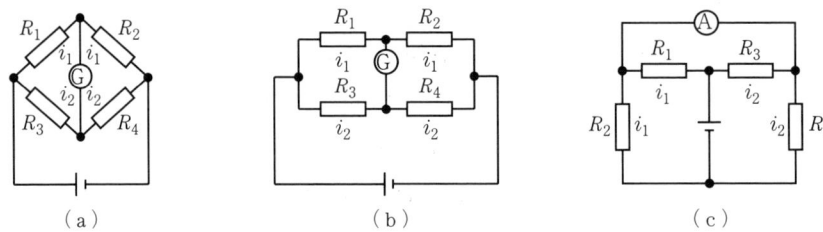

図 1.19　ホイートストンブリッジ（章末問題演習 7 参照）

どの図においても

$$\frac{R_1}{R_3} = \frac{R_2}{R_4} \quad (1.25)$$

の関係がある。式 (1.24) の考え方と式 (1.25) の導出過程は高校物理の教科書またはインターネットの「ホイートストンブリッジ」で検索して欲しい。図 1.19(c) を図 (a)，(b) と同じ図に書き換えられることが望ましい。図 (a)，(b) の抵抗の位置と関係式 (1.25) の抵抗の位置が同じと覚えると，覚えやすい。Ⓖ = 0 として，i_1，i_2 の向きを矢印で，図中に書ければ自信を持ってよい。

1.8 電気分解

図 1.20 に，電子，イオンの流れと発生する気体の概略を示す。Cl^- は，＋極で電子が奪われて塩素ガスが発生する。Na^+ は，－極から電子を得て，ナトリウム金属になる。また，ナトリウム金属はただちに水と反応し，水素を発生させる。陽イオンは電流の向きに，陰イオンは電子と同じ向きに（電流と逆向き）に動く。金属内部ではイオンはなく，（自由）電子だけが動く。

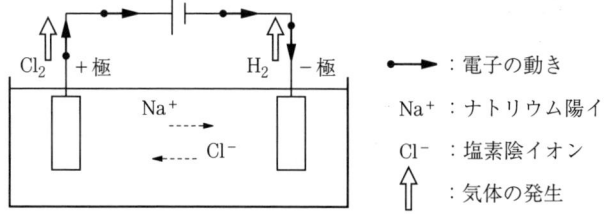

図1.20 食塩水の電気分解

電極付近での反応は，次のとおりである。

$+$極：$2Cl^- \rightarrow Cl_2 + 2e$,　　$-$極：$2Na^+ + 2e + 2H_2O \rightarrow H_2 + 2NaOH$

1.9 電池の種類

一次電池：乾電池のように，電気を使い尽くすと再び使用できない電池。

二次電池：ニカド電池，ニッケル水素電池，リチウムイオン電池，鉛蓄電池のように，充電可能な電池。

■■■■■■■■■■■■ 問題演習 ■■■■■■■■■■■■

1. **9回-午後-問題9**　一次電池について正しいのはどれか。
   1. 保存温度は高いほどよい。
   2. 電池を直列接続すると個々の内部抵抗が変わる。
   3. 消耗したら充電するとよい。
   4. 消耗すると内部抵抗が高くなる。
   5. 消耗状態の電圧チェックは無負荷で行う。

2. **20回-午後-問題3**　開放電圧が3.6Vの電池に15Ωの抵抗を接続すると200mAの電流が流れた。この電池の内部抵抗はどれか。
   1. 2.0Ω　2. 3.0Ω　3. 5.0Ω　4. 15Ω　5. 18Ω

   💡ヒント：開放電圧（起電力）とは，電池に抵抗を接続しないで測定した電池の電圧。内部抵抗の大きいディジタル電圧計で測定するのがベスト。

答　　　　　　　　　　　　　　　　　　　　　　　　　1　4，2　2

1. 電流 I, 電圧 V, 抵抗 R, オームの法則, 電力 P

3 9回-午後-問題10　図に示す抵抗回路の合成抵抗として正しいのはどれか。

1. $1/3\,\Omega$　2. $1\,\Omega$　3. $2\,\Omega$
4. $5\,\Omega$　5. $9\,\Omega$

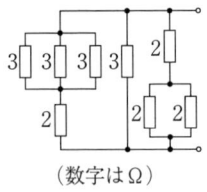
（数字は Ω）

4 10回-午後-問題6　図の AB 間の抵抗値はどれか。

1. $15\,\Omega$　2. $20\,\Omega$　3. $30\,\Omega$
4. $60\,\Omega$　5. $100\,\Omega$

💡ヒント：ホイートストンブリッジの抵抗配置と同じである（**7**参照）。

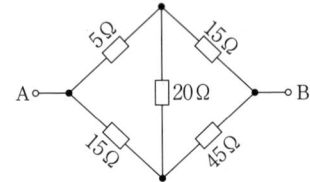

5 11回-午後-問題11　20℃の水500 mlの入った電気ポット（ヒータの抵抗は100 Ω）に電流1 Aを1分24秒流した。水の温度は何℃まで上昇するか。ただし、1 cal＝4.2 Jとし、ヒータで発生する熱はすべて水に均一に吸収されるものとする。

1. 21　2. 24　3. 41　4. 44　5. 61

💡ヒント：水の質量 m [g], 比熱 c [J/g·K], 温度差（上昇温度）T [K] とすると熱量 Q [J]＝mcT である。電流による発熱 W [J], 電力 P [W], 通電時間 t [s], 電圧 V [V], 電流 I [A], 抵抗 R [Ω] とすると $W=Pt=VIt=RI^2t$ である。さらに、$Q=W$ として計算する。

6 12回-午後-問題6　図の回路で抵抗200 Ωに0.1 Aの電流が流れている。電圧 E は何Vか。

1. 20　2. 50　3. 70
4. 90　5. 110

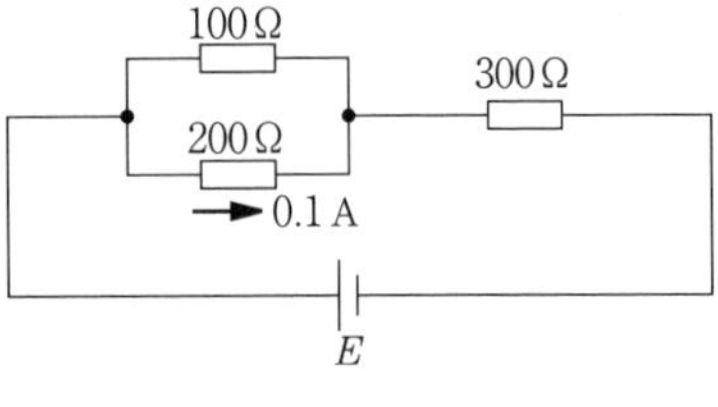

答　　　　　　　　　　　　　　　　　　　　**3** 2, **4** 1, **5** 2, **6** 5

問　題　演　習　13

7　14回-午後-問題5　　図の回路で電流計の指示が0となる抵抗Rの値はどれか。

 1．5Ω　2．10Ω　3．20Ω
 4．40Ω　5．50Ω

 💡ヒント：ホイートストンブリッジの抵抗配置。図を書き換えてみるとよい（図1.19参照）。

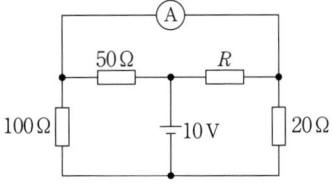

8　14回-午後-問題6　　100Ω，電力容量1Wの抵抗と50Ω，電力容量2Wの抵抗とを直列に結線し，これに電源を接続した。加えられる最大の電源電圧はどれか。

 1．10V　2．15V　3．20V
 4．25V　5．30V

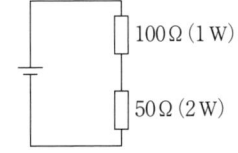

9　15回-午後-問題6　　図の回路においてAB間の電位差の大きさはどれか。

 1．0V　2．0.5V　3．1.0V
 4．1.5V　5．2.0V

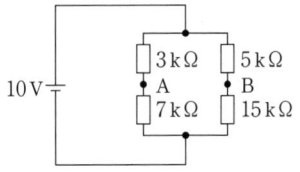

10　15回-午後-問題7　　図の回路において正しい式はどれか。

 a．$I_1 - I_2 - I_3 = 0$　　b．$I_1 + I_2 + I_3 = E_1/R_1$
 c．$I_1 R_1 + I_3 R_3 = E_1 - E_3$
 d．$I_1 R_1 + I_2 R_2 = E_1 - E_2$
 e．$-I_2 R_2 + I_3 R_3 = E_2 + E_3$

 1．a, b, c　2．a, b, e　3．a, d, e
 4．b, c, d　5．c, d, e

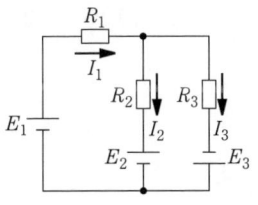

答　　　　　7　2，8　2，9　2，10　3

1. 電流 I, 電圧 V, 抵抗 R, オームの法則, 電力 P

11 16回-午後-問題6 100 V の電圧を加えると 50 W の電力を消費する抵抗器に，1 A の電流を流したときの消費電力はどれか．

1． 100 W　　2． 200 W　　3． 300 W　　4． 400 W　　5． 500 W

💡ヒント：抵抗値は，電流や電力によらず一定とする．問題のような抵抗に使われるニクロム線は，温度による抵抗値変化が少ない．

12 15回-午後-問題80 導電率の最も低い組織はどれか．

1． 血　液　　2． 骨格筋　　3． 肝　臓　　4． 腎　臓
5． 脂　肪

13 16回-午後-問題80 生体組織の導電率の大きさの順で正しいのはどれか．

1． 骨　　　＞　脂　肪　＞　筋　肉　＞　血　液
2． 骨　　　＞　筋　肉　＞　脂　肪　＞　血　液
3． 筋　肉　＞　血　液　＞　骨　　　＞　脂　肪
4． 血　液　＞　筋　肉　＞　脂　肪　＞　骨
5． 血　液　＞　脂　肪　＞　筋　肉　＞　骨

注：骨と脂肪は，文献35）によると明確な差はないが，あえて4.を答えとした．4.以外は明らかな間違い（1.5節参照）．

14 17回-午後-問題4 直径 2 mm で長さ 1 m の金属導体がある．この導体の長さを変えずに直径を 4 mm にしたとき，抵抗値はもとの何倍か．

1． 0.25　　2． 0.5　　3． 1.0　　4． 2.0　　5． 4.0

答　　　　　　　　　　　　　　　　　　　　　11 2，12 5，13 4，14 1

15 17回-午後-問題6　100Vを加えたときの消費電力が500Wであるヒータについて正しいのはどれか。
1．加える電圧を2倍にすると発熱量は2倍になる。
2．流れる電流を2倍にすると発熱量は2倍になる。
3．ヒータの抵抗線の長さを半分にすると発熱量は2倍になる。
4．ヒータの抵抗線を2本直列接続すると全体の発熱量は2倍になる。
5．ヒータの抵抗は5Ωである。

16 19回-午後-問題5　図のような直流回路において3Ωの抵抗に流れる電流が1Aである。この回路の電源電圧Eの値はどれか。
1．12V　2．14V　3．16V
4．18V　5．20V

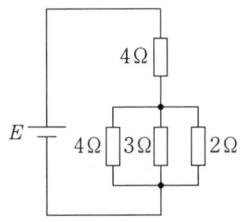

17 ME 29回-午前-問題33　誤っているのはどれか。
1．金属棒の抵抗は断面積に反比例する。
2．金属棒の抵抗は金属の抵抗率に比例する。
3．抵抗率の単位として［Ω・m］が使われる。
4．導電率は抵抗率の逆数である。
5．導電率の単位として［S］が使われる。

18 20回-午後-問題6　図の回路で抵抗2Ωでの消費電力が2Wである。電源電圧Eはどれか。
1．2V　2．3V　3．4V
4．5V　5．6V

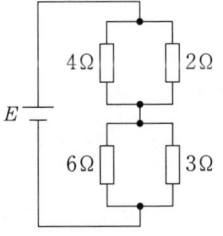

答　　　　　　　　　　　　　　　　　　15 3, 16 3, 17 5, 18 4

16   1. 電流 I, 電圧 V, 抵抗 R, オームの法則, 電力 P

⑲ **21回-午後-問6**　長さが等しい2本の円柱状導線A, Bがある。Aの導電率はBの導電率の1.25倍, Aの直径はBの直径の2倍とする。Aの抵抗値はBの抵抗値の何倍か。

1. 0.2　2. 0.4　3. 2.5　4. 5　5. 10

💡ヒント：$\rho = 1/\sigma$, 直径2倍→面積4倍, $\sigma_A = 1.25\,\sigma_B$。難問である。

⑳ **21回-午後-問7**　図の回路で抵抗200Ωに0.1Aの電流が流れている。電圧Eは何Vか。

1. 20　2. 50　3. 70　4. 90
5. 110

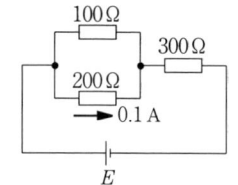

㉑ **21回-午後-問11**　100gの冷水が入った保温ポットに電気抵抗42Ωのニクロム線を入れて直流1Aを10秒間通電した。水の温度上昇はどれか。ただし, 比熱を4.2 Jg^{-1}K^{-1}とする（注：$[Jg^{-1}K^{-1}] = [J/(g\cdot k)]$）。

1. 1.0°C　2. 4.2°C　3. 10°C　4. 18°C　5. 42°C

㉒ **ME 24回-午前-問26**　図のようなハンダゴテ過熱防止装置を作って, 60W（100V用）のハンダゴテを接続した。スイッチSをオフ状態にすると, ハンダゴテはいくらの電力を消費するか。ただし, Dは整流ダイオードで, そのオン抵抗は無視でき, また, ハンダゴテの抵抗は変化しないものとする。

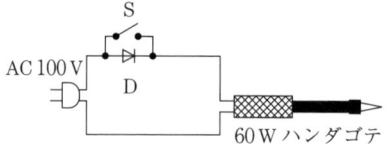

1. 50W　2. 42W　3. 30W　4. 21W　5. 15W

💡ヒント：整流素子が1個あるので, 8.3.1項の半波整流を参照。交流の半分しか利用していない。

答　　　　　　　　　　　　　　　　　　　⑲ 1, ⑳ 5, ㉑ 1, ㉒ 3

23 **ME 25 回-午前-問題 21**　電圧源と抵抗からなる回路の各部の電流値および方向を調べたら図のようになった。未知抵抗 x はいくらか。

1．5 Ω　　2．10 Ω
3．20 Ω　　4．40 Ω
5．80 Ω

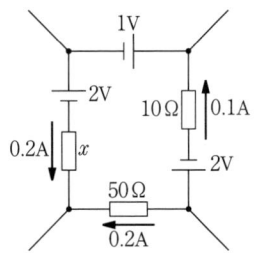

24 **ME 25 回-午前-問題 30**　図のように電圧増幅度が 60 dB で出力抵抗が 50 Ω の増幅器に負荷抵抗 50 Ω を接続した。入力に実効値 10 mV の交流電圧を加えた。負荷抵抗で消費される電力はいくらか。

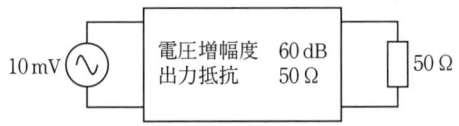

1．2 W　　2．1 W　　3．0.5 W　　4．0.2 W　　5．0.1 W

💡ヒント：下図参照。「出力抵抗と負荷抵抗の直列接続」と考える。

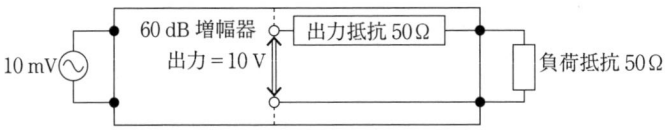

25 **ME 26 回-午前-問題 25**　ある抵抗に 100 V の電圧をかけたとき 50 W の電力を消費した。この抵抗を 2 本直列にして 100 V の電圧をかけると何 W の電力を消費するか。

1．200　　2．100　　3．50　　4．25　　5．12.5

答　　　　　　　　　　　　　　　　　　23　3，　24　3，　25　4

26   ME 27 回-午前-問題 21   図の直流回路で，A 点の電位は何 V か．

1． −5
2． −2.5
3． 0
4． 2.5
5． 5

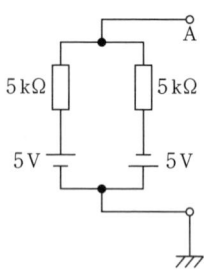

💡ヒント：キルヒホッフの法則と電位の上昇，降下から判断する．

27   ME 27 回-午前-問題 23   図のような水槽に抵抗率 5 Ωm（500 Ωcm）の溶液が一杯に満たされている．両側面には 4 cm × 5 cm の金属電極が貼り付けてある．電極間の抵抗は何 Ω になるか．

1． 50
2． 125
3． 200
4． 250
5． 500

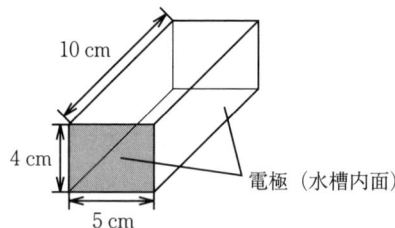

💡ヒント：式（1.15）を ρ [Ω·cm]，l [cm]，S [cm^2] とすると簡単である．

28   ME 28 回-午前-問題 22   図の 10 Ω の抵抗の両端にかかる電圧は何 V か．

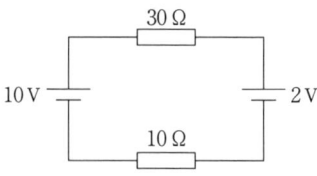

1． 2   2． 3   3． 4   4． 5   5． 6

答   26 3，27 4，28 1

29 **ME 28回-午前-問題36** 図のような波形の電圧パルスを 50 Ω の負荷抵抗に通電した。抵抗で消費されるエネルギーは何Jか。

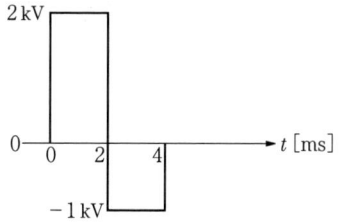

1. 80　2. 160　3. 200　4. 240　5. 360

💡ヒント：特殊な波形の交流だと考えるとよい。

$W = Pt = \dfrac{V^2}{R} t$ で計算する。

$(-V)^2 \geqq 0$ であるので，負の電圧 $(-V)$ でもエネルギーを消費する。

（0～2 ms 間の電力）＋（2～4 ms 間の電力）を計算する。

答　29 3

2章　電気計測器

2.1　テ ス タ

（1）**アナログ型テスタ**（針が動いて数値を表示するテスタ）

直流電圧（V），直流電流（I），抵抗（R），交流電圧（V）などを測定できる。およその値を瞬時に見るのには便利である。特に，内部抵抗が数 100 kΩ と小さいために，抵抗値が数 100 kΩ の両端の電圧を測ろうとすると，とんでもない値を示すことがある（実際の半分の値になることもある）ので注意を要する（2.4 節で詳しく述べる）。測定誤差は 5～10% である。

（2）**ディジタル型テスタ**（数値がディジタルで表示されるテスタ）

直流電圧（V），直流電流（I）（10 A まで測れるものもある），抵抗（R），交流電圧（V）などを測定できる。およその瞬時値を見るのには不便である。正確な値を示すまでに時間を要するのが欠点である。測定誤差はアナログ型テスタよりも少なく，0.2～数% である。最後の桁で ± 2～4 の誤差がある。

2.2　オシロスコープ

基本的には直流から交流（0～20 MHz～200 MHz）の電圧を測る装置であり，時間の測定もできる。シンプルなオシロスコープは，2つの電圧変化を同時に見ることができる。2つの電圧の和（足し算）も見ることができる。

2.3　電流計，内部抵抗，分流器，倍率器

電流計，電圧計は，必ず計器内部に内部抵抗を持っている。電流計では小さく，0.1～数 Ω 程度のものが多い。電圧計では大きく，数 100 kΩ 程度のものが多い。ディジタル型電圧計では 1 MΩ～10 MΩ 程度のものが多い。

2.3 電流計,内部抵抗,分流器,倍率器

電流計をフルスケール（FS）の大きい電流計に作り換えたり,電流計を電圧計に作り換えたりする場合,以下のことをイメージすると応用がきく。

- 電流計は,小さな内部抵抗と内部抵抗ゼロの電流計からできている（**図2.1**）。
- フルスケール（FS）とは,針が目盛りの最大まで振れた状態を示す。
- 以下（1）〜（3）を,概算かつ暗算で,納得できるまで反復練習する。

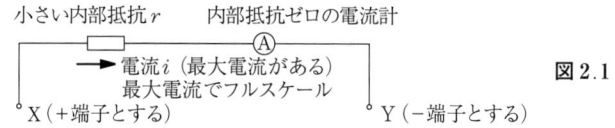

図2.1

（1） **図2.2**において,内部抵抗が$0.2\,\Omega$,フルスケールが$1\,A$の電流計を,フルスケールが$10\,A$の電流計に作り換えるには,どうしたらよいだろうか。

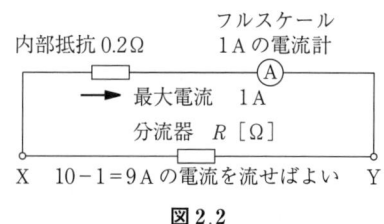

図2.2

X-Y間の電圧Vは,上と下の回路で同じである。したがって$V_上 = V_下$,
$V = RI$より

$$0.2 \times 1 = R \times 9$$

$$\therefore R = 0.0222\,\Omega$$

分流器として,電流計と並列に$R = 0.0222\,\Omega$の抵抗を入れる。

（2） 内部抵抗が$20\,k\Omega$,フルスケールが$10\,V$の電圧計を,フルスケールが$100\,V$の電圧計に作り換えるにはどうしたらよいだろうか。

図2.3より

$$V_{XY} = 10\,V$$

$$V_{ZX} = 100 - 10 = 90\,V$$

$V = RI$より

$$V_{XY} = 10 = 20 \times 10^3 i$$

$$V_{ZX} = 90 = Ri$$

$$\therefore \frac{10}{90} = \frac{20 \times 10^3 i}{Ri}$$

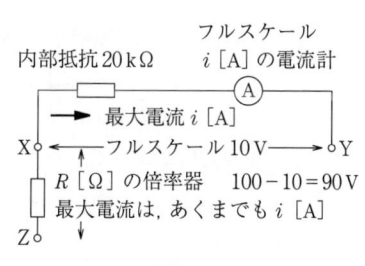

図2.3

22   2. 電気計測器

$$\therefore R = \frac{20 \times 10^3 \times 90}{10} = 180 \times 10^3 = 180\,\mathrm{k\Omega}$$

倍率器として，電圧計に直列に 180 kΩ の抵抗を入れる。

（3）　図 2.4 において，内部抵抗が 2 Ω，フルスケールが 0.01 A = 10 mA の電流計を，フルスケールが 50 V の電圧計に作り換えるには，どうしたらよいだろうか。

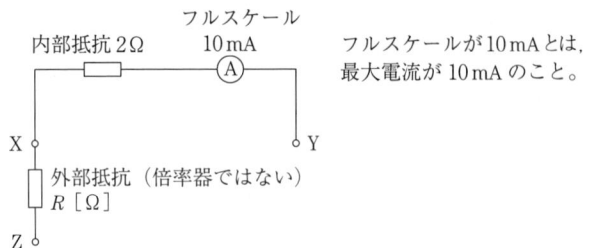

図 2.4

図において，電流は 10 mA = 0.01 A，Z-Y 間の抵抗が $(R+2)$ Ω，電圧が 50 V である。オームの法則より

$(R+2) \times 0.01 = 50$　　$\therefore R = 4\,998\,\Omega$ を図 2.4 のように接続すればよい。

2.4　アナログ型テスタの盲点

図 2.5 のように，内部抵抗が数 100 kΩ と小さいため，抵抗値が数 100 kΩ など，電圧計の内部抵抗と同程度以上の抵抗の両端の電圧を測ろうとすると，とんでもない値を示す（誤差が大きく，実際の半分の値になることもある）ことがあるので注意を要する。

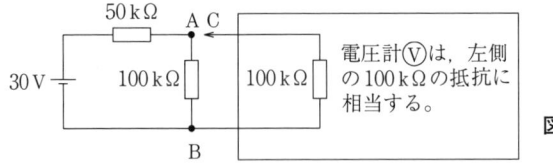

図 2.5

以下，$V = RI$ について，それぞれ [V]，[kΩ]，[mA] の単位で計算する。テスタのプローブ C（電圧などを測るためのテスト用のしんちゅう棒）を図中の A に接触させないとき，回路に流れる電流は

$$\frac{30}{50+100} = 0.2\,\mathrm{mA}$$

∴ $V_{AB} = 100 \times 0.2 = 20$ V……テスタなしの理論値。

ところが，テスタのプローブCを A に接触させると，100 kΩ の抵抗2個が並列に接続されたことになる。したがって，A-B 間の抵抗は 50 kΩ となる。よって，回路に流れる電流は

$$\frac{30}{50+50} = 0.3 \text{ mA}$$

∴ $V_{AB} = 50 \times 0.3 = 15$ V ……テスタありの理論値。

実際にテスタで測定すると 15 V を示す。このときの相対誤差は，$\frac{20-15}{20} \times 100 = 25\%$ にもなるので注意を要する。

■■■■■■■■■■■■■ 問題演習 ■■■■■■■■■■■■■

1 ME 28回-午前-問題25　　内部抵抗 100 kΩ の直流電圧計の測定範囲を10倍にしたい。正しいのはどれか。

1．1 MΩ の抵抗を電圧計に並列接続する。
2．990 kΩ の抵抗を電圧計に直列接続する。
3．1.1 MΩ の抵抗を電圧計に並列接続する。
4．900 kΩ の抵抗を電圧計に直列接続する。
5．100 kΩ の抵抗を電圧計に並列接続する。

2 ME 21回-午前-問題85　　図の四端子法によって被測定線 R の抵抗を測定した。電流計の指針が 0.25 A，内部抵抗 1 MΩ の電圧計の指針が 0.05 V であった。被測定線 R の抵抗値はどれか。ただし，$r_1 \sim r_4$ は測定リードの抵抗および接続部の接触抵抗である。

1．0.1 Ω　2．0.2 Ω　3．0.3 Ω
4．0.4 Ω　5．0.5 Ω

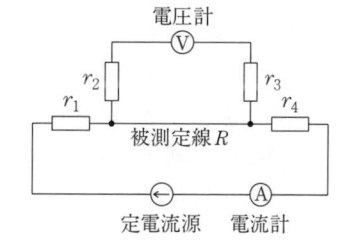

答　　　　　　　　　　　　　　　　　　　　　　　　　1 4，2 2

24　　2．電気計測器

💡ヒント1：「定電流源とはどのような状況でも一定な電流を流すことができる電源であり，簡単な定電流源を作る方法は，定電流ダイオードを使えばよい。定電流源については最近の国家試験にも出題されている」

定電流回路については，10章の問題演習7のヒント③を参照。

「高い内部抵抗の電圧計には，図のような回路の場合，ほとんど電流は流れないと考えてよい。流れても 1 mA 以下である」。以上から，この問題の場合，電圧計には $0.05/10^6 ≒ 0$ A，被測定線 R には 0.25 A の電流が流れると考えてよい。

💡ヒント2：四端子法と二端子法における抵抗値（正しくは体積抵抗率＝抵抗率 ρ）の測定法（以下の ▭ を参照）。

定電流を流して測定する四端子法では，接触抵抗の影響をとり除き，高精度な測定が可能になる。図では網掛け部分の抵抗値を測定する。

図（a）が四端子法，図（b）が二端子法であり，それぞれ上段が接続図，下段が接触抵抗などを示す配線図（等価回路ともいう）である。図中の $R_1 \sim R_4$ は，接触抵抗（リード線そのものの抵抗も含む），R_S がサンプル抵抗（網掛け部分の抵抗）で，R_V，R_A はそれぞれ電圧計，電流計の内部抵抗である。接触抵抗は，およそ 0〜100 Ω 程度，電圧計の内部抵抗は（レンジにより異なる）1〜1 000 MΩ 程度，電流計の内部抵抗は（レンジによって異なる）1〜10 Ω 程度である。

四端子法では，接触抵抗 R_2，R_3 が R_V に比べて小さいので無視できる。また R_1，R_4 がいくつであろうとも，サンプル抵抗 R_S にかかっている電圧を電圧計で読む際には影響しないので無視できる。加えて R_A も電圧計の読みには影響を与えないので無視できる。そうすると四端子法の場合の回路図は，上段の接続図のように簡単なものになる。

図（b）の二端子法については，説明を省くが，図（b）上段の接続図のように簡単なものになる。

四端子法は，抵抗が小さいときに採用し，二端子法は，抵抗が大きいときに採用する。

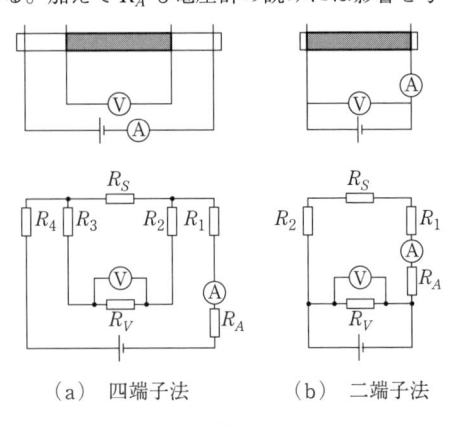

（a）四端子法　　　（b）二端子法

図

3章 磁気・磁界・電磁力・電磁誘導

3.1 三角関数の基本と辺の比

【例題】 図 3.1 の辺の比を書き，以下の①〜㉑の空欄をうめよ。三角関数がわからなくなったら基本（図 3.1）を思い出そう。

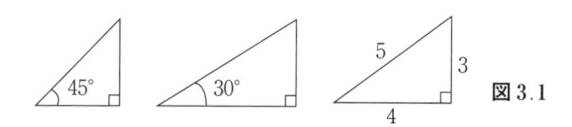

図 3.1

$360° = $ ① rad　　$180° = $ ② rad　　$90° = $ ③ rad

$60° = $ ④ rad　　$45° = $ ⑤ rad　　$30° = $ ⑥ rad

	0°	30°	45°	60°	90°
sin	⑦	⑧	⑨	⑩	⑪
cos	⑫	⑬	⑭	⑮	⑯
tan	⑰	⑱	⑲	⑳	㉑

〔答〕　① 2π　② π　③ $\dfrac{\pi}{2}$　④ $\dfrac{\pi}{3}$　⑤ $\dfrac{\pi}{4}$　⑥ $\dfrac{\pi}{6}$

⑦ 0　⑧ $\dfrac{1}{2}$　⑨ $\dfrac{1}{\sqrt{2}}$　⑩ $\dfrac{\sqrt{3}}{2}$　⑪ 1　⑫ 1　⑬ $\dfrac{\sqrt{3}}{2}$　⑭ $\dfrac{1}{\sqrt{2}}$

⑮ $\dfrac{1}{2}$　⑯ 0　⑰ 0　⑱ $\dfrac{1}{\sqrt{3}}$　⑲ 1　⑳ $\sqrt{3}$　㉑ $-(\infty)$

図 3.1 のほかにも，$(5:12:13)$，$(8:15:17)$ の直角三角形がある。グラフ用紙に，$\sin\theta$，$\cos\theta$，$\tan\theta$ の波形が書ければベスト。

3.2 三角関数の定義と応用

図 3.2 の直角三角形において

$$\sin\theta = \frac{b}{a} \quad \text{よって} \quad b = a\sin\theta$$

$$\cos\theta = \frac{c}{a} \quad \text{よって} \quad c = a\cos\theta$$

$$\tan\theta = \frac{b}{c} \quad \text{よって} \quad b = c\tan\theta$$

図 3.2

3.3 三角関数 (sin, cos) のグラフ

ここでは tan は省略する。三角関数のグラフには，横軸が角度 θ，時間 t，距離 x の 3 種類がある。

(1) 横軸が角度 θ [度:°]，θ [rad] の場合（図 3.3）

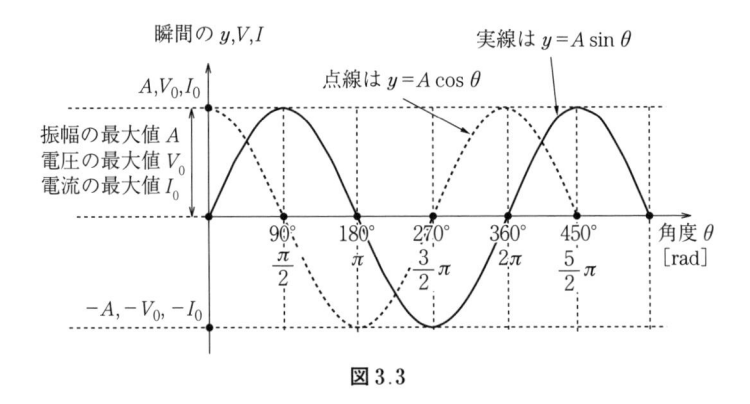

図 3.3

$y = A\sin\theta$，$V = V_0\sin\theta$，$I = I_0\sin\theta$ のように書く。

振幅とは，0〜最大値までの値である。山から谷までの値ではない。

(2) 横軸が時間 t の場合（図 3.4） 特定な位置における，変位の時間的変化を知りたいとき使う場合が多い。基本式を

$$y = A\sin\omega t = A\sin 2\pi f t \tag{3.1}$$

$$V = V_0\sin\omega t = V_0\sin 2\pi f t \tag{3.2}$$

$$I = I_0\sin\omega t = I_0\sin 2\pi f t \tag{3.3}$$

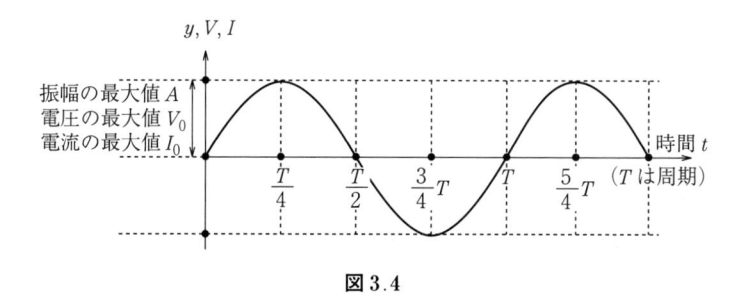

y, V, I

振幅の最大値 A
電圧の最大値 V_0
電流の最大値 I_0

時間 t
(T は周期)

$\dfrac{T}{4}$, $\dfrac{T}{2}$, $\dfrac{3}{4}T$, T, $\dfrac{5}{4}T$

図 3.4

のように書く．ω の代わりに $2\pi/T$ を使う場合もある．$\sin(\theta\pm\alpha)$，$\sin(\omega t\pm\alpha)$，$\sin(2\pi ft\pm\alpha)$，の $+\alpha$ はグラフを左に，$-\alpha$ はグラフを右に移動することを示している．$(\theta\pm\alpha)$ を位相，α を初期位相または初位相という．また，$+\alpha$ のときは，α だけ位相が進んでいるといい，$-\alpha$ のときは，α だけ位相が遅れているという．cos，tan でも同様である（6.4 節，6.5 節を参照）．なお，α を位相とする電気回路の書籍[20]もあるので注意したい（6 章問題演習 23 参照）．

（3） **横軸が距離 x の場合**　　特定な時刻 t における，特定な位置 x の変位を知りたいときに使う場合が多い．**図 3.5** のように，縦軸は変位 y がほとんどである……水の波や音波で使われるからである．

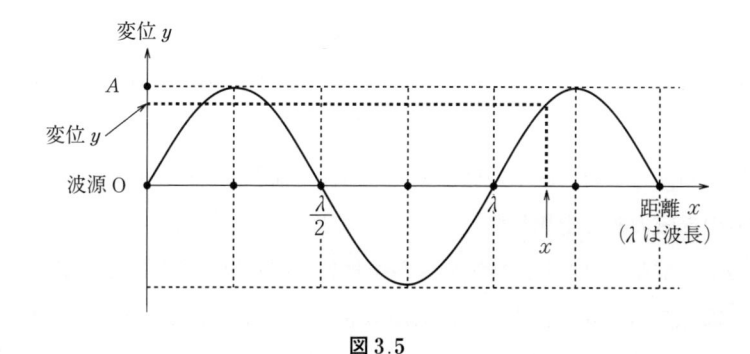

変位 y

A
変位 y
波源 O

$\dfrac{\lambda}{2}$, λ, x

距離 x
(λ は波長)

図 3.5

式（3.1）を基本式として，波源 O から x [m] 離れた地点における変位 y は

$$y = A\sin\omega\left(t-\dfrac{x}{v}\right) = A\sin 2\pi f\left(t-\dfrac{x}{v}\right) = A\sin\dfrac{2\pi}{T}\left(t-\dfrac{x}{v}\right) \tag{3.4}$$

このほかに，多くの式があるが

$$v = f\lambda, \quad Tv = \lambda, \quad T = \frac{1}{f} \tag{3.5}$$

の関係を知っていれば，どのような式にも変形ができる。

3.4 磁気に関するクーロンの法則

図 3.6 より

$$F = \frac{1}{4\pi\mu_0}\frac{mm'}{r^2} \quad [\text{N}] \tag{3.6}$$

となる。ここで，m，m' は磁極の強さを示し，真空の透磁率 μ_0 は

$$\mu_0 = 1.26 \times 10^{-6} \quad \text{N/A}^2 \text{（または Wb}^2/(\text{N}\cdot\text{m}^2)\text{，H/m）}$$

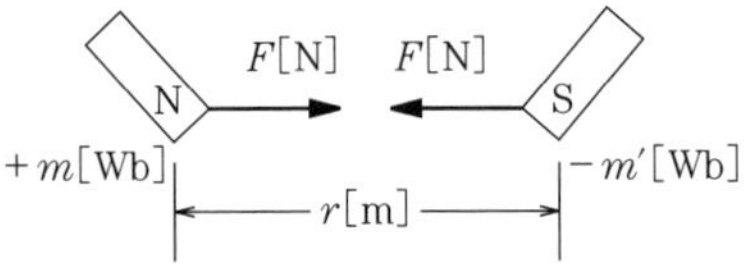

図 3.6

3.5 磁性体（磁石）のまわりの磁界

磁石に力を生じさせる空間を磁界という。しかし，磁界が目に見えるわけではないため，どのようなものであるかも想像できない。そこで「磁石のまわりの空間を磁界といい，磁界の様子を表す曲線を描きイメージしやすいようにした」ものを**磁力線**と定義した。

さらに，電荷と異なり，N 極や S 極を単独で取り出すことはできない。このため，図 3.7～3.10 のように「磁力線は N 極から出て S 極に入る」「磁界中に置かれた磁石の N 極に生じる力の向きは，磁力線の向き（正しくは，接線方向）である」などの一定の約束が設けられた。

3.6 強磁性体による磁気シールド効果　29

図 3.7　磁石のまわりの代表的な磁界

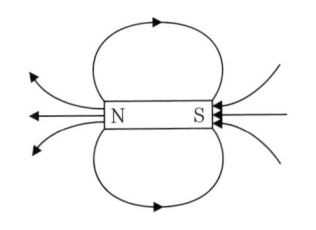

プラスとマイナスの電荷の場合と似ている。
図 3.8　二つの磁石を置いた場合（N極とS極）

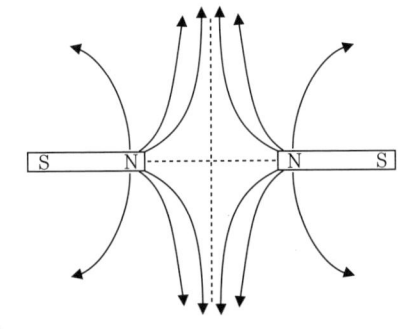

プラスとプラスの電荷の場合と似ている。
図 3.9　二つの磁石を置いた場合（N極どうし）

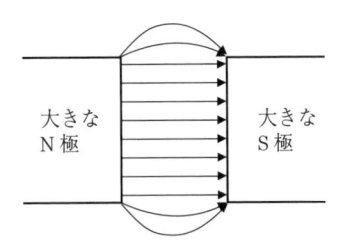

2枚の平行電極板の間の電界の様子に似ている。通常，磁石からはみ出している磁力線は書かない。
図 3.10　一様な磁界を作る方法

3.6　強磁性体による磁気シールド（磁気遮蔽）

　磁気（磁力線）は木材，アルミニウム，銅などの金属さえも貫通する。しかし，鉄をはじめとする強磁性体は，**図 3.11**に示すように，磁力線を取り込み（外部に漏らさず）室内または中心部空間の磁力線を取除くことができる。すなわち，磁気を遮蔽することができる。これを**磁気シールド**という[†]。

　物質の「磁力線吸収のしやすさ」のことを**透磁率**といい，真空の透磁率との比を**比透磁率**という。銅や鉛などの非磁性金属の比透磁率は1前後であるが，鉄，コバルト，ニッケルでは1 000以上もあり，これらを**強磁性体**という。強磁性体は磁石に吸いつき，磁石を引き離した後も磁性が残る。

[†]　ここでは静磁界とする。現実には，磁力線を完全に取除くことはできない。

3. 磁気・磁界・電磁力・電磁誘導

（a）電磁シールド

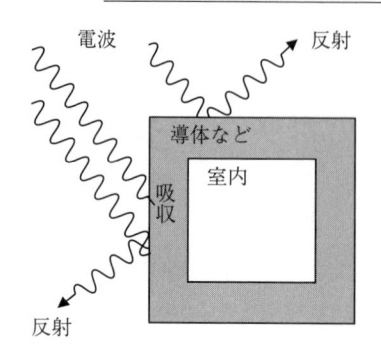

導体内電子の振動エネルギーとして吸収される。抵抗率が小さい導体が適している。

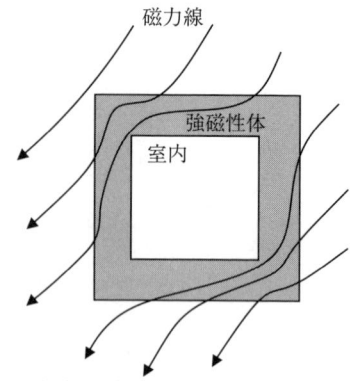

（b）磁気シールド

磁力線は，（強）磁性体の中に入り込む。磁性体内部で磁力線が密になる。強磁性体は透磁率が大きい。

図3.11　電磁シールドと磁気シールド

3.7 電磁シールド（電磁遮蔽）

電磁シールドとは，電磁波を遮断することをいう。電磁シールドに用いられる代表的な物質としては，板状金属，金属メッシュなどがある。メッシュの穴は，中に入ってこようとする電磁波の波長よりも，きわめて小さくしなければならない。図3.11（a）参照。

電磁波は，**図3.12**のように電界（電場）と磁界（磁場）とが絡まるようになって放射される。

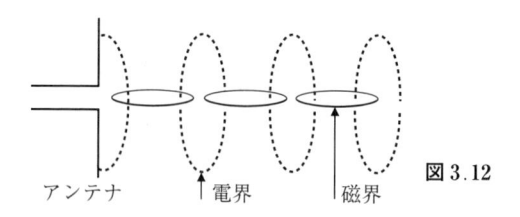

図3.12

電界は導体の中で電子に力を生じさせ，電子は電界の変化によって振動する。もちろん，電気抵抗によって発熱もする。したがって，電界のエネルギーが電子の振動エネルギーや発熱に費やされるため，電界は導体を通過できない。

同様に，変化している磁界は，渦電流（3.16節参照）を発生させ，発生した電流は加えられた磁界を打ち消すように作用するし，渦電流による発熱もある。そのため，電磁波が導体表面から反射されたり，発熱として費やされることになる。銅，アルミなどによる電磁波の反射・吸収，強磁性体による磁気シールドの様子を図3.11に示す。

3.8 磁界 H

図3.13のように，一様な磁界 H [A/m] [N/Wb] の中に磁石を置いたときに働く力は

$$F = mH \quad [N] \tag{3.7}$$

磁界中では，N極は磁界の向きに力を受け，S極は磁界と逆向きに力を受ける[†]。

一様な（どこでも同じ強さ）磁界 H [A/m] [N/Wb]
均一な材質の磁石では，磁極の強さの大きさは等しく，ともに m である。

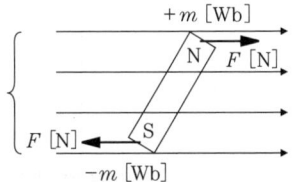

図3.13

3.9 磁界 H と磁束密度 B

面積 $1\,m^2$ 当りの磁束 [Wb] の量を磁束密度 B [Wb/m^2] [T] といい，磁界 H とは，以下の関係がある。磁極の強さと磁束の単位はともに [Wb] である。

$$B = \mu_0 H \quad [Wb/m^2] \quad [T] \tag{3.8}$$

ここで，μ_0 は真空の透磁率である。以下，B を使う公式を示す。

$V = vBl$ [V]，$F = liB$ [N] と関連する。

$V = vBl$ [V] はフレミングの右手の法則による起電力を示す。

$F = liB$ [N] はフレミングの左手の法則による電流が受ける力を示す。

(3.13，3.14節を参照)

[†] 電界中では，正（＋）の帯電体は電界の向き（正しくは接線方向）に力を受け，負（－）の帯電体は電界とは逆向きに力を受ける。

3.10 直線電流のまわりの磁界

図3.14のような直線電流が流れているとき，そのまわりに磁界 $H_直$ [A/m] が生じる。この $H_直$ [A/m] はビオ・サバールの法則または，アンペールの法則から導ける。

$$H_直 = \frac{I}{2\pi r} \text{ [A/m]} \tag{3.9}$$

電流のまわりの磁界を説明する**右ねじの法則**は，図3.15のように定義される。右ねじの法則を使うと，フレミングの左手の法則，フレミングの右手の法則を理解するための別世界を見ることができる。すなわち，外部磁界と右ねじの法則による磁力線を合成し，その粗密（一定面積当りの磁力線の数）から，フレミングの左手および右手の法則を考察することができる。図3.19参照。

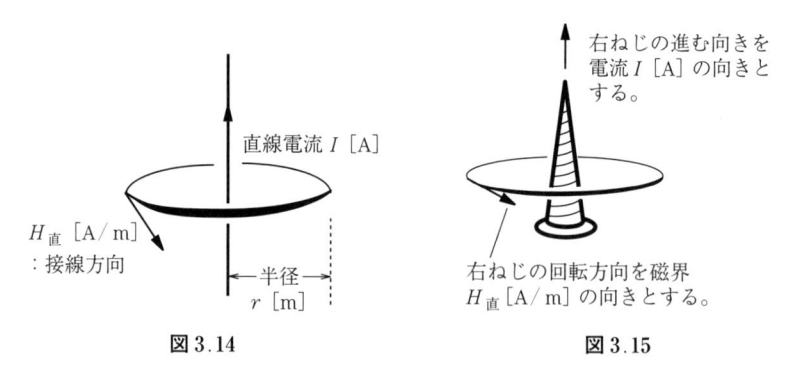

図3.14

図3.15

3.11 コイルの中心の磁界

図3.16のような半径 r [m] の円形電流の中心部分の磁界 $H_中$ [A/m] は

$$H_中 = \frac{I}{2r} \text{ [A/m]} \tag{3.10}$$

となる。

円形電流による磁界は小磁石が円形の中心にある場合と同じである。図3.7参照。

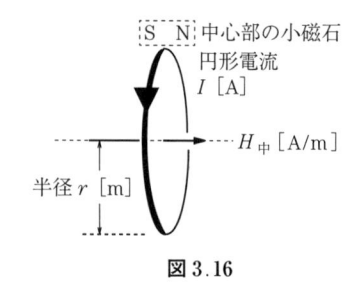

図3.16

3.12 ソレノイド内部の一様な磁界

図3.17のように導体を円筒状に巻いたコイルをソレノイドといい，ソレノイド内部に生じる磁界 H [A/m] は，1 m 当りの巻数を n とすると，次式で表される。この式は，ビオ・サバールの法則または，アンペールの法則から導ける。ただし，コイル断面の半径 r [m] は，$r \ll l$ とする。

$$H = nI = \frac{N}{l} I \text{ [A/m]} \tag{3.11}$$

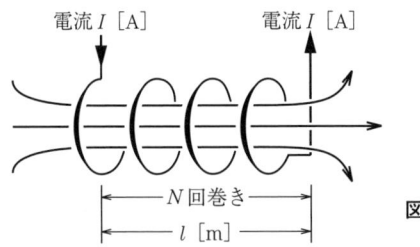

図 3.17

3.13 電流が受ける力……フレミングの左手の法則

磁界 B [Wb/m^2] [T] 中の長さ l [m] の導体に，電流 i [A] を流したときに生じる電磁力 F [N] の向きを決める法則をフレミングの左手の法則という。

力の大きさは

$$F = liB \text{ [N]} \tag{3.12}$$

となる（図3.18）。

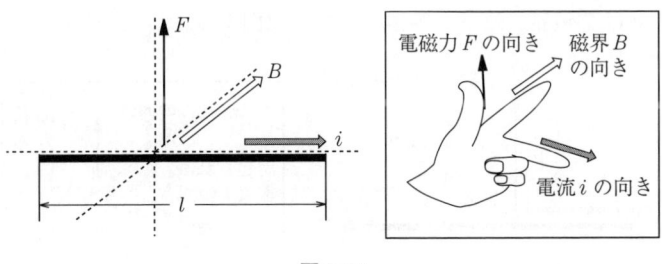

図 3.18

> 速度 v [m/s] で運動する q [C] の帯電体にかかる力の大きさ F [N] は，$F=qvB$ である。力の向きは，＋の帯電体が動く向き（－の帯電体が動く向きと逆方向）を電流の向きとすれば，フレミングの左手の法則が適用できる。

図 3.19 において，フレミングの左手の法則または磁石による磁力線と電流による磁力線を合成し，その疎密から力 F の向きを求められるようにしたい。

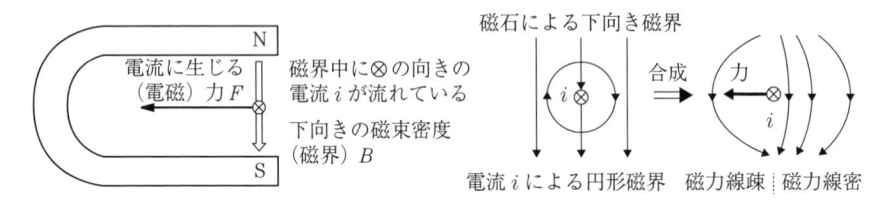

図 3.19

3.14 電磁誘導，起電力……フレミングの右手の法則

磁界 B [Wb/m^2] [T] 中を移動する導体（速度 v [m/s]，長さ l [m]）に誘起される起電力（起電力を V [V] とする。起電力による電流を i [A] とする）の向きを決める法則をフレミングの右手の法則という。起電力の大きさは

$$V=vBl \ [\text{V}] \tag{3.13}$$

である（図 3.20）。

起電力 V は，磁界，速さ，導体の長さに比例する。

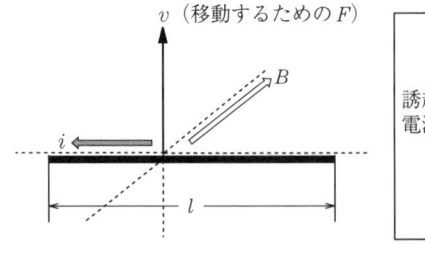

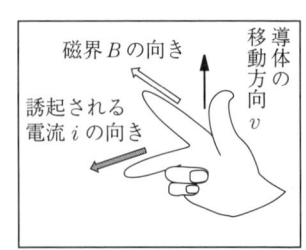

図 3.20

3.15 コイル内の磁束　35

図3.21において，フレミングの右手の法則を使って，起電力の向きおよび，それによって生じる電流 i の向きを求めることができれば，自信を持ってよい。

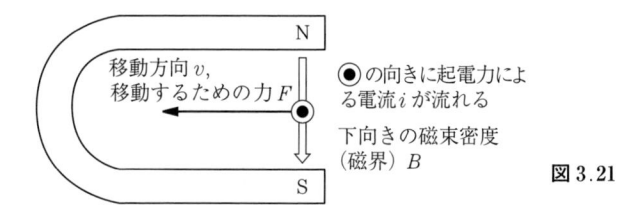

図3.21

図3.22において，起電力（電流）の向きと電位の高低が理解できればよい。
　導体X-Yを右向きに v で走らせると $V=vBl$ の起電力が生じる。そのときの起電力による電流は，図3.22のように右上方向である。X-Yは1つの電池と考えられるので，Xのほうが高電位である。XとYのどちらが高電位であるかを判断するとき，R に流れる電流の向きから判断すると理解しやすい。

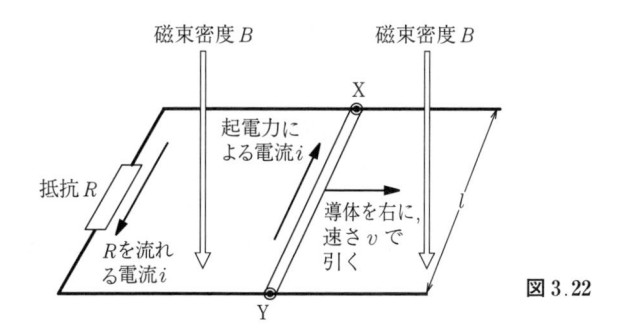

図3.22

3.15　コイル内の磁束

　断面積 S [m²] 内の磁束 Φ † [Wb] は $\Phi=BS$ である。図3.23で，右向きの B [Wb/m²][T] が増加するものとすると，コイル内の，増加する右向きの磁力線を打ち消す（または弱める）作用をするように起電力が生じ，矢印のような起電力による電流 i が流れる。
　コイルは図3.23のような一種の電池と考えられる。抵抗にはA←Bの電流

---

† Φ はファイと読む。

が流れる。よって，Bのほうが電位が高い。図 3.23（コイルの長さに関係ない）のコイルに生じる起電力の計算式は

$$V = -n\frac{\Delta\Phi}{\Delta t}$$

正確には，微分形

$$V = -n\frac{d\Phi}{dt}$$

である。これを，ファラデーの電磁誘導の法則という。

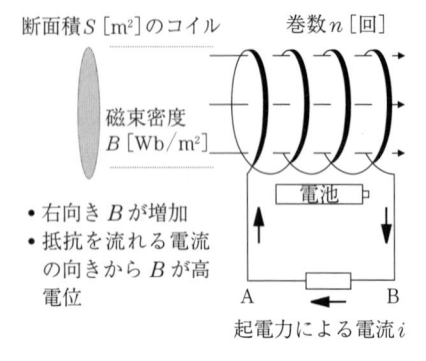

図 3.23

磁界 B [Wb/m^2] [T] 中を移動する導体（速度 v [m/s]，長さ l [m]）に誘起される起電力の大きさが $V = vBl$ [V] であることも，図 3.22 を使ってファラデーの電磁誘導の法則から導くことができる。その導出方法は省略する。

図 3.23 に話を戻すと，$\Phi = BS$ であるので，また，コイルの断面積 S は簡単には変えられないので，S を定数とすると

$$V = -n\frac{d\Phi}{dt} = -n\frac{d(BS)}{dt} = -nS\frac{dB}{dt}$$

となる。式中のマイナス（−）は，コイル内の磁束の変化を妨げる向きに起電力が生じることを示す。A，B のどちらが高電位かは，図 3.23 で判断する。

◎ $\dfrac{dB}{dt}$ の考え方 1……起電力の計算も含めて

巻数が，$n = 60$，断面積 S が，$S = 0.005$ m^2 のコイルにおいて，0.2 s の間に磁束が 5 Wb/m^2 から 25 Wb/m^2 に増加した場合の起電力を求めよう。

$$V = -nS\frac{dB}{dt}$$

$$= -60 \times 0.005 \times \frac{25-5}{0.2} = -30 \text{ V}$$

◎ $\dfrac{dB}{dt}$ の考え方 2：$\dfrac{dB}{dt}$ を計算し波形を判断する。図 3.24 と図 3.25 参照。

図 3.24 の $B_0 \sin \omega t$，あるいは**図 3.25** $B_0 \cos \omega t$ を微分すると，ω が前に出る（高校数学の教科書あるいは参考書で，「三角関数の微分」の項を参照）。

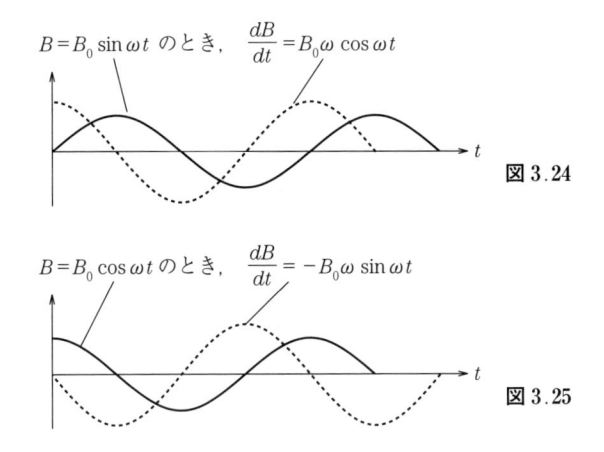

$B = B_0 \sin \omega t$ のとき，$\dfrac{dB}{dt} = B_0 \omega \cos \omega t$

図 3.24

$B = B_0 \cos \omega t$ のとき，$\dfrac{dB}{dt} = -B_0 \omega \sin \omega t$

図 3.25

3.16 渦 電 流

　渦電流を発生させる方法には，導体（銅板，鉄板など）表面と平行に，磁石を動かす場合と，導体に磁石を近づけたり遠ざけたりする場合，がある。ここでは，導体に磁石を近づけたり遠ざけたりする場合について説明する。

　基本的現象……**図 3.26** の円形コイルに磁石を近づけたり，遠ざけたりしたときの，円形コイルに生じる起電力による電流の向きは，ファラデーの電磁誘導の法則に従う。

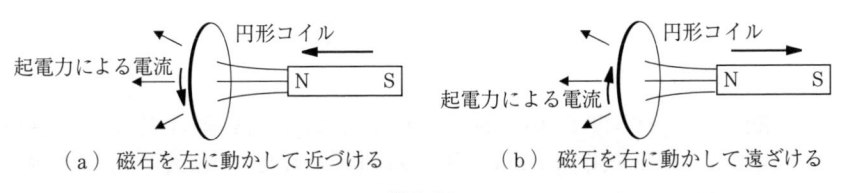

（a）磁石を左に動かして近づける　　　（b）磁石を右に動かして遠ざける

図 3.26

　図 3.27 のように導体（銅板，鉄板など）に向かって磁石を近づけたり，導体から磁石を遠ざけたりすると，導体に図のような電流が流れる。これが，**渦電流**である。導体の形により，必ずしも円形になるとは限らない。

　導体は，銅板，鉄板，アルミ板であるかを問わず，電流が流れれば発熱する。渦電流理論は，電磁調理器を発熱させる基本的原理でもある。

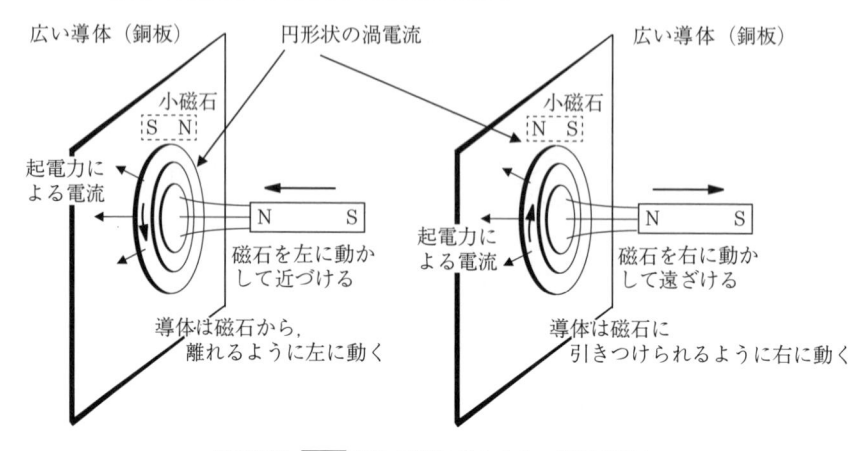

3. 磁気・磁界・電磁力・電磁誘導

渦電流を 3.11 節と同様に考えると，導体が離れたり，引きつけられることが理解できると思う。

図 3.27　渦電流（図は遠近法で示してある）

問題演習

① **8回-午後-問題5**　磁気について正しいのはどれか。
a. 直線電流の周りにはこれを中心とする同心円状に磁力線が生じる。
b. 円形コイルに電流を流すとコイル面内では同心円状に磁界が発生する。
c. 直線電流によって生じる磁束密度の大きさは距離の2乗に反比例する。
d. 2本の平行導線に同方向に電流が流れていると両者の間に反発力が働く。
e. 磁束密度が磁気誘導によって著しく増加するものを強磁性体という。

　1. a, b　　2. a, e　　3. b, c　　4. c, d　　5. d, e

　💡ヒント：磁力線は，図 3.28 のように，磁性体内部を通る。特に強磁性体内では，磁束密度（図では磁力線の数または密度）が磁気誘導により増加する。

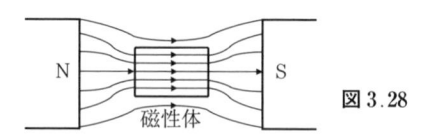

図 3.28

答　① 2

2 8回-午後-問題7　シールド（遮蔽）について正しいのはどれか。
1. 磁力線は抵抗体に囲まれた領域内へは入り込まない。
2. 透磁率が小さい材料ほど磁気シールド効果が大きい。
3. 時間的変化が遅い電界のシールドには導電率の小さい材料が適している。
4. 波長の短い電波のシールドには誘電率が小さい材料が適している。
5. 周波数の低い電波のシールドには導電率の大きい材料が適している。

💡ヒント：3.6 節，3.7 節参照。

3 11回-午後-問題3　磁気について正しいのはどれか。
1. 磁界中の電流が受ける力の方向は磁束密度の方向に一致する。
2. 直線電流の周囲では放射状の磁界が発生する。
3. 磁界中を，磁界の方向に走行する電子は力を受けない。
4. 2本の平行導線に逆向きに電流が流れていると両者の間には力が働かない。
5. 磁石は静止した陽子を引きつける。

答　　　　　　　　　　　　　　　　　　　　　　　　　2 5，3 3

4 9回-午後-問題8　図のように一様磁界中でコイルが回転し，コイル端子が外部と接続可能となっている装置がある。正しいのはどれか。
a. 外力によってコイルを連続回転させると，端子間に直流電圧が発生する。
b. 外力によってコイルを連続回転させると，端子間に交流電圧が発生する。
c. 外力を加えないで端子間に電池を接続すると，コイル面が磁界と垂直になって静止する。
d. 外力を加えないで端子間に電池を接続すると，コイル面が磁界と平行になって静止する。
e. 外力を加えないで端子間に電池を接続すると，コイルが連続回転する。

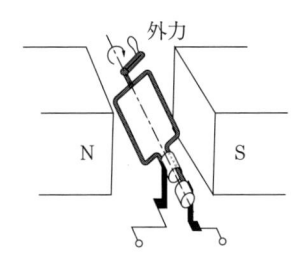

1. a, b　2. a, e　3. b, c　4. c, d　5. d, e

参考：図のような装置を自作するなり，高等学校などが利用する理科実験器具販売業者から同種の器具を購入して，オシロスコープ等を使って実験するのがベストである。限られた紙数で説明するのは大変難しい。難問である。この種の問題は，この問題以外に見つけられなかった。

5 18回-午後-問題4　水平な直線導体に，南から北に向かって直流電流を流す。直線導体の直下に置いた，磁針のN極の動きはどれか。ただし，地磁気の影響と磁針の回転抵抗は無視する。

1. 東を向く。　2. 西を向く。　3. 南を向く。
4. 北を向く。　5. 回転を続ける。

答　　　　　　　　　　　　　　　　　　　　　　　　4 3．5 2

問　題　演　習

6　**8回-午後-問題6**　　図に示すインダクタ（コイル）に電流 I を流すとき正しいのはどれか。

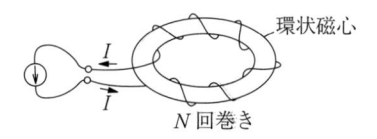

環状磁心

N 回巻き

1. 電流 I を2倍にすると磁心中の磁束は4倍になる。
2. 電流 I に逆比例した逆起電力が発生する。
3. 磁心中の磁束の時間的変化率に比例した逆起電力が発生する。
4. 巻数 N を2倍にするとインダクタンスは2倍になる。
5. 磁心の透磁率が大きいほどインダクタンスは小さい。

💡ヒント：環状ソレノイドに関する問題は本問題のみである。しかしながら，6.10節のようなソレノイドに置き換えれば，国家試験に出題される可能性があるので，少し説明を加える。

1. 磁束 $\varPhi = BS = \mu HS = \mu \dfrac{N}{l} IS$ …式（3.11）参照。

    ここで，$\dfrac{N}{l} = 1\,\mathrm{m}$ 当りの巻数［回］，$\mu =$ 透磁率［N/A²］，$N =$ 巻数［回］，$l =$ コイルの長さ［m］，$I =$ 電流［A］，$S =$ 断面積［m²］である。
    したがって，$\varPhi$ は電流 I に比例する。

2. 9.3 節の ⋯⋯ にあるように，（逆）起電力 $V = -L\dfrac{dI}{dt}$

3. ファラデーの電磁誘導によると $V = -\dfrac{d\varPhi}{dt}$

4. 図のようなソレノイドを環状ソレノイドという。このとき 6.10 節のソレノイドとまったく同じ式で $L = \dfrac{\mu N^2 S}{l}$ である。さらにソレノイド内部の磁界は $H = \dfrac{N}{l} I = nI$ である。

答　　　　　　　　　　　　　　　　　　　　　　　　　　　6　3

7 9回-午後-問題6　図に示すソレノイド（$a \ll l$）について正しいのはどれか。

a. 内部の磁界の強さは長さ l に反比例する。
b. 電流 I を2倍にすると磁界の強さは4倍になる。
c. 直径 a を2倍にすると磁界の強さは2倍になる。
d. 内部はほぼ均一磁界である。
e. 同じ長さで巻数 N を2倍にすると磁束密度は2倍になる。

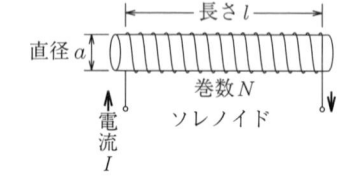

1. a, b, c　　2. a, b, e　　3. a, d, e　　4. b, c, d
5. c, d, e

8 12回-午後-問題4　正しいのはどれか。

1. ソレノイドの長さが断面の半径に比べて十分に大きいときソレノイド内部の磁束密度は一様である。
2. 直線電流によって生じる磁界の大きさは電流からの距離の2乗に反比例する。
3. 一回巻き円形コイルの中心における磁界の大きさは半径の2乗に反比例する。
4. 磁力線に平行に流れる電流は力を受ける。
5. 強磁性体の比透磁率は約1である。

答　　　　　　　　　　　　　　　　　　　　　　　　　7 3.　8 1

問題演習

9 **14回-午後-問題4** 紙面の表から裏の向きに一様な磁束密度Bが存在する中で，電子が紙面に沿って上方に速度vで動くとき，受ける力の方向はどれか。

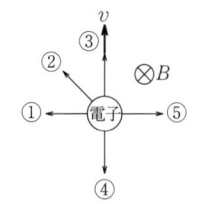

1. ① 2. ② 3. ③ 4. ④ 5. ⑤

10 **15回-午後-問題3** 面積$0.01\ \text{m}^2$の一回巻きコイルの面を垂直に貫いている磁束密度が$\sin 100\,t$ [T]（tの単位は秒）で変化している。コイルに発生する電圧の最大値はどれか。

1. $1.00 \times 10^{-2}\ \text{V}$ 2. $6.28 \times 10^{-2}\ \text{V}$ 3. $1.59 \times 10^{-1}\ \text{V}$
4. $1.00\ \text{V}$ 5. $6.28\ \text{V}$

💡ヒント：$V = -\dfrac{d\Phi}{dt} = -\dfrac{d(BS)}{dt} = -S\dfrac{dB}{dt} = -0.01 \times \dfrac{d(\sin 100\,t)}{dt}$
$\qquad\qquad = -0.01 \times 100 \times \cos 100\,t$

11 **17回-午後-問題5** 1回巻きコイルを貫く磁束が0.05秒間に0.1 Wbから0.25 Wbまで一定の割合で増加した。この間に発生する起電力の大きさ（絶対値）はどれか。

1. $1.0\ \text{V}$ 2. $1.5\ \text{V}$ 3. $2.0\ \text{V}$ 4. $2.5\ \text{V}$ 5. $3.0\ \text{V}$

12 **19回-午後-問題3** 図のように真空中で，2本の平行な無限に長い線状導線1, 2に大きさが等しく，反対方向にI [A]の電流が流れているとき，P点での磁界 [T] はどれか。ただし，P点は各導線から等しくr [m] 離れている。μ_0は真空の透磁率である。

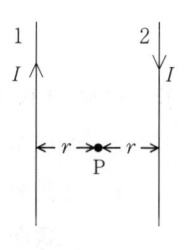

1. 0 2. $\dfrac{\mu_0 I}{4\pi r}$ 3. $\dfrac{\mu_0 I}{2\pi r}$ 4. $\dfrac{\mu_0 I}{\pi r}$ 5. $\dfrac{2\mu_0 I}{\pi r}$

💡ヒント：1による磁界と2による磁界を，向きを考えて合成する。

答　　　　　　　　　　　　　　　　　　　　　9　5，10　4，11　5，12　4

44   3. 磁気・磁界・電磁力・電磁誘導

13 21回-午後-問題3   一回巻きコイル内の磁束が $\sin \omega t$ [Wb] で表されるとき，コイルに生じる起電力の大きさはどれか．

　　1．$\cos \omega t$ [V]　　2．$\omega \cos \omega t$ [V]　　3．$\dfrac{1}{\omega} \cos \omega t$ [V]
　　4．$\omega \sin \omega t$ [V]　　5．$\dfrac{1}{\omega} \sin \omega t$ [V]

💡ヒント：「大きさはどれか」との問題なので，かつ，sin，cos 関数は＋，−を繰り返すので，正しくは絶対値をとるべきであるが，ここでは単純に次式の − をとって答える．

$$V = -\frac{d\Phi}{dt} = -\frac{d(\sin \omega t)}{dt} = -\omega \cos \omega t \rightarrow \omega \cos \omega t$$

14 21回-午後-問題2   一様な磁界の中に8Aの電流が流れている直線状の導線がある．この導線1m当たりに作用する力はどれか．ただし，磁束密度は0.5T，磁界と電流の間の角度は30度とする．

　　1．0.5N　　2．0.9N　　3．2.0N　　4．3.4N　　5．4.0N

💡ヒント：磁界 B，電流 i または導体 l が角度 θ をなすとき，導体に生じる電磁力 F は，$F = liB \sin \theta$．式の解釈が面白い．$F = li(B \sin \theta) = l(i \sin \theta)B = (l \sin \theta)iB$ のように変形し，フレミングの左手の法則を適用すればよい．

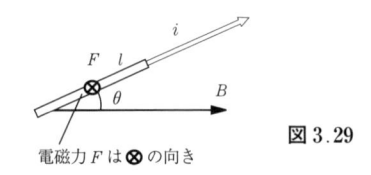

図3.29

電磁力 F は ⊗ の向き

15 12回-午後-問題5   関連の深い組合せはどれか．

　　a．変圧器…………電磁誘導
　　b．電動機…………フレミングの左手の法則
　　c．発電機…………フレミングの右手の法則
　　d．電気メス………フレミングの右手の法則
　　e．電磁流量計……フレミングの左手の法則

　　1．a, b, c　　2．a, b, e　　3．a, d, e　　4．b, c, d　　5．c, d, e

答　　　　　　　　　　　　　　　　　　　　　　　　　　13 2，14 3，15 1

問　題　演　習　45

ヒント：フレミングの右手の法則を思い出して欲しい。磁界内を導体（金属，電気を通す血液などの流体）が動くと起電力が生じる。電磁流量計は，その起電力（電圧）を測定して，流速，流量を求めようとする装置である。

16　13回-午後-問題5　　図のような1回巻きコイルに向けて磁石を急速に動かした後に停止した。コイルに流れる電流について正しいのはどれか。

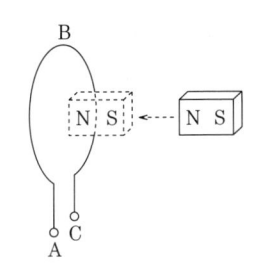

1．流れない。
2．磁石が動いている間，ABC の方向に流れる。
3．磁石が動いている間，CBA の方向に流れる。
4．磁石が停止すると ABC の方向に流れる。
5．磁石が停止すると CBA の方向に流れる。

参考：図の場合，A のほうが高電位である（C ではない）。A-C 間に抵抗を挿入すると，A から C へ電流が流れる。したがって，3 を正解とするのが一般的（3.15 節参照）。もし，A-C 間が開いたまま（短絡もしない，抵抗も接続しない）であると，CBA 方向にも電流は流れない。しかも磁石が停止したら電流は流れないので，単に「急速に動かした」にとどめるのが望ましい。

答　　　　　　　　　　　　　　　　　　　16　3

4章　静電気

4.1　静電気に関するクーロンの法則

異種の電気（＋と－）は引き合う。同種の電気（＋と＋，－と－）は反発する。図4.1のときクーロンの法則は

$$F = k\frac{qq'}{r^2} = \frac{1}{4\pi\varepsilon_0}\frac{qq'}{r^2} \text{ [N]} \quad (4.1)$$

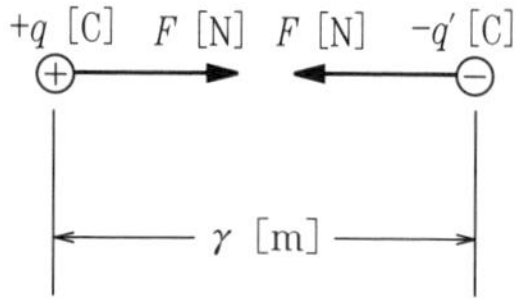

ここで，ε_0 は真空の誘電率であり

$$\varepsilon_0 = 8.85 \times 10^{-12} \text{ F/m} \quad (4.2)$$

$$k = 8.98 \times 10^9 \fallingdotseq 9.0 \times 10^9 \text{ N}\cdot\text{m}^2/\text{c}^2$$

図4.1

である。式（4.1）の中に＋，－の符号を入れないように注意する。さらに，力の向きは，図中に矢印として書くことによって，合力の向きを判断することが大切である。章末問題 8 参照。F は q と q' に比例し，r^2 に反比例する。

4.2　帯電体のまわりの電界

帯電体に力を生じさせる空間を電界という。しかし，電界が目に見えるわけではないので磁界の説明と同様に「帯電体のまわりの空間を電界といい，電界の様子をイメージしやすいようにした」ものを電気力線と定義する。本書では図4.2〜4.8のような電界の様子および「電気力線はプラスの電荷から出てマイナスの電荷に入る」「プラスの帯電体に生じる力の向きは，電気力線の向き（正しくは接線方向）である」「電気力線と等電位線は直交する」「金属などの導体内部では電気力線はなくなってしまう」を定義と同様に扱う。

4.2 帯電体のまわりの電界

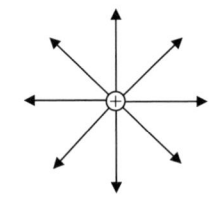

図 4.2 単独のプラスの帯電体の
まわりの電気力線

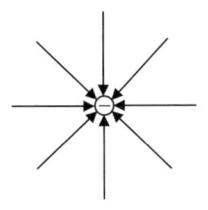

図 4.3 単独のマイナスの帯電体の
まわりの電気力線

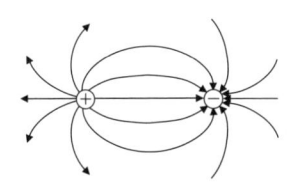

図 4.4 等しい大きさのプラスの電荷，マイナスの電荷を置いた場合の電気力線

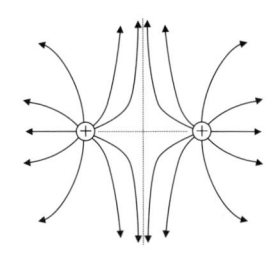

図 4.5 等しい大きさのプラスの電荷を置いた場合の電気力線

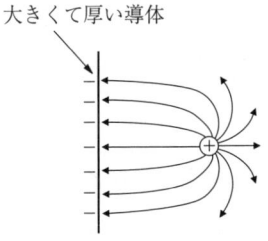

大きくて厚い導体

導体は等電位。電気力線と等電位線は直交するためである。静電誘導により，大きな導体には，図のように－が誘導される。

図 4.6 電気力線は導体表面と直交する

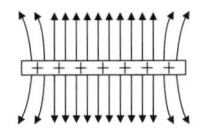

図 4.7 （薄くて）広い導体にプラスの電気が分布している場合の電気力線

通常，電極からはみ出している電気力線は書かない。コンデンサの電極板間の電界と同じである。

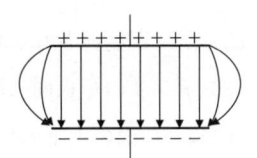

図 4.8 2枚の平行電極板の間の電界の様子

4.3 等電位線と電気力線

等電位線と電気力線が直交することを念頭に，**図4.9**の●を通る等電位線を点線で示す．

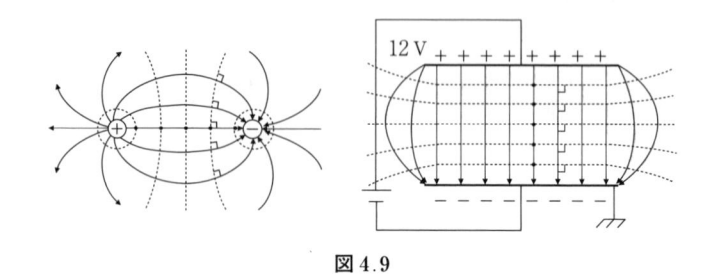

図4.9

4.4 静電誘導

図4.10のように，電気抵抗が小さい金属に，－に帯電したエボナイトを近づけると，エボナイトに近いほうに＋が誘導され，エボナイトから遠い部分に－が誘導される．これを**静電誘導**という．

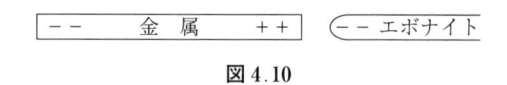

図4.10

この現象をどのように解釈するかは，金属内部の自由電子がエボナイトの－と反発すると説明するのが正しいが，便宜的にエボナイトの－に＋が引きつけられるとしてもよい．箔検電器の実験は，ほとんどが静電誘導で説明できる．

4.5 誘電分極

誘電体内部の一区画（一部分）に，**図4.11**のように＋，－が誘導される現象を**誘電分極**という．コンデンサの極板間に誘電体を入れると誘電分極がおき，図の上下の極板に，さらに電気が引き寄せられ，静電容量が増加する（5.3節参照）．自発分極については7.1節参照．

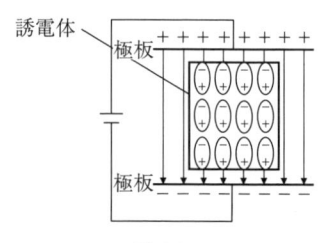

図4.11

4.6 電界 E, 電圧（電位差） V

図 4.12 において, $E=\dfrac{V}{d}$ [V/m]（[N/C]）または $V=Ed$ [V] を導いてみよう．

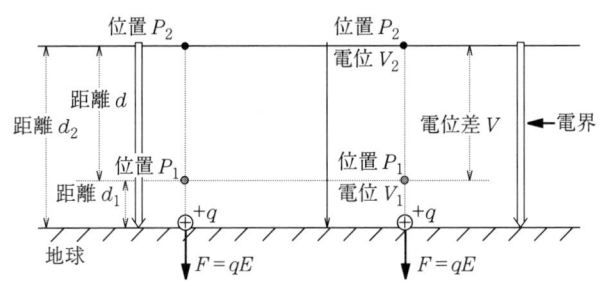

図 4.12

電界から受ける力 F に逆らって，帯電体を基準点（地球）から移動する様子を考える．以下 ☐ に，電位の定義を書く．

+1 C を P_1（●）まで移動する仕事が V_1 [J] の場合，P_1 の電位を V_1 [V] という．
+q [C] を P_1（●）まで移動する仕事が qV_1 [J] の場合，P_1 の電位を V_1 [V] という．

一様な下向きの電界を E（図 4.12 の ⇓）とすると
+q を P_1 から P_2 に移動するのに要する仕事 W, W' は

　　力×距離の考え方では，$W = qEd_2 - qEd_1 = qEd$

　　電位の考え方では，$W' = qV_2 - qV_1 = qV$

定義の仕方は異なっても $W = W'$ である．

　　∴ $qV = qEd$　　　∴ $V = Ed$

まとめとして，以下の三つの式を覚えよう．

　　電界から受ける力 F は　　　$F = qE$ [N]　　　　　　　　　(4.3)

　　電位差（電圧）V は　　　　$V = Ed$ [V]　　　　　　　　　(4.4)

　　電荷移動による仕事 W は　　$W = qV$ [J]　　　　　　　　　(4.5)

式 (4.5) は，帯電体を低い電位の所から，高い電位の所に移動するとき，**どのような経路をとろうとも**，電気量 q と電位差（電圧）V の積で表される

ことを示している。さらに，極板間に一様な電界 E [V/m] ができることも一緒に覚えよう。**図4.13** のように，電極板が縦になっている場合も多いので，どちらでも解けるようにしたい。

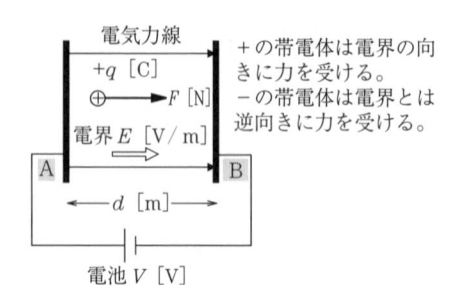

電気力線　+の帯電体は電界の向きに力を受ける。
－の帯電体は電界とは逆向きに力を受ける。

図4.13

【例題】 **図4.14** のように30°，60°，90°の直角三角形の頂点に，Q [C]，$+q'$ [C]，q [C] がある。斜辺の長さは2 m。A点に置かれた $+q'$ [C] にかかる力は水平右向きのとき，q，Q から $+q'$ が受ける力の様子を図示せよ。また，q および Q は正，負のどちらか。$\dfrac{q}{Q}$ はいくらか。

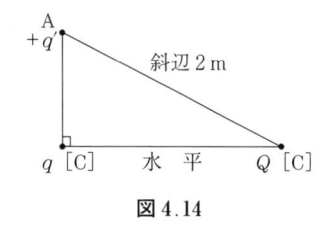

図4.14

〔答〕 $+q'$ q は正，Q は負，$\dfrac{q}{Q} = \dfrac{1}{8}$

■■■■■■■■■■■■　**問題演習**　■■■■■■■■■■■■

1　7回-午後-問題1　正しいのはどれか。

 a. 電荷に働く力はその場所の電界に比例する。
 b. 電界とはその場所に置かれた電子の受ける力をいう。
 c. 電界の単位は V/m^2 である。
 d. 電気力線と等電位線は常に平行となる。
 e. 1Cの電荷を移動させるのに1J必要であるとき，その電位差を1Vという。

　　1. a, b　　2. a, e　　3. b, c　　4. c, d　　5. d, e

2. 9回-午後-問題1　正しいのはどれか。
a. 電荷に働く力はその場所の電界の2乗に比例する。
b. 電界とはその場所に置かれた電子の受ける力をいう。
c. 電界の単位はV/mである。
d. 1Cの電荷を移動させるのに1Jのエネルギーが必要であるとき，その電位差を1Vという。
e. 電気力線は等電位面と常に平行である。
　1. a, b　　2. a, e　　3. b, c　　4. c, d　　5. d, e

3. 10回-午後-問題1　全く帯電していない完全導体を一様な電界の中に置いた。正しいのはどれか。
a. 電気力線は導体を置く前と置いた後では異なる。
b. 導体の表面には電磁誘導によって負の電荷が現れる。
c. 導体の表面の電位は一様ではない。
d. 導体の内部に静電誘導によって負の電荷が現れる。
e. 導体の電荷の総和は0に保たれる。
　1. a, b　　2. a, e　　3. b, c　　4. c, d　　5. d, e

ヒント：電界中に導体を置いたときの電気力線と等電位線を示す。

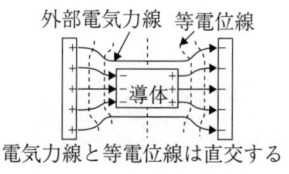

外部電気力線　等電位線

電気力線と等電位線は直交する

外部電界と，静電誘導により導体の左右に生じた電気による電界は，逆向きで，たがいに打ち消し合うので，導体内の電界は0である。

図4.15

1. 導体の内部の電界はなくなる。
2. 導体の表面の電気力線（電界）は，導体に垂直である。
3. 導体の電位はどこでも同じである。電位が異なれば導体に電流が流れることになるが，実際には電流は流れないからである。

答　　　　　　　　　　　　　　　　　　　　　2 4, 3 2

4. 静電気

4 12回-午後-問題1　正しいのはどれか。
a．正電荷と負電荷とは互いに引き付けあう。
b．電荷間に働く力は電荷間の距離の2乗に反比例する。
c．電荷によって電界が発生する。
d．単一電荷による電位は電荷からの距離の2乗に反比例する。
e．運動する電荷は電流と等価ではない。

1．a, b, c　　2．a, b, e　　3．a, d, e　　4．b, c, d
5．c, d, e

ヒント：「等価」とは「同等」という意味である。

5 14回-午後-問題1　x 軸に平行で一様な電界 E の中で電荷 q を原点Oから点 $P(x_1, y_1)$ まで動かすのに必要な仕事はどれか。

1．$qE(x_1 + y_1)$
2．qEx_1
3．qEy_1
4．$qE|x_1 - y_1|$
5．$qE\sqrt{x_1^2 + y_1^2}$

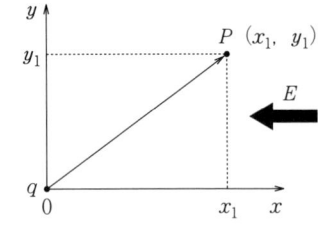

ヒント：図4.12で示したように，この場合，電界に平行な距離は x_1 である。

6 15回-午後-問題1　シールド（遮蔽）について正しいのはどれか。

1．磁力線を遮断するには誘電体が適している。
2．真空は電気力線を遮断する。
3．静電界をシールドするには誘電率の小さい材料が適している。
4．電波をシールドするには導電率の大きい材料が適している。
5．透磁率の小さい材料は磁気シールドに適している。

ヒント：シールドに関しては3.6節を参照。導電率大＝抵抗率小。

答　　　　　　　　　　　　　　　　　　　　　　　　4　1，5　2，6　4

問題演習

⑦ **17回-午後-問題1** 静電界中の導体について**誤っている**のはどれか。
　a．導体内部に電界が存在する。
　b．導体表面に電荷が存在する。
　c．電気力線は導体表面に垂直である。
　d．導体の表面は等電位面である。
　e．導体にうず電流が流れる。
　　1．a, b　　2．a, e　　3．b, c　　4．c, d　　5．d, e

⑧ **21回-午後-問題1** 図のように正三角形の頂点 A, B, C にそれぞれ $-q$ [C], $-q$ [C], $+q$ [C] の電荷がある。頂点 A にある電荷に働く力の向きはどれか。ただし、向きは辺 BC に対する角度で表す。

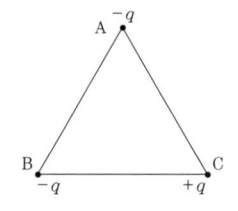

```
        A •-q
       / \
      /   \
     /     \
    •-------•
   B -q    C +q
```

　　1．0度　　2．60度　　3．90度　　4．120度　　5．150度

⑨ **17回-午後-問題2** 真空中の電界内に 3 μC の電荷を置いたとき、0.12 N の力が働いた。この点の電界の強さはどれか。
　　1．0.36 μV/m　　2．25 μV/m　　3．36 kV/m　　4．40 kV/m
　　5．250 kV/m

⑩ **11回-午後-問題1** 正負1クーロンの点電荷の間に働く吸引力は、電荷間の距離が 2 cm のとき、1 cm の場合に比べて何倍か。
　　1．変化しない。　　2．2倍になる。　　3．1/2になる。
　　4．1/4になる。　　5．1/8になる。

答　　⑦ 2,　⑧ 1,　⑨ 4,　⑩ 4

54　4. 静　電　気

11　9回-午後-問題2（改）　図のように正方形の頂点A, B, C, Dに電荷 Q_A, Q_B, Q_C, Q_D がある。正しいのはどれか。各帯電体にかかる力を図示して考えよ。

1. Q_A は対角線ACの方向に力を受ける。
2. Q_A の受ける力は零である。
3. Q_B は辺BCの方向に力を受ける。
4. Q_B の受ける力は零である。
5. Q_A の受ける力の方向と Q_B の受ける力の方向とは同じである。

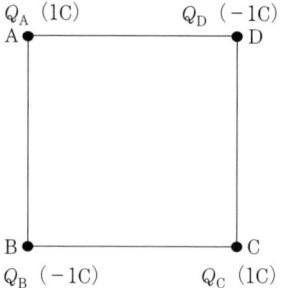

Q_A (1C)　Q_D (−1C)
A　　　　　　　D

B　　　　　　　C
Q_B (−1C)　Q_C (1C)

12　13回-午後-問題1　図のように+1クーロンの電荷と+4クーロンの電荷が一直線上に60 cm離れて置かれている。この直線上に+1クーロンの電荷を置いたときにかかる力の総和が0となる位置はどれか。

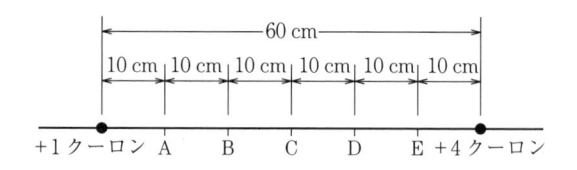

─60 cm─
10 cm 10 cm 10 cm 10 cm 10 cm 10 cm
+1クーロン　A　B　C　D　E　+4クーロン

1. A　2. B　3. C　4. D　5. E

13　18回-午後-問題1　真空中に置かれた電荷，5 μCと2 μCとの間に0.01 Nの力が働いた。電荷間の距離はどれか。ただし，$\frac{1}{4\pi\varepsilon_0}=9\times10^9$ m/F とする。

1. 1 m　2. 2 m　3. 3 m　4. 6 m　5. 9 m

ヒント：5.3節より，ε_0 の単位は [F/m]。よって $1/4\pi\varepsilon_0$ の単位は [m/F] と考えるのが最も簡単である。

答　　　　　　　　　　　　　　　　　　　11　1，12　2，13　3

5章 コンデンサ

5.1 コンデンサ†

ここでは，金属板を平行に置いたものだけを扱う。コンデンサに電池を接続すると**図**5.1(a)のように電気がたまる（分布または充電すると考えてもよい）。

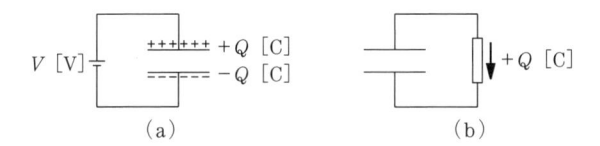

```
         ++++++ +Q [C]              ↓+Q [C]
V [V]    ------ -Q [C]
          (a)                        (b)
```

図 5.1

図(b)のようにコンデンサに抵抗を接続すると，抵抗には $+Q$ [C] の電気が流れ，コンデンサの電気はゼロになる。したがって，図(a)のようにコンデンサには，$+Q$ [C]，$-Q$ [C] がたまって（分布して）いるが，「抵抗を流れる電気量」または「コンデンサから取り出せる電気量」は，$+Q$ [C] である。

$+Q$ [C] が図の下向きに流れ，$-Q$ [C] が上向きに流れた結果，$+Q$ [C] と $-Q$ [C] が合わさって $2Q$ [C] になると考えてはならない。

以上の理由から，コンデンサにたまっている（コンデンサから取り出せる）電気量は，Q [C]（$+Q$ではない）と定義する。

簡単な実験により，電気量 Q [C] が電圧 V [V] に比例することがわかる。

$$\therefore \quad Q \propto V$$

$$\therefore \quad Q = CV \tag{5.1}$$

ここで，C は比例定数で**静電容量**という。単位は，ファラド [F] であるが，[F] では大きすぎて実用的ではない。そこでマイクロファラド [μF] または

---

† 日本語に訳すと蓄電器であるが，その名称（蓄電器）はほとんど使われない。

ピコファラド [pF] を使い，以下のように表す。

$1\,\mu\text{F} = 10^{-6}\,\text{F}, \quad 1\,\text{pF} = 10^{-12}\,\text{F}$

例えば，$5\,\mu\text{F}$ に $40\,\text{V}$ の電圧をかけたときの電気量 Q [C] は

$Q = 5 \times 10^{-6} \times 40 = 2 \times 10^{-4}\,\text{C}$ ……10^{-6} を忘れないように！

5.2 コンデンサの接続（直列・並列合成）

コンデンサの直列接続（**図 5.2**）の公式を導出する。回路計算のポイントとしては

① 各コンデンサにかかる電圧は異なる。

② 直列接続は，電荷はどれも Q [C] となる。

各コンデンサについて $Q = CV$ を適用すると

$$Q = C_1 V_1 \tag{5.2}$$

$$Q = C_2 V_2 \tag{5.3}$$

$$Q = CV \tag{5.4}$$

ここで，電圧の関係は

$$V = V_1 + V_2 \tag{5.5}$$

式 (5.2)～(5.4) を式 (5.5) に代入して Q を消去すると

$$\frac{1}{C} = \frac{1}{C_1} + \frac{1}{C_2} \tag{5.6}$$

$$C = \frac{C_1 C_2}{C_1 + C_2} \tag{5.7}$$

式 (5.7) のように和分の積と覚えてもよい。

次に，コンデンサの並列接続（**図 5.3**）の公式を導出する。

回路計算のポイントとしては

① コンデンサに蓄積される電気量は異なる。

② 並列接続は，各コンデンサにかかる電圧が

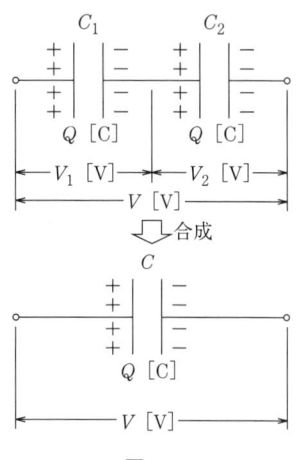

図 5.2

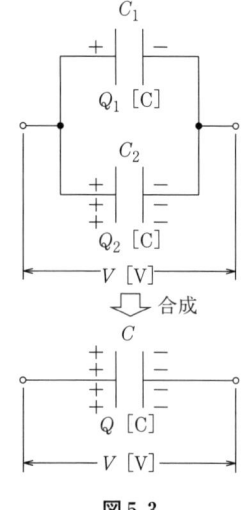

図 5.3

どれも V [V] となる。

各コンデンサについて，これらを適用すると

$Q_1 = C_1 V$ (5.8)

$Q_2 = C_2 V$ (5.9)

$Q = CV$ (5.10)

ここで，電気量の関係は

$Q = Q_1 + Q_2$ (5.11)

式 (5.8)〜(5.10) を式 (5.11) に代入して V を消去すると

$C = C_1 + C_2$ (5.12)

5.3 コンデンサの容量 C，誘電率 ε，比誘電率 ε_r

静電容量測定器を使った簡単な実験より，以下の式になることが理解できるとよい。

$$\left.\begin{array}{ll}\text{内部が真空の場合} & C_0 = \varepsilon_0 \dfrac{S}{d} \\ \text{内部が誘電体の場合} & C = \varepsilon \dfrac{S}{d}\end{array}\right\} \quad (5.13)$$

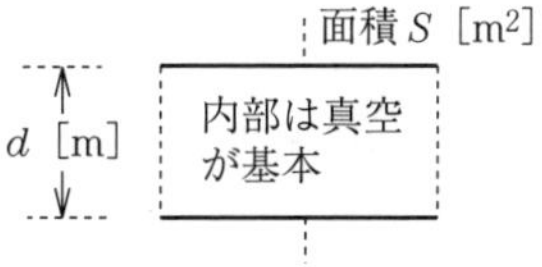

面積 S [m²]　d [m]　内部は真空が基本

図 5.4

式 (5.13) の比を計算すると

$$\dfrac{C}{C_0} = \dfrac{\varepsilon}{\varepsilon_0} = \varepsilon_r = 比誘電率 \text{（1〜5000のように1より大きな数。単位なし：無名数）}$$

ちなみに，真空（空気）の誘電率 ε_0 [F/m] は

$\varepsilon_0 = 8.85 \times 10^{-12}$ F/m

これはきわめて小さい量である。比誘電率 ε_r と誘電率（ε_0 または ε）の違いは，その大きさと単位で判断できる。

5.4 コンデンサのエネルギー E_C

$E_C = \dfrac{1}{2} C V^2$ [J] (5.14)

式 (5.14) の導出過程は，高校物理または高校数学の教科書，参考書などで区分求積法（三角形を細かく分割して面積を求める方法）または積分の項を参照。

5. コンデンサ

■■■■■■■■■■■■ 問題演習 ■■■■■■■■■■■■

1 **7回-午後-問題3**　極板面積 $1\,\mathrm{m}^2$，極板間距離 $1\,\mathrm{mm}$ の平行平板コンデンサ A と極板面積 $2\,\mathrm{m}^2$，極板間距離 $2\,\mathrm{mm}$ の平行平板コンデンサ B とがある。正しいのはどれか。

1. A，B を同じ電圧に充電したとき，B に蓄えられている電荷は A に蓄えられている電荷の 4 倍である。
2. A，B が等量の電荷を蓄えているとき，B の電圧は A の電圧の 4 倍である。
3. ある交流電圧を A にかけたときに流れる電流は，同じ交流電圧を B にかけたときに流れる電流に等しい。
4. ある交流電流を A に流したときに極板間に生じる電圧は，同じ交流電流を B に流したときに生じる電圧の 2 倍である。
5. A の極板間に絶縁紙をはさむと A の静電容量は B の静電容量より小さくなる。

💡ヒント：問題文より A，B の容量は等しい。交流については 6.5 節参照。

2 **9回-午後-問題4**　$1\,\mathrm{\mu F}$ の平行平板コンデンサについて正しいのはどれか。

1. 極板面積を 2 倍にすると容量が $4\,\mathrm{\mu F}$ になる。
2. 極板間距離を 2 倍にすると容量が $2\,\mathrm{\mu F}$ になる。
3. $100\,\mathrm{V}$，$50\,\mathrm{Hz}$ の交流電源に接続すると約 $3.1\,\mathrm{mA}$ の電流が流れる。
4. 正弦波交流電圧をかけると，流れる電流の位相は電圧に対して $90°$ 進む。
5. 正弦波交流電圧をかけて，周波数を 2 倍にすると流れる電流は 4 倍になる。

💡ヒント：3. 4. 5. については 6.4 節および 6.5 節参照

答　　　　　　　　　　　　　　　　　　　　　　　1　3，2　4

問題演習

3 8回-午後-問題4　正しいのはどれか。

a. 図1に示す電極板間の電界の強さは $\dfrac{V}{S}$ である。

b. 図2に示す電極板間の電界の強さは $\dfrac{Qd}{S}$ である。

c. 図1に示す電極板間に比誘電率 ε_r の誘電体を狭むと電界の強さは $\dfrac{1}{\varepsilon_r}$ となる。

d. 図2に示す電極板間に比誘電率 ε_r の誘電体を狭むと電界の強さは $\dfrac{1}{\varepsilon_r}$ となる。

e. 図1の電極板の間隔を $\dfrac{d}{2}$ にすると電界の強さは2倍になる。

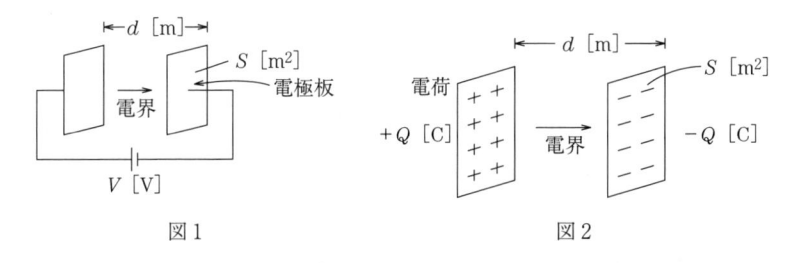

図1　　　図2

1. a, b　　2. a, e　　3. b, c　　4. c, d　　5. d, e

💡ヒント：図1は電池があるので電圧は一定。図2は電池を取り去っているので極板の電気量は一定。aは $E_0 = V/d$。bはガウスの定理または $V = E_0 d$，$Q = C_0 V$，$C_0 = \varepsilon_0 S/d$ より $E_0 = Q/\varepsilon_0 S$。cは電池があるので誘電体の有無によらず $V = Ed$ より $E = V/d$ で一定。dは誘電体がないとき $Q = C_0 V_0$，$V_0 = E_0 d$，$C_0 = \varepsilon_0 S/d$ より $E_0 = Q/\varepsilon_0 S$，誘電体があるときは同様に $E = Q/\varepsilon S$。∴ $E/E_0 = \varepsilon/\varepsilon_0 = 1/\varepsilon_r$。eは $V = E_1 d = E_2 d/2$。∴ $E_2 = 2E_1$

4 11回-午後-問題2　最大容量 500 pF の可変コンデンサがある。容量を最大にして直流 500 V の電源に接続した。その後，電源から切り離して 200 pF に容量を減少させた。可変コンデンサの端子電圧は何Vになるか。ただし，コンデンサは無損失とする。

1. 200　　2. 320　　3. 500　　4. 790　　5. 1250

答　　3 5，4 5

5．コ　ン　デ　ン　サ

5　**10回-午後-問題2**　図の回路でスイッチSを閉じてから十分時間が経った後，回路全体に蓄えられるエネルギーはどれか。ただし，両コンデンサは無損失とする。また，図中の電圧はスイッチを閉じる前の値である。

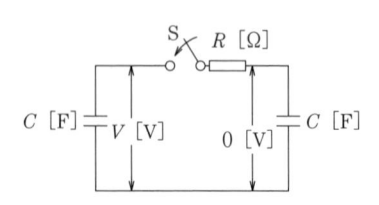

1. $\dfrac{1}{2}CV^2$ J　2. $\dfrac{1}{4}CV^2$ J　3. C^2V^2 J　4. $\dfrac{1}{2}C^2V$ J

5. $\dfrac{1}{4}C^2V$ J

参考：$\dfrac{1}{2}CV^2 - \dfrac{1}{4}CV^2 = \dfrac{1}{4}CV^2$ のエネルギーは，Rでの発熱や電磁波放出のために消費される。

6　**13回-午後-問題2**　空気コンデンサの電極間距離を2倍にした。同一電圧で蓄えられるエネルギーは何倍か。

1. $\dfrac{1}{4}$　2. $\dfrac{1}{2}$　3. 変化しない　4. 2　5. 4

7　**14回-午後-問題2**　コンデンサ $C_1 = 2\,\mu\mathrm{F}$ と $C_2 = 3\,\mu\mathrm{F}$ とを直列に接続したときの合成容量はどれか。

1. 0.3 μF　2. 0.5 μF　3. 1.2 μF　4. 2.5 μF

5. 5.0 μF

答　　　5 2，6 2，7 3

問題演習

8 16回-午後-問題2　平行平板コンデンサについて正しいのはどれか。
1. 極板面積を2倍にすると容量は$\frac{1}{2}$倍になる。
2. 極板間距離を2倍にすると容量は$\frac{1}{2}$倍になる。
3. 極板間にはさむ誘電体の誘電率を2倍にすると容量は$\frac{1}{2}$倍になる。
4. 同じ容量のコンデンサを2個並列に接続すると合成容量は$\frac{1}{2}$倍になる。
5. 加える交流電圧の周波数を2倍にすると容量は$\frac{1}{2}$倍になる。

💡ヒント：容量は周波数に関係なく一定と考えてよい。

9 16回-午後-問題7　図のような電流Iがコンデンサに流れた。蓄えられる電荷の量はどれか。

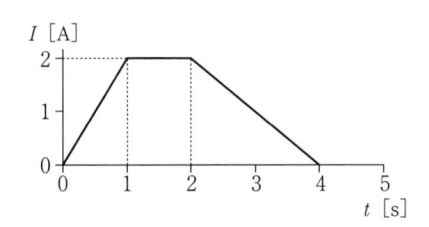

1. 4C　2. 5C　3. 6C　4. 7C　5. 8C

💡ヒント：導線の任意の断面を流れる電気量は，Q [C] $= I$ [A] $\times t$ [s] である。図の台形の面積を求めればよい。

10 17回-午後-問題3　同じ容量のコンデンサ3個を並列接続した場合の合成容量C_Pと，3個を直列接続した場合の合成容量C_sの比（C_P/C_s）はどれか。

1. $\frac{1}{9}$　2. $\frac{1}{3}$　3. 1　4. 3　5. 9

答　　　**8** 2，**9** 2，**10** 5

62　5. コンデンサ

11　18回-午後-問題2　　図のように0.20 μFと2.0 μFのコンデンサ2個を直列に接続し，その両端に110 Vの直流電圧を印加した。2.0 μFのコンデンサの両端にかかる電圧はどれか。

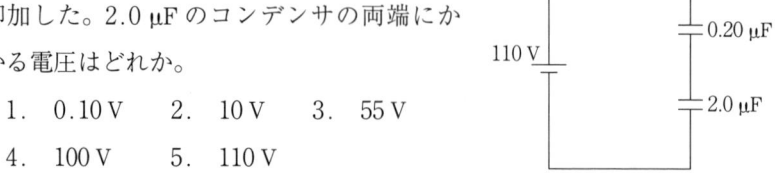

1.　0.10 V　　2.　10 V　　3.　55 V
4.　100 V　　5.　110 V

12　19回-午後-問題9　　図のようにコンデンサを接続した場合，端子AB間の合成静電容量はどれか。

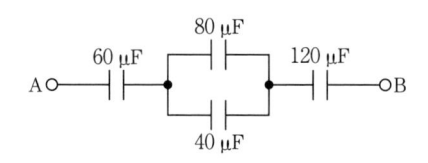

1.　20 μF　　2.　30 μF　　3.　40 μF　　4.　50 μF　　5.　60 μF

13　20回-午後-問題2　　2枚の平行平板電極からなるコンデンサがある。電極面積はSであり電極間は空気で満たされている。この電極を水平に支えるため，図のように中央部に誘電体円柱を挿入した。誘電体水平断面の面積は$S/2$，比誘電率は5である。挿入前の静電容量と挿入後の静電容量との比で最も近いのはどれか。

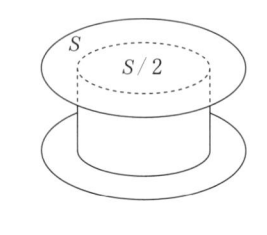

1.　1:1　　2.　1:2　　3.　1:3　　4.　1:4　　5.　1:5

ヒント：誘電体挿入後の容量は「誘電体のない部分」と「誘電体のある部分」の並列合成容量である。

答　　　　　　　　　　　　　　　　　　　　　　　11　2，12　2，13　3

14 **20回-午後-問題5**　図のようにコンデンサを電池に接続したとき，AB間の電圧はどれか。

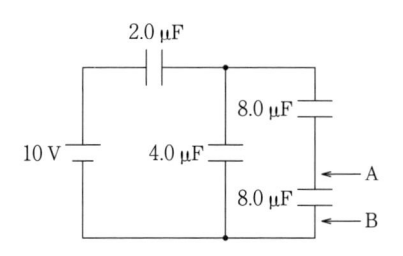

```
        2.0 μF
     ┌──┤├──┬────────┐
     │        │  8.0 μF │
  10 V     4.0 μF  ├──┤├──┤
   ─┬─      ├──┤├──┤         ←A
     │        │  8.0 μF │
     │        │  ├──┤├──┤
     │        │           ←B
     └─────┴────────┘
```

1. 1.0 V　2. 1.9 V　3. 3.8 V　4. 4.0 V　5. 4.4 V

15 **ME 26回-午前-問題21**　図の回路でコンデンサに蓄えられている電荷量の値［C：クーロン］はどれか。

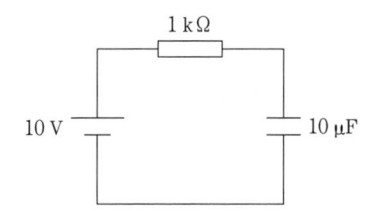

```
         1 kΩ
     ┌──[ ]──┐
     │              │
  10 V         10 μF
     │              │
     └──────┘
```

1. 1×10^{-5}　2. 5×10^{-5}　3. 1×10^{-4}　4. 5×10^{-4}
5. 1×10^{-3}

💡ヒント：時定数 $RC = 0.01$ s なので，図のように接続して時定数の10倍程度の時間が経過すればコンデンサにたまる電気量は，抵抗 1 kΩ がない場合とほぼ同じ値になる。国家試験では，抵抗の有無は考慮しなくてよい。

答　　　　　　　　　　　　　　　　　　　　　　　14 1，15 3

64   5. コンデンサ

16 9回-午後-問題3　図のように誘電体を挟んだ平行平板導体に電圧を加えた。正しいのはどれか。

　a．平行導体板間の静電容量は $100\,\mu F$ である。
　b．誘電体中に分極が生じる。
　c．誘電体を取り除くと静電容量は $1/5$ になる。
　d．誘電体中の電界の強さは $1\,000\,V/m$ である。
　e．誘電体を取り除いたときの電界の強さは $500\,V/m$ である。

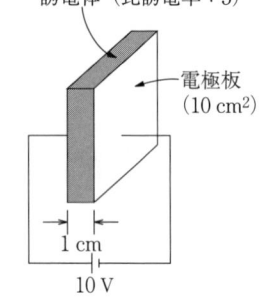

誘電体（比誘電率：5）
電極板（$10\,cm^2$）
$1\,cm$
$10\,V$

　1．a, b, c　　2．a, b, e　　3．a, d, e　　4．b, c, d
　5．c, d, e

　💡ヒント：分極とは誘電分極（4.5節参照）のことである。実験室内で $100\,\mu F$ のコンデンサを，アルミ箔などで作ることは不可能に近い。図の場合の容量は $8.85 \times 10^{-1}\,pF$ である。

17 21回-午後-問題4　図の回路の合成静電容量はどれか。

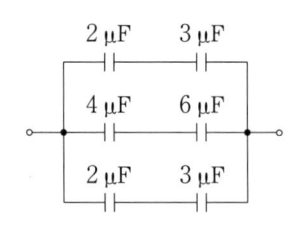

$2\,\mu F$　$3\,\mu F$
$4\,\mu F$　$6\,\mu F$
$2\,\mu F$　$3\,\mu F$

　1．$1.2\,\mu F$　　2．$2.0\,\mu F$　　3．$2.4\,\mu F$　　4．$4.0\,\mu F$　　5．$4.8\,\mu F$

18 12回-午後-問題3　十分に広い面積の2枚の金属電極が平行に向かい合っている。この金属電極間に一定の電圧を加えたまま電極間を比誘電率 $1\,000$ の誘電体で満たすと，電極間が真空の場合に比べて蓄えられるエネルギーは何倍になるか。

　1．500　　2．$1\,000$　　3．$2\,000$　　4．$5\,000$　　5．$1\,000\,000$

答　　　　　　　　　　　　　　　　　　　　　　　16　4，17　5，18　2

6章 交流

6.1 交流の3大要素

1) **位 相** …… 三角関数の基本式, $\sin\theta$, $\cos\theta$, $\tan\theta$ に対して, 角度 α だけ左, 右 (右, 左ではない) に移動したときの式, $\sin(\theta\pm\alpha)$, $\sin(\omega t\pm\alpha)$, $\sin(2\pi ft\pm\alpha)$ における角度 $(\theta\pm\alpha)$, $(\omega t\pm\alpha)$, $(2\pi ft\pm\alpha)$ のことを位相という。

α を初期位相または初位相という。3.3節(2)を必ず参照して欲しい。

2) **振 幅** …… A, V_0, I_0 などをいう (3.3節参照)。

3) **周波数** …… f, 角周波数 ω は $\omega=2\pi f$ である。

6.2 交流の実効値について……実験的に導く

交流電圧計で測定した $V_{実効}=10\ \mathrm{V}$ の交流波形をオシロスコープで見ると, 図6.1のようになる。

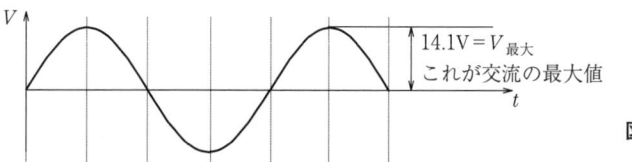

図6.1

以上の実験より

$$\frac{V_{最大}}{V_{実効}}=\frac{14.1}{10}=1.41=\sqrt{2} \quad \therefore\quad V_{最大}=\sqrt{2}\,V_{実効}$$

電流では $I_{最大}=\sqrt{2}\,I_{実効}$ と表される。電流・電圧がつねに変動する交流に対する電気抵抗 Z (インピーダンスという) との関係は $V_{実効}=ZI_{実効}$ (これは直流での $V=RI$ と同じ形の式) である。実効値を導入する理由は, 普通の交流電圧計, 交流電流計は, 電圧・電流の実効値を示すので, 読取り値をそのまま

$V_{実効} = ZI_{実効}$ や電力 $P = V_{実効} I_{実効}$ に代入できるからである。

以降は，$V_{最大}$, $I_{実効}$ のような添え字を省略して $V = ZI$ と表記する†。

6.3 交流の実効値について……理論的に導く

V, I のずれがない純抵抗で**図 6.2** の交流波形を考える。

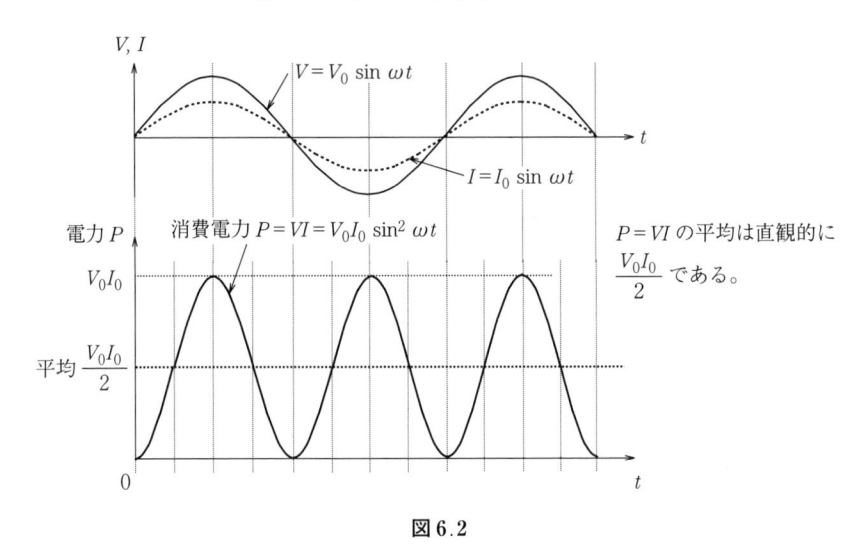

図 6.2 より，$2 = \sqrt{2} \times \sqrt{2}$ かつ $V_0 = V_{最大}$, $I_0 = I_{最大}$, $V_{実効}$ と $I_{実効}$ を実効値とすると

$$P\text{の平均} = \frac{V_0 I_0}{2} = \frac{V_0}{\sqrt{2}} \times \frac{I_0}{\sqrt{2}} = \frac{V_{最大}}{\sqrt{2}} \times \frac{I_{最大}}{\sqrt{2}} = V_{実効} \times I_{実効}$$

∴ $\dfrac{V_{最大}}{\sqrt{2}} = V_{実効}$, $\dfrac{I_{最大}}{\sqrt{2}} = I_{実効}$ または $V_{最大} = \sqrt{2} V_{実効}$, $I_{最大} = \sqrt{2} I_{実効}$ である。

コイルの消費電力 P [W] は，あとに示す電圧，電流の位相のずれを考慮し，$V = V_0 \sin \omega t$ とすると，$I = -I_0 \cos \omega t$。図 6.4（b）参照。したがって

$$P = VI = (V_0 \sin \omega t)(-I_0 \cos \omega t) = -V_0 I_0 \sin \omega t \cos \omega t$$
$$= -V_0 I_0 \frac{1}{2} \sin 2\omega t \cdots\cdots \text{この平均は 0 である。}$$

コイルと純抵抗の消費電力の式が，コイルでは sin $2\omega t$，純抵抗では $\sin^2 \omega t$ になっている。コンデンサも同様に消費電力はゼロである。

---

† $V = ZI$ の式は最大値でも瞬時値でも成立するが，通常はあまり使わない。

6.4 交流の電圧，電流の位相のずれ……実験的に導く

図 6.3 のように交流の電圧，電流を実験的に観察する。

$$r < R \text{ または } r \ll R, \ r \ll 2\pi fL, \ r \ll \frac{1}{2\pi fC}$$

になるように調整すると，CH1 に電流波形，CH2 に電圧波形を観察できる。

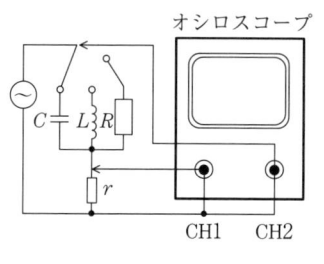

交流電源（発振器，発振器＋増幅器）は，きれいな波形を保つ最小電圧とすると安全である。オシロスコープは感度（volts/div）は，低いほうから高いほうに切り替えると安全である。

図 6.3

(1) **純抵抗**：V と I の位相のずれはない。V と I は同位相である。
　　　　　「V と I が同時に最大値になる」と考えよう（**図 6.4(a)**）。

(2) **コイル**：V は I より 90°分位相が進み，I は V より 90°分位相が遅れている。オシロスコープで見ると，画面に対して波形が左にあるほど位相が進んでいることを示す。また，画面の左の波形（現象）は時間的に速い。
　　　　　V の最大値は I の最大値より左にあるので，V のほうが位相が進んでいると考えよう（図 6.4(b)）。

(3) **コンデンサ**：V は I より 90°分位相が遅れ，I は V より 90°分位相が進んでいる。
　　　　　I の最大値は V の最大値より左にあるので，I のほうが位相が進んでいると考えよう（図 6.4(c)）。

(a) 純抵抗

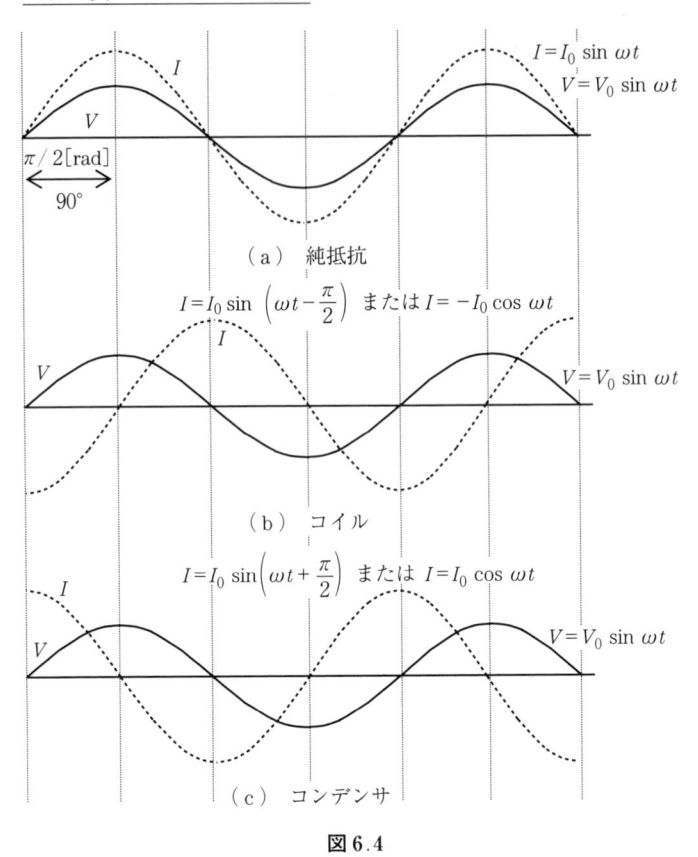

$I = I_0 \sin\left(\omega t - \dfrac{\pi}{2}\right)$ または $I = -I_0 \cos \omega t$

$V = V_0 \sin \omega t$

(b) コイル

$I = I_0 \sin\left(\omega t + \dfrac{\pi}{2}\right)$ または $I = I_0 \cos \omega t$

$V = V_0 \sin \omega t$

(c) コンデンサ

図6.4

6.5 RLCのインピーダンス Z

この節では，以下の事項を修得しよう．

R, L, C の位相の遅進とベクトル表示，複素数表示

RLC 直列回路 Z …… 位相の遅進とベクトル

RLC 並列回路 Z …… 位相の遅進とベクトル

直列，並列回路のベクトル表示・インピーダンス・共振周波数

位相の遅進については，正確には sin の微分で説明する必要があるが，ここ

では，以下の説明から簡単に理解できると思う。試験にも必ずといってよいほど出題されるので，前ページと重複する部分もあるが再確認するとともに，位相のずれの理由も示す。以下，$V = V_0 \sin \omega t$ は共通とする。

R は，電圧 V，電流 I の位相の**進み**，**遅れはない**。$I = I_0 \sin \omega t$ である。
　R のインピーダンスは R

L は，電流が流れ込もうとすると，その電流を阻止する逆起電力が生じるので，L については**電流 I** のほうが $90°$（$\pi/2$）だけ位相が**遅れる**（電圧 V のほうが $90°$（$\pi/2$）だけ位相が進む）。$I = I_0 \sin\left(\omega t - \dfrac{\pi}{2}\right)$ である。
　L のインピーダンスは $2\pi f L$ ……ここでは素直に覚えよう。

C は，電流が流れ込んで初めて，コンデンサの両端に電圧が生じるので，C については**電流 I** のほうが $90°$（$\pi/2$）だけ位相が**進む**（電圧 V のほうが $90°$（$\pi/2$）だけ位相が遅れる）。$I = I_0 \sin\left(\omega t + \dfrac{\pi}{2}\right)$ である。
　C のインピーダンスは $\dfrac{1}{2\pi f C}$ ……ここでは素直に覚えよう。

6.6　RLC 直列および並列回路のベクトル表示によるインピーダンス Z の計算, 位相の遅進, 共振周波数

以下，左が直列回路（**図 6.5**），右が並列回路（**図 6.6**）についての説明である。並列回路が試験に出題されることは少ないので，まずは直列回路について理解しよう。

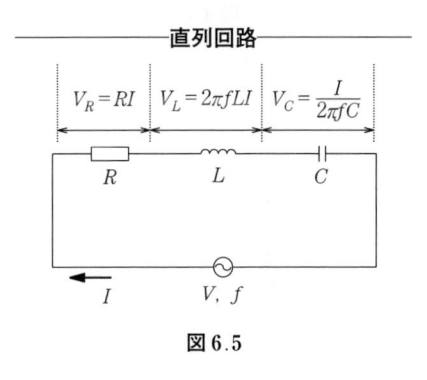

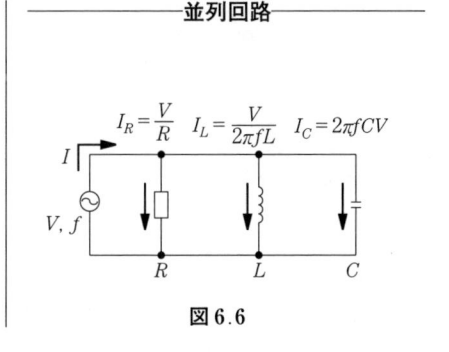

図 6.5

図 6.6

V は，R, L, C にかかる電圧の和のように見える。しかし，位相の遅進に注意（R, L, C にかかる電圧の和ではない）。よって，V のベクトル表示とする。

抵抗の電圧の位相＝抵抗の電流の位相であるので，RI を基準ベクトルとする。

コイルの電圧 $2\pi fLI$ のほうが基準ベクトル RI より 90°位相が進んでいる。

コンデンサの電圧 $V_C = \dfrac{I}{2\pi fC}$ のほうが，基準より 90°位相が遅れている。

さらに，ここでは

$$2\pi fLI \geqq \dfrac{I}{2\pi fC} \qquad (6.1)$$

とする。

図 6.7 の RI は基準ベクトルである。

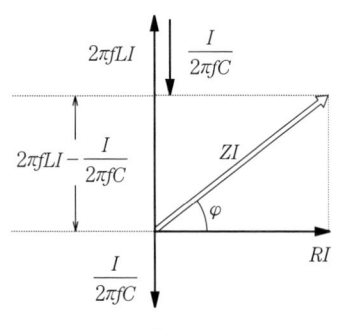

図 6.7

φ（ファイ）は位相差であり，力率 $\cos\varphi$ の φ でもある。

$$\cos\varphi = \dfrac{R}{Z}$$ である。 ←―― 逆数 ――→

三平方の定理より

$$(ZI)^2 = (RI)^2 + \left(2\pi fLI - \dfrac{I}{2\pi fC}\right)^2$$

I は，R, L, C に流れる電流の和のように見える。しかし，位相の遅進に注意（R, L, C に流れる電流の和ではない）。よって，I のベクトル表示とする。

抵抗の電圧の位相＝抵抗の電流の位相であるので，$I_R = \dfrac{V}{R}$ を基準ベクトルとする。

コンデンサの電流 $2\pi fCV$ のほうが基準ベクトル $I_R = \dfrac{V}{R}$ より 90°位相が進んでいる。

コイルの電流は 90°位相が遅れている。左の直列の場合と同じコイル，コンデンサを使うと

$$2\pi fCV \geqq \dfrac{V}{2\pi fL} \qquad (6.2)$$

となる。

図 6.8 の $\dfrac{V}{R}$ は基準ベクトルである。

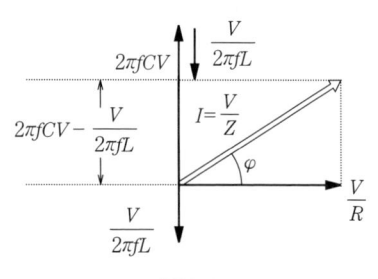

図 6.8

並列回路の力率を導き出すのは容易ではない。力率は $\cos\varphi$ である。

$$\cos\varphi = \dfrac{Z}{R}$$ である。

三平方の定理より

$$\left(\dfrac{V}{Z}\right)^2 = \left(\dfrac{V}{R}\right)^2 + \left(2\pi fCV - \dfrac{V}{2\pi fL}\right)^2$$

よって，Iが消えて

$$Z = \sqrt{R^2 + \left(2\pi fL - \frac{1}{2\pi fC}\right)^2} \quad (6.3)$$

$\omega = 2\pi f$であるので書き換えると

$$Z = \sqrt{R^2 + \left(\omega L - \frac{1}{\omega C}\right)^2}$$

ここで，Zをインピーダンスという。

Zを最小にする（流れる電流を最大にする）ためには，式(6.3)中の（ ）の中が0になればよい。

$$\therefore \quad 2\pi fL - \frac{1}{2\pi fC} = 0 \quad (6.5)$$

$$\therefore \quad f = \frac{1}{2\pi\sqrt{LC}}$$

←――同じ――→

よって，Vが消えて

$$\frac{1}{Z} = \sqrt{\left(\frac{1}{R}\right)^2 + \left(2\pi fC - \frac{1}{2\pi fL}\right)^2} \quad (6.4)$$

$\omega = 2\pi f$であるので書き換えると

$$\frac{1}{Z} = \sqrt{\left(\frac{1}{R}\right)^2 + \left(\omega C - \frac{1}{\omega L}\right)^2}$$

ここで，$\frac{1}{Z}$をアドミタンスという。

$\frac{1}{Z}$を最小にする（Zを最大，すなわち流れる電流が最小）ためには，式(6.4)中の（ ）の中が0になればよい。

$$\therefore \quad 2\pi fC - \frac{1}{2\pi fL} = 0 \quad (6.6)$$

$$\therefore \quad f = \frac{1}{2\pi\sqrt{LC}}$$

これを共振周波数という。fをf_0とも書く。共振周波数においては$Z=R$である。

これを共振周波数という。fをf_0とも書く。共振周波数においては$Z=R$である。

6.7　RLC直列および並列回路の複素数表示によるZの計算

複素数表示では，jは虚数を示す記号で$j^2 = -1$になるように定義する。また

$$\frac{1}{j} = \frac{j}{j^2} = \frac{j}{-1} = -j$$

の関係があり，分母・分子にjを掛けても値は変わらない。

図6.9のように，横軸を実数軸，縦軸を虚数軸とし，$Z = 4 + j3$を，実線の矢印で示すと，ベクトルと同じ考え方ができることに気づくと思う。Zの絶対値$|Z|$は，Zの大きさ，または長さを示す。$|Z|$は，図6.9より

$$|Z| = \sqrt{4^2 + 3^2} = \sqrt{25} = 5$$

である。したがって，一般式を書くならば，$Z = a + jb$のとき

$$|Z| = \sqrt{a^2 + b^2} \quad (6.7)$$

である。インピーダンスZを$Z = a + jb$のように複素数表示すると，aは純抵抗であり，bはωLや$1/\omega C$などのリアクタンス（単位はΩ）である。

6. 交流

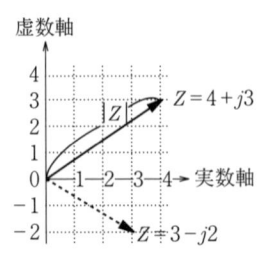

図6.9

位相が進むことを図6.9では，実線ベクトルのように実数軸から左回転させ，jの前を+とする。位相が遅れることを図では，点線ベクトルのように実数軸から右回転させ，jの前を-とする。純抵抗0ΩのコイルLは電圧の位相が90°進む。純抵抗0ΩのコンデンサCは電圧の位相が90°遅れる。

$Z=a+jb$の純抵抗aを0とし，コイルでは$Z=0+j\omega L=j\omega L$，コンデンサでは$Z=0-j\dfrac{1}{\omega C}=-j\dfrac{1}{\omega C}$とすると，絶対値（大きさ）$|Z|$はベクトル表示の$|Z|$と同じ値（それぞれ$\omega L$, $1/\omega C$）となり，どの表示でも同じ結論になる。

以上のような約束をし，R, L, Cの交流に対する抵抗（インピーダンス）を複素数表示すると，Zの上にドット（・）を付けて，次のように表す。

$$\dot{Z}=R, \qquad \dot{Z}_L=j\omega L, \qquad \dot{Z}_C=-j\dfrac{1}{\omega C}=-\dfrac{j}{\omega C}$$

あとは，純抵抗の直列接続，並列接続の公式をそのまま当てはめればよい。

直列回路

全インピーダンスを$\dot{Z}$とすると

$$\dot{Z}=\dot{Z}_R+\dot{Z}_L+\dot{Z}_C$$
$$=R+j\omega L-\dfrac{j}{\omega C}$$
$$=R+j\left(\omega L-\dfrac{1}{\omega C}\right)$$

並列回路

全インピーダンスを$\dot{Z}$とすると

$$\dfrac{1}{\dot{Z}}=\dfrac{1}{\dot{Z}_R}+\dfrac{1}{\dot{Z}_L}+\dfrac{1}{\dot{Z}_C}$$
$$=\dfrac{1}{R}+\dfrac{1}{j\omega L}-\dfrac{1}{\dfrac{j}{\omega C}}$$
$$=\dfrac{1}{R}-\dfrac{j}{\omega L}-\dfrac{\omega C}{j}$$
$$=\dfrac{1}{R}-\dfrac{j}{\omega L}+j\omega C$$
$$=\dfrac{1}{R}+j\left(\omega C-\dfrac{1}{\omega L}\right)$$

6.7 RLC直列および並列回路の複素数表示によるインピーダンス Z の計算

したがって $\dot{Z}$ の大きさ $|\dot{Z}|=Z$ は

$$|\dot{Z}|=Z=\sqrt{R^2+\left(\omega L-\frac{1}{\omega C}\right)^2}$$
(6.8)

結果は,ベクトルで求めたのと同じである。直列のグラフを**図 6.10** に示す。実線は Z,点線は電流 I を示す。

したがって $\frac{1}{\dot{Z}}$ の大きさ $\left|\frac{1}{\dot{Z}}\right|=\frac{1}{Z}$ は

$$\left|\frac{1}{\dot{Z}}\right|=\frac{1}{Z}=\sqrt{\left(\frac{1}{R}\right)^2+\left(\frac{1}{\omega L}-\omega C\right)^2}$$
(6.9)

結果は,ベクトルで求めたのと同じである。並列のグラフを**図 6.11** に示す。実線は Z,点線は電流 I を示す。

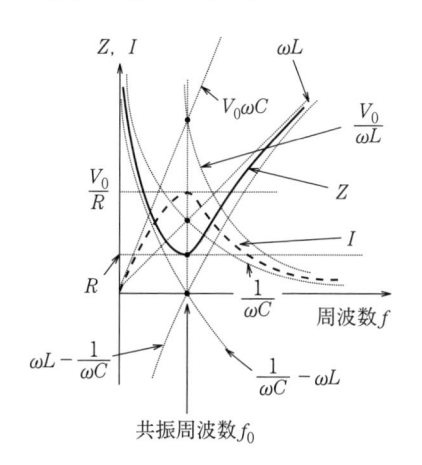

図 6.10

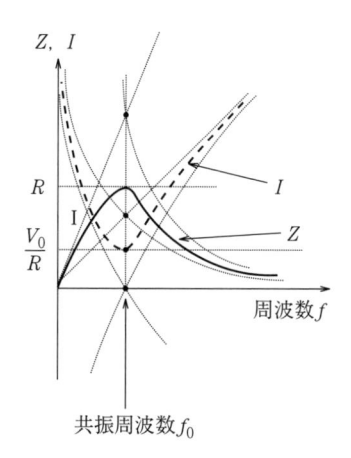

図 6.11

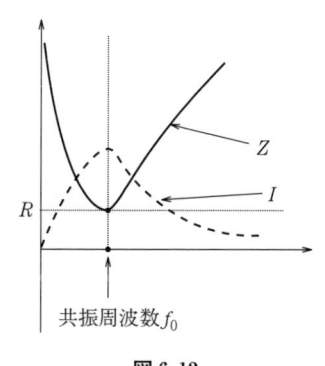

図 6.12

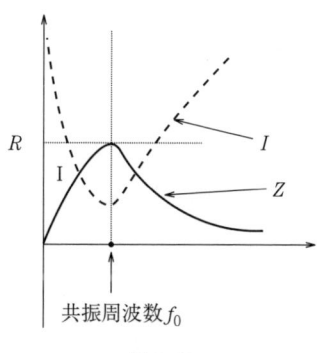

図 6.13

図 6.10,6.11 における漸近線は複雑でわかりにくい。ただ,漫然と書かれているのではないことがわかれば十分である。国家試験などでは,**図 6.12**,**6.13** がわかれば十分である。

6.8 変圧器（トランス）

図6.14 は無損失の理想的な変圧器とする。基本的に，巻線比の次式

$$\frac{V_1}{V_2} = \frac{N_1}{N_2} \qquad (6.10)$$

は覚えておかなくてはならない。また，1次側の入力電力＝2次側の出力電力より

$$V_1 I_1 = V_2 I_2$$

よって

$$\frac{V_1}{V_2} = \frac{I_2}{I_1} = \frac{N_1}{N_2} \quad \leftarrow \quad \frac{V_1}{V_2} = \frac{N_1}{N_2}$$

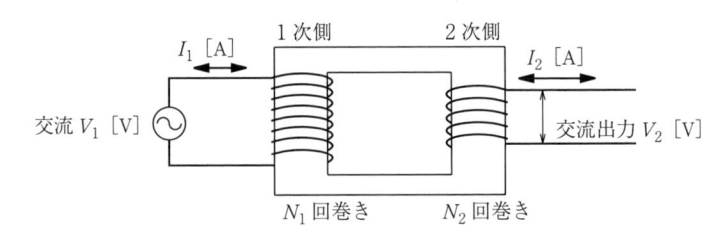

図6.14

参考：純鉄や不純物の少ない軟鉄は軟磁性体といい，磁石に吸い付いたあと，引き離すと磁気はほとんど残らない。交流用のトランスコアには，軟磁性で電気抵抗の高いケイ素鋼（鉄・ケイ素・アルミニウムの合金）の薄い板が，渦電流を小さくするために使われることが多い。

6.9 電　　　力

オームの法則（$V = RI$）は，どこまでもついてまわる。直流の場合の電力は

$$P = VI = RI^2 = \frac{V^2}{R}$$

特に，純抵抗にかかる交流の場合は，V, I を実効値とすると，$V = RI$ より

電力：$P = VI = RI^2 = \dfrac{V^2}{R}$　　　電力量：$W = Pt$

これは，直流の場合の式と同じである。実効値の有用性はここにある。交流電圧をかけたときのコイル，コンデンサの電力については 6.3 節を参照。

6.10 ソレノイドの自己インダクタンス L を表す式

図 6.15 の場合,自己インダクタンス L は次式で表される。

$$L = \mu_0 n^2 lS = \mu_0 \left(\frac{N}{l}\right)^2 lS = \mu_0 \frac{N^2}{l} S \quad [\text{H}] \tag{6.11}$$

ここで,μ_0 は真空の透磁率である。

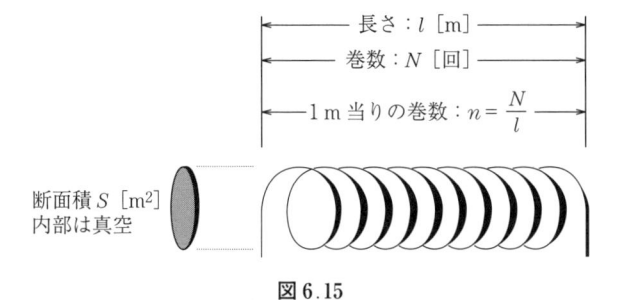

図 6.15

巻数 N,長さ l を同じにして,図 6.16 のようにコイルの内部に鉄(透磁率 μ)などを入れると,自己インダクタンス L は次式で表される。

$$L = \mu n^2 lS = \mu \left(\frac{N}{l}\right)^2 lS = \mu \frac{N^2}{l} S \quad [\text{H}] \tag{6.12}$$

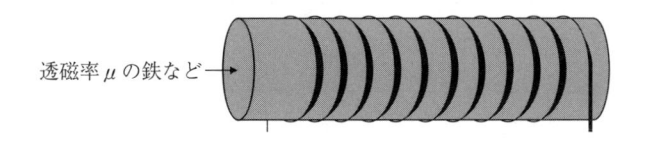

図 6.16

表 6.1 に,各種物質の透磁率が,真空の透磁率 μ_0 の約何倍であるかを示す。

表 6.1

銀 : $0.99998\mu_0$	銅 : $0.999991\mu_0$	水 : $0.999991\mu_0$
真空 : $1\mu_0$	空気 : $1.0000004\mu_0$	アルミ : $1.00002\mu_0$
ニッケル : $600\mu_0$	軟鉄 : $2000\mu_0$	鉄 : $5000\mu_0$
ケイ素鋼 : $7000\mu_0$	純鉄 : $200000\mu_0$	スーパーマロイ : $1000000\mu_0$

注) 真空の透磁率は,$\mu_0 = 1.26 \times 10^{-6}$ N/A^2 である。特に,強磁性体の透磁率は,磁界の強さ,交流磁界の周波数に依存するので,資料により数値が異なる。

環状ソレノイドは，3章の問題演習6を参照。環状ソレノイドも式（6.12）と同じ式である。

6.11 インピーダンス整合（インピーダンスマッチング）

6.11.1 インピーダンス整合が必要な第一の理由

図6.17の場合，R [Ω] で消費される電力が最大になる条件を求めると，$R=r$ となる（計算方法については高校物理の教科書あるいは参考書，大学入試問題の物理などを参考にして欲しい）。言い換えると増幅器などは，**出力インピーダンス＝入力インピーダンス**のとき最も効率がよく，最大の電力を受け取ることができる。

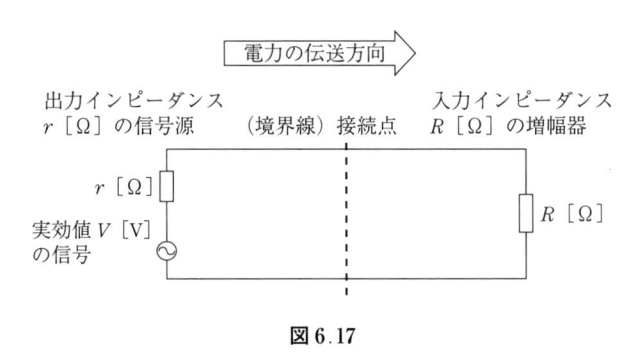

図6.17

6.11.2 インピーダンス整合が必要な第二の理由

第二の理由は，信号の反射（特に1 MHz以上の高周波）である。直流回路では反射が問題になることはない。図6.17を使って説明すると，反射する場合の電圧反射係数は次式で示される。

$$\text{電圧反射係数} = \frac{R-r}{R+r} \tag{6.13}$$

式（6.13）を見ると，インピーダンス整合（インピーダンスマッチング）があるときは$R=r$となるので，電圧反射係数がゼロで反射は起こらず，信号源から増幅器に信号のすべてが伝送されることになる。

6.11.3 電圧反射係数の解釈

電圧反射係数 = −1 のときは，$R=0$，すなわち，出力回路を短絡（ショート）で使うことになり，出力側の機器が破壊されるか，安全フューズが飛んでしまって機器は使えなくなるか，負荷側の抵抗などが加熱して煙が出て機器は使えなくなる。

電圧反射係数 = 0 のときは，$R=r$ で，インピーダンス整合となり，理想的な接続である。したがって，電圧反射係数 = 0，$R=r$ となるように，多くの機器（特に高周波機器）が設計されている。

電圧反射係数 = 1 のときは，$R=\infty$ すなわち，出力回路を開放（負荷抵抗などを接続しない状態）で使うことになる。この場合，出力側の機器の中で電圧または電流の定常波（定在波ともいう）が発生し，機器が破壊されるか，安全フューズが飛んで機器は使えなくなる。

6.11.4 インピーダンスの違いによる反射を利用した医療機器

音響インピーダンスと超音波の反射を利用した医療機器が超音波エコー診断装置である。音響インピーダンスの違いはきわめて小さいので，鮮明な画像を得ることが難しい。超音波発生装置の改良，超音波受信装置の改良があれば，さらに鮮明な画像を得ることが可能になるものと考えられる。「多数の超音波を多角的に発生させ，コンピュータ処理する技術」の発展を期待したい。

6.11.5 マッチングトランス……無損失の理想的な変圧器

図 6.18 のような理想的な変圧器を考える。

$$\frac{V_1}{V_2}=\frac{N_1}{N_2} \text{ および } V_1I_1=V_2I_2 \text{ より}$$

$$\frac{V_1}{V_2}=\frac{I_2}{I_1}=\frac{N_1}{N_2} \tag{6.14}$$

また，図 6.18 および式（6.14）より

$$\frac{r}{R}=\frac{V_1/I_1}{V_2/I_2}=\frac{V_1I_2}{V_2I_1}=\left(\frac{V_1}{V_2}\right)\left(\frac{I_2}{I_1}\right)=\left(\frac{N_1}{N_2}\right)^2$$

6. 交流

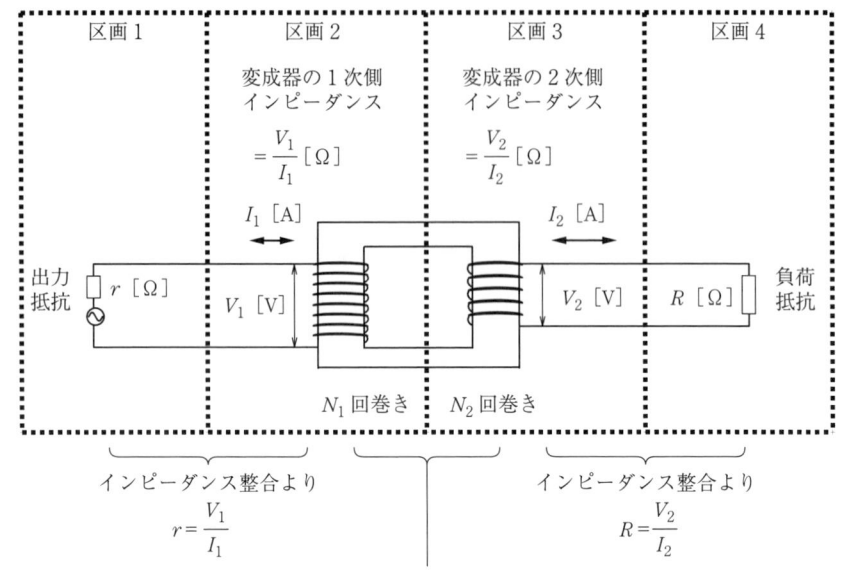

```
区画1          区画2                区画3           区画4
              変成器の1次側         変成器の2次側
              インピーダンス         インピーダンス
              $=\dfrac{V_1}{I_1}[\Omega]$    $=\dfrac{V_2}{I_2}[\Omega]$
```

出力抵抗 $r[\Omega]$, $I_1[\mathrm{A}]$, $V_1[\mathrm{V}]$, N_1 回巻き, N_2 回巻き, $V_2[\mathrm{V}]$, $I_2[\mathrm{A}]$, $R[\Omega]$ 負荷抵抗

インピーダンス整合より
$$r=\dfrac{V_1}{I_1}$$

インピーダンス整合より
$$R=\dfrac{V_2}{I_2}$$

理想的な変圧器とすると無損失であるため，銅損や鉄損がない。

図 6.18

簡単に覚える式は

$$\dfrac{r}{R}=\left(\dfrac{N_1}{N_2}\right)^2 \tag{6.15}$$

である。

以上より，無損失の理想的な変圧器（マッチングトランス）は，区画2と区画3の電圧は異なるが，インピーダンスの変換が簡単にでき，インピーダンスの変換が巻数の比の2乗で決まることを意味している。

以下の例題のように，変圧器を用いて整合させるとき，最もよい1次側のコイルと2次側のコイルとの間での巻数比を求める問題について考えてみよう。無損失の理想的な変圧器と考えてよいので式（6.15）がすぐに使える。

【例題】 22回-午前-問題21 出力抵抗 $160\,\Omega$ の装置から $10\,\Omega$ の負荷に交流電力を供給したい。変圧器を用いて整合させるとき，最もよい巻数比はどれか。

1. $1:1$　　2. $4:1$　　3. $1:4$　　4. $16:1$　　5. $1:16$

〔答〕 $r=160\,\Omega$, $R=10\,\Omega$ を式（6.15）に代入すると

$$\frac{160}{10} = \left(\frac{N_1}{N_2}\right)^2$$

$$\sqrt{\frac{160}{10}} = \frac{N_1}{N_2}$$

$$4 = \frac{N_1}{N_2} \quad \therefore \quad N_1:N_2 = 4:1$$

したがって 2. が正しい。

■■■■■■■■■■■■ 問 題 演 習 ■■■■■■■■■■■■

① **7回-午後-問題6**　50Ωの抵抗に周波数100 Hz, 実効値1.0 Aの正弦波交流電流を流した。正しいのはどれか。

a. 電流の最大値は約0.71 Aである。
b. 抵抗両端の電圧の実効値は約35 Vである。
c. 抵抗両端の電圧の最大値は約71 Vである。
d. 50 Wの電力が消費される。
e. 毎秒，約71 Jの電気エネルギーが熱に変わる。

　　1. a, b　　2. a, e　　3. b, c　　4. c, d　　5. d, e

② **8回-午後-問題9**　一次コイルの巻数200回, 二次コイルの巻数100回の無損失変圧器について正しいのはどれか。

1. 二次側に実効値1.0 Aの交流電流が流れているとき，一次側には実効値2.0 Aの交流電流が流れている。
2. 一次側に100 Vの交流電圧をかけると，二次側には25 Vの交流電圧が発生する。
3. 二次側で100 Wの電力が取り出されているとき，一次側には200 Wの電力が入力されている。
4. 二次側から電力を入力すると, 一次側で増幅された電力を取り出せる。
5. どのような用い方をしても電力の増幅はできない。

答　　　　　　　　　　　　　　　　　　　　　　　　　①4, ②5

3 9回-午後-問題12(改)　図のようなインダクタンス L [H]，キャパシタンス C [F]，抵抗 R [Ω] の並列回路について正しいのはどれか。

1. 十分高い周波数では，各部品に流れる電流の和は，L に流れる電流で近似できる。
2. 十分低い周波数では，各部品に流れる電流の和は，C に流れる電流で近似できる。
3. 共振周波数でのインピーダンスは R [Ω] である。
4. アドミタンスの絶対値の最大は $1/R$ [S] である。
5. 直流での抵抗は R [Ω] である。

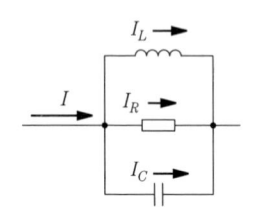

💡ヒント1：国家試験で RLC 並列回路が出題されたのは，筆者の知る限り，本問題および，R のない並列回路の問題演習22 だけである。

並列回路のアドミタンスは

$$\frac{1}{Z} = \sqrt{\left(\frac{1}{R}\right)^2 + \left(2\pi fC - \frac{1}{2\pi fL}\right)^2}$$

Z を最大にする（流れる電流を最小にする）ためには，上式の（　）の中が 0 であればよい。

$$\therefore \quad 2\pi fC - \frac{1}{2\pi fL} = 0$$

$$\therefore \quad f = \frac{1}{2\pi\sqrt{LC}} \text{ は共振周波数で，} Z=R \text{ である。}$$

💡ヒント2：f が大きい（$f=$ 無限大と考えてよい）とき

$Z_L = 2\pi fL = \omega L \fallingdotseq$ 無限大

$Z_C = \dfrac{1}{2\pi fC} = \dfrac{1}{\omega C} \fallingdotseq 0$

f が小さい（$f=0$：直流と考えてよい）とき

$Z_L = 2\pi fL = \omega L \fallingdotseq 0$

$Z_C = \dfrac{1}{2\pi fC} = \dfrac{1}{\omega C} \fallingdotseq$ 無限大

④ 10回-午後-問題10　図に示す直列共振回路について正しいのはどれか。

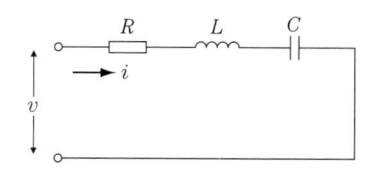

a. 電圧 v の周波数が共振周波数に等しいとき電圧 v と電流 i の位相は等しい。
b. 電圧 v の周波数が共振周波数より極めて低いと電流 i は0に近い。
c. 共振周波数におけるインピーダンスは R になる。
d. インピーダンスは共振周波数において最も大きくなる。
e. 電圧 v の周波数が共振周波数より極めて高いとコンデンサにかかる電圧は高い。

1. a, b, c　　2. a, b, e　　3. a, d, e　　4. b, c, d
5. c, d, e

⑤ 10回-午後-問題11　巻数比が1次：2次＝10：1の変圧器（トランス）について正しいのはどれか。

a. 入力交流電圧が10Vのとき，出力電圧は約1Vになる。
b. 出力交流電流が10Aのとき，入力電流は約1Aになる。
c. 出力側に1Ωの負荷をつないだとき，入力側からは約10Ωの負荷と見なせる。
d. 出力側より1Wの電力を取り出すためには，入力側へ約10Wの電力を供給する。
e. 入力に直流電圧を加えるとトランスは破損する恐れがある。

1. a, b, c　　2. a, b, e　　3. a, d, e　　4. b, c, d
5. c, d, e

答　　　　　　　　　　　　　　　　　　　　　　　　　④ 1, ⑤ 2

6 **11回-午後-問題4**　空芯ソレノイドA，B，C，Dがある。インダクタンスLの大小関係で正しいのはどれか。ただし，漏れ磁束はないものとする。

1. C>D>B>A
2. B>C>A>D
3. B>D>A>C
4. C>B>D>A
5. D>C>B>A

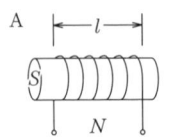

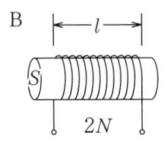

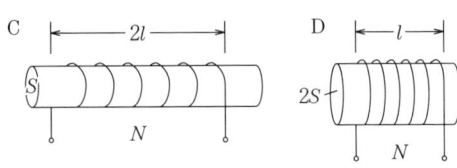

N：コイルの巻数，l：コイルの長さ，S：コイルの断面積

💡ヒント： 6.10 節の $L=\mu_0 \dfrac{N^2}{l} S$ を使ってA〜DのLを計算して比較する方法が解法の一つ。別解は，Aを基準にして，$L=\mu_0 \dfrac{N^2}{l} S$ よりBは4倍，Cは1/2，Dは2倍，よって，B>D>A>C。

7 **11回-午後-問題7**　正弦波電圧（$V\sin 2\pi ft$）について正しいのはどれか。
a. 電圧の実効値は$V/2$である。
b. 抵抗Rに電圧を印加したとき消費される平均電力は$RV^2/2$である。
c. インダクタンスLのコイルに電圧を印加したとき，流れる電流の最大振幅は$V/(2\pi fL)$である。
d. 静電容量Cのコンデンサに電圧を印加したとき，流れる電流の最大振幅は$2\pi fCV$である。
e. コンデンサに電圧を印加したとき，流れる電流の位相は電圧の位相と同じである。

1. a, b　　2. a, e　　3. b, c　　4. c, d　　5. d, e

答　　6 3，7 4

問題演習　83

8 12回-午後-問題8　図の RCL 回路に交流電圧を印加したとき正しいのはどれか。ただし、V_R, V_L および V_C はそれぞれ R, L および C で生じる電圧降下である。

a. $\omega L > \dfrac{1}{\omega C}$ のとき電流 I の位相は V より遅れる。

b. $\dfrac{1}{\omega C} > \omega L$ のとき回路は容量性を示す。

c. 共振時の角周波数 ω は $\dfrac{1}{\sqrt{LC}}$ で表される。

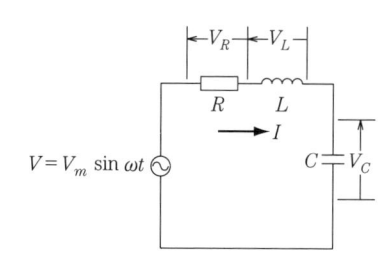

d. 共振時には $I=0$ である。

e. 共振時には $V_L=0$ かつ $V_C=0$ である。

　1. a, b, c　　2. a, b, e　　3. a, d, e　　4. b, c, d　　5. c, d, e

💡ヒント：図6.6の RLC 直列回路のベクトル図が、どのようになるか考えるのが一つの方法。

　a. $\omega L > \dfrac{1}{\omega C}$ のときは $\dfrac{1}{\omega C} = 0$, b. $\dfrac{1}{\omega C} > \omega L$ のときは $\omega L = 0$

とするのが手っ取り早い。

9 13回-午後-問題8　インダクタンス $10\,\mathrm{mH}$ に正弦波交流電流 $2\sqrt{2}\sin(120\pi t)\,\mathrm{[A]}$ が流れている。正しいのはどれか。

a. 電流の実効値は $2\,\mathrm{A}$ である。

b. 電流の周波数は $60\,\mathrm{Hz}$ である。

c. インダクタンスの両端に発生する電圧の実効値は $20\,\mathrm{mV}$ である。

d. インダクタンスの両端に発生する電圧は電流より位相が $\dfrac{\pi}{2}\,\mathrm{rad}$ 遅れる。

e. インダクタンスの消費電力は $0\,\mathrm{W}$ である。

　1. a, b, c　　2. a, b, e　　3. a, d, e　　4. b, c, d　　5. c, d, e

💡ヒント：インダクタンス L, コンデンサ C で消費される電力は 6.3 節の を参照。c〜e の「インダクタンス」を「コイル」とみなす。

答　　　　　　　　　　　　　　　　　　　　　　　　　　　　　　　8 1,　9 2

84　6．交流

[10] **15回-午後-問題11**　インダクタンスに図のような電流 i が流れた。インダクタンスの両端に電圧が生じる期間はどれか。

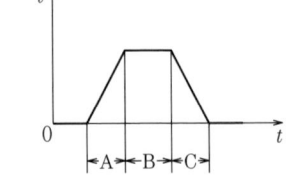

　　1．A　　2．B　　3．C　　4．A と C
　　5．A と B と C

💡ヒント：9.3節の┊┊┊┊内の説明によると，コイルに生じる起電力は $V = -L\dfrac{di}{dt}$ である。流れる電流に変化があるときに起電力が生じる。電流に変化があるのは A と C。式の前の − は，流れる電流の変化を妨げる向きに起電力が生じることを示している。「インダクタンス」を「コイル」とみなす。インダクタンスは，正しくは誘導係数のことである。

[11] **18回-午後-問題9**　コンデンサに交流電圧を印加した場合，コンデンサに流れる電流と電圧との位相について正しいのはどれか。

　　1．電流は電圧より $\pi/2$ 位相が遅れている。
　　2．電流は電圧より $\pi/4$ 位相が遅れている。
　　3．電流は電圧と同位相である。
　　4．電流は電圧より $\pi/4$ 位相が進んでいる。
　　5．電流は電圧より $\pi/2$ 位相が進んでいる。

[12] **19回-午後-問題6**　コイルに交流電圧を印加した場合，コイルに流れる電流と電圧の位相について正しいのはどれか。

　　1．電流は電圧より $\pi/2$ 位相が遅れている。
　　2．電流は電圧より $\pi/4$ 位相が遅れている。
　　3．電流は電圧と同位相である。
　　4．電流は電圧より $\pi/4$ 位相が進んでいる。
　　5．電流は電圧より $\pi/2$ 位相が進んでいる。

答　　　　　　　　　　　　　　　　　　　　　　[10] 4，[11] 5，[12] 1

13 19回-午後-問題7　　図の RLC 直列回路において C の大きさを10倍に，L の大きさを10倍にした。共振周波数は元の何倍になるか。

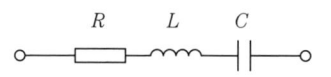

1. $\dfrac{1}{100}$　　2. $\dfrac{1}{10}$　　3. 1　　4. 10　　5. 100

14 20回-午後-問題9　　図の回路で C が変化すると，回路を流れる電流 I が変化する。I が最大となるときの C の値はどれか。ただし，f は交流電源の周波数とする。

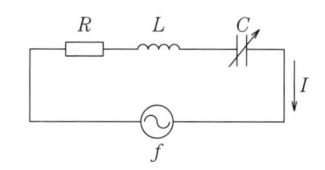

1. $(2\pi f)^2 L$　　2. $\dfrac{1}{(2\pi f)^2 L}$　　3. $2\pi fR$　　4. $\dfrac{1}{2\pi fR}$　　5. $\dfrac{R}{2\pi fL}$

15 16回-午後-問題10　　図の回路の共振周波数に最も近いのはどれか。

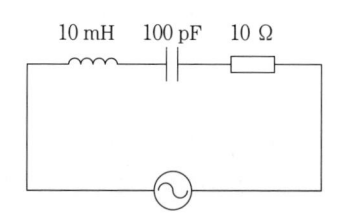

1. 16 kHz　　2. 100 kHz　　3. 160 kHz　　4. 1 MHz　　5. 1.6 MHz

答　　　　　　　　　　　　　　　　　　　　　　　　　13 2,　14 2,　15 3

6. 交 流

16 **17回-午後-問題10** 図の回路について**誤っている**のはどれか。

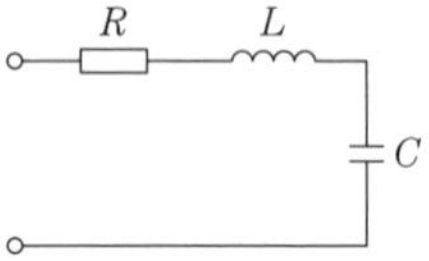

a. 正弦波電流に対する L と C それぞれの両端の電圧は同相である。
b. 直流ではインピーダンスが無限大である。
c. 共振するとインピーダンスは抵抗 R となる。
d. 共振周波数は $\dfrac{1}{2\pi\sqrt{LC}}$ である。
e. 共振周波数以上の高い周波数ではインピーダンスは0に近づく。

1. a, b   2. a, e   3. b, c   4. c, d   5. d, e

💡ヒント：aは図6.7より L, C の両端の電圧は逆相。bは「直流では $f=0$」または「コンデンサは直流を通さない」と考える。

17 **18回-午後-問題11** 図の回路において，インダクタンス L，抵抗 R は一定であり，キャパシタンス C は可変である。共振周波数を2倍にするためには，C をもとの何倍にすればよいか。

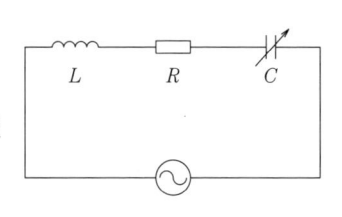

1. $\dfrac{1}{4}$ 2. $\dfrac{1}{2}$ 3. $\dfrac{1}{\sqrt{2}}$ 4. $\sqrt{2}$ 5. 2

18 **20回-午後-問題10** 図のように変圧器に交流電源と抵抗を接続している。一次側に流れる交流電流が6.0 A（実効値）のとき，二次側の電流（実効値）はどれか。ただし，変圧器の巻数比は1:2とする。

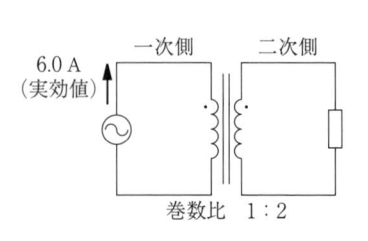

1. 1.5 A   2. 3.0 A   3. 6.0 A   4. 12 A   5. 24 A

答　　　　　　　　　　　　　　　　　　　　　　　　　　　　　　　16 2, 17 1, 18 2

問題演習 87

[19] **ME 26 回-午前-問題 23** 　交流電圧の瞬時値が $v(t) = 28.2 \sin\left(200\pi t + \dfrac{\pi}{4}\right)$ で与えられている。**誤っている**ものはどれか。ただし，t は時間とする。

1. 周波数は 200 Hz である。　　2. 実効値は約 20 V である。
3. 振幅は 28.2 V である。
4. 位相進みは $\dfrac{\pi}{4}$ rad（ラジアン）である。
5. 1 周期の平均値は 0 V である。

[20] **21 回-午後-問題 9** 　図の回路の交流電源の周波数 f を変化させたとき，電流 i の振幅について正しいのはどれか。ただし，回路の共振周波数を f_0 とする。

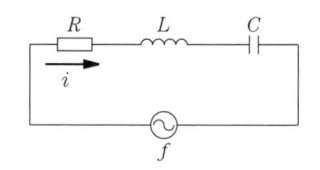

1. f_0 付近では f に比例する。　　2. f_0 付近では f に反比例する。
3. $\dfrac{f_0}{\sqrt{2}}$ から $\sqrt{2} f_0$ の間で一定となる。
4. f_0 で最大となる。　　5. f_0 で最小となる。

[21] **21 回-午後-問題 10** 　図の回路の二次側で消費する電力はどれか。ただし，変圧器は理想的であり，巻数比は 1：10 とする。

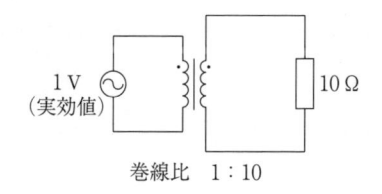

1. 0.01 W　　2. 0.1 W　　3. 1 W　　4. 10 W　　5. 100 W

答　　　　　　　　　　　　　　　　　　　　　　　　[19] 1，[20] 4，[21] 4

88 6. 交　　　流

22　**ME 20 回-午前-問題 31**　　図の回路について**誤っている**ものはどれか。

1. コイル L に流れる電流とコンデンサ C に流れる電流の位相は同じである。
2. 共振時のインピーダンスは無限大である。
3. 直流ではインピーダンスは 0 である。
4. 共振周波数より十分大きな周波数でのインピーダンスはほとんど 0 である。
5. 共振周波数は $\dfrac{1}{2\pi\sqrt{LC}}$ である。

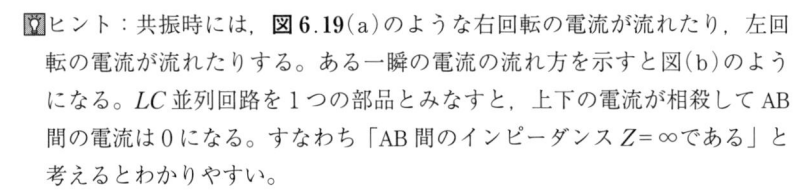

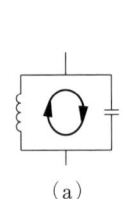

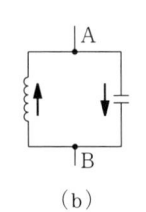

🔑ヒント：共振時には，**図 6.19**(a)のような右回転の電流が流れたり，左回転の電流が流れたりする。ある一瞬の電流の流れ方を示すと図(b)のようになる。LC 並列回路を 1 つの部品とみなすと，上下の電流が相殺して AB 間の電流は 0 になる。すなわち「AB 間のインピーダンス $Z=\infty$ である」と考えるとわかりやすい。

　　　　(a)　　　　　　(b)

図 6.19

別解として，共振時には式(6.4) より $Z=R$。問題文中の回路には R がない。すなわち $R=\infty$（無限大）。よって $Z=R=\infty$ である。

23　**ME 27 回-午前-問題 24**　　図の正弦波交流について**誤っている**のはどれか。

1. 位　　相：0 rad
2. 周　　期：10 ms
3. 振　　幅：140 V
4. 周 波 数：100 Hz
5. 実 効 値：約 50 V

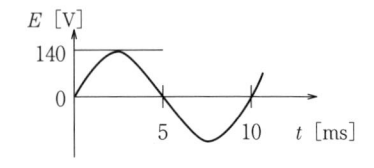

🔑ヒント：$\sin(\omega t \pm \alpha)$ の α を位相とする数少ない問題である（3.3節(2)参照）。

答　　　　　　　　　　　　　　　　　　　　　　　　　　　22　1，23　5

24 ME 27回-午前-問題25

図の交流回路で R と L の両端間の電圧（実効値）を測定したところ，図のような値を得た。ab 間の電圧（実効値）は何 V か。

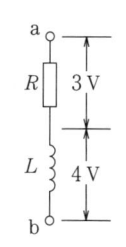

1. 1　　2. 3　　3. 5　　4. 7　　5. 9

💡ヒント：図6.7のコンデンサのベクトル $\dfrac{I}{2\pi fC}$ を0とする。

25 15回-午後-問題4

1次巻線数 N_1，2次巻線数 N_2 のトランスについて正しいのはどれか。

a. 直流の電圧・電流の変換に用いられる。
b. 電磁誘導現象を利用している。
c. インピーダンス変換に用いられる。
d. 1次電圧を E_1，2次電圧を E_2 としたとき $\dfrac{N_1}{N_2}=\dfrac{E_1}{E_2}$ が成立する。
e. 1次電流を I_1，2次電流を I_2 としたとき $\dfrac{N_1}{N_2}=\dfrac{I_1}{I_2}$ が成立する。

1. a, b, c　　2. a, b, e　　3. a, d, e　　4. b, c, d　　5. c, d, e

26 ME 21回-午前-問題31

変圧器（トランス）について**誤っている**ものはどれか。

1. 直流も変圧できる。
2. エネルギーを電気エネルギー → 磁気エネルギー → 電気エネルギーと変換する。
3. 1次側の巻線数を N_1，電圧を E_1，2次側のそれを N_2，E_2 とすると，$\dfrac{N_1}{N_2}=\dfrac{E_1}{E_2}$ の関係がある。
4. 1次側の巻線数を N_1，電流を I_1，2次側のそれを N_2，I_2 とすると，$\dfrac{N_1}{N_2}=\dfrac{I_2}{I_1}$ の関係がある。
5. 1次側から2次側に浮遊容量などによる微弱な漏れ電流がある。

答　　24 3，25 4，26 1

7章 各種素子および各種計測器

7.1 各種検出素子,超音波,受動素子（RLC）

受動素子とは,供給された信号・電力を電気信号などに変える素子で,増幅・整流などを<u>行わない素子</u>をいう。R, L, Cは受動素子である。一方,トランジスタやダイオードなど,小さな入力信号（電力,電圧,電流）を入れて,大きな出力信号を得るための増幅や整流を<u>行う素子</u>を**能動素子**という。

7.1.1 サーミスタ

サーミスタ（thermistor）とは,温度変化に対して電気抵抗の変化が大きい抵抗体のことである。この現象を利用し,温度を測定するセンサとしても利用される。センサとしては−50℃〜350℃前後まで測定ができる。精度は不明であるが,1 000℃まで測れる温度計も入手可能である。抵抗と温度の関係には線形性（直線的比例関係）のものが使いやすい。

抵抗値の変化をΔR,温度の変化をΔT,係数をkとすると,次式の関係となる。

$$\Delta R = k\,\Delta T \tag{7.1}$$

式（7.1）のkによってサーミスタを分類することができる。kが正の数の場合,抵抗は増加する温度につれて増加する。このような特性を持つサーミスタはPTC（positive temperature coefficient）サーミスタと呼ばれる。一方,kが負の数の場合,抵抗は増加する温度とともに減少する。このような特性を持つサーミスタはNTCサーミスタと呼ばれる。

温度センサとしては,ゼーベック効果を応用した熱電対があり,銅-コンスタンタン熱電対では,−200〜400℃まで測ることができる。

7.1.2 圧 電 素 子

圧電素子とは，圧電体に加えられた力を電圧に変換する素子，電圧を力に変換する素子であり，圧電効果を利用した受動素子をピエゾ素子ともいう。

水晶振動子も圧電素子の一種であるが，別扱いにされることが多く，水晶より安価な材質を使ったものを指して圧電素子と呼ぶことが多い。

圧電素子には，水晶振動子，特殊なセラミック，強誘電性を持つセラミック PZT（チタン酸ジルコン酸鉛）などがある。PZT は，焦電素子としても使われる。

7.1.3 焦 電 素 子

焦電素子は，焦電効果によって赤外線を含む光を検出する素子である。人体や動物検出用赤外線センサなどに用いられることが多い。焦電効果は，赤外線による温度の変化に応じて，自発分極（ある区域が特定方向に分極していること）を持つセラミック（PZT など）の表面に帯電する電荷が増減する現象である。強誘電体の自発分極は，電界を印加すると，図 4.11 のように分極がそろう。焦電素子の応答時間は比較的長く，反応が速いとはいえない。赤外線・遠赤外線は波長の長い電磁波であり，人間には熱として感じられる。

7.1.4 CCD イメージセンサ

CCD イメージセンサ（charge coupled device image sensor）は固体撮像素子の一つで，ビデオカメラ，ディジタルカメラなどに広く使用されている半導体素子である。単に CCD とも呼ばれることも多い。CCD は，単純に光の信号を電気信号に変える素子であると考えてよい。応用例としては，ディジタルカメラ，ビデオカメラ，複写機，ファクシミリ，胃カメラなどがある。

7.2　各種の効果と応用

7.2.1 光 電 効 果

物質（特に金属）に光を照射すると，電子（光電子）が物質の表面から放出される現象を**光電効果**という。

7. 各種素子および各種計測器

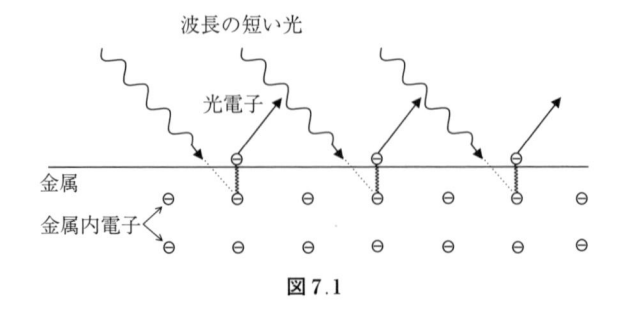

図7.1

図7.1中の↕は，金属内の電子を金属表面に引き出すためには，仕事 (energy) が必要であることを示している．これを**仕事関数**という．仕事関数を大きさの順に並べると以下の順になる．

　　　金 ＞ アルミニウム ＞ 鉄 ＞ ナトリウム ＞ セシウム

仕事関数の小さいセシウムが最も電子を放出しやすいので，光電管や光電子増倍管に使われる．この光電効果に関する簡易実験を二つ，以下に示す．

実験1：検電器の上部皿の上に，よく磨いたアルミ板を載せる実験（図7.2）．

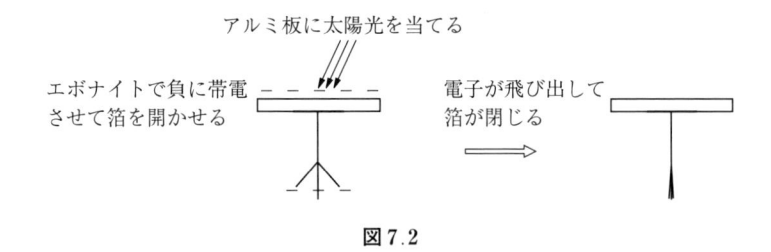

図7.2

実験2：例えば，光電管1P39とマイクロアンペア計などを使う簡易実験．

◎　飛び出した光電子のほとんどを捕捉する方法（図7.3）

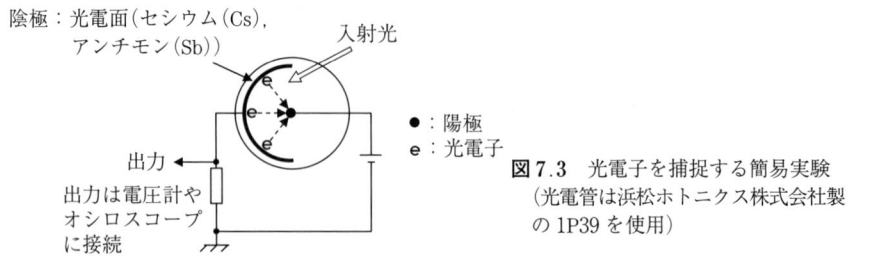

図7.3　光電子を捕捉する簡易実験
（光電管は浜松ホトニクス株式会社製の1P39を使用）

7.2 各種の効果と応用

◎ 光電効果を確認する簡易実験：1P39 を使用（**図 7.4**）

明るい光を当て，抵抗の代わりに OHP 用マイクロアンペア計（針の振れを拡大表示できる）を使えば，光電効果の簡単な実験が可能である。この光電効果に関する詳しい実験を行ったのがレーナルトであり，簡単な理論式にまとめたのがアインシュタインであった。彼らによると「光は波（電磁波）としての性質と粒子としての性質を併せ持つ」，「光のエネルギー（化学作用も含めて）は波長が短い光ほど強い」，「紫外線 > 青色光 > 緑色光 > 黄色光 > 赤色光の順でエネルギーが大きい」などであった。紫外線の発癌性が叫ばれるのはこのためである。

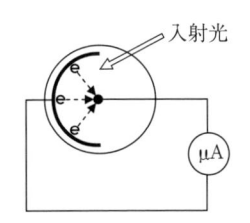

図 7.4 光電効果を確認する簡易実験

7.2.2 ホール効果

ホール効果は，おもに半導体素子で，電流の流れているものに対し，電流に垂直に磁場をかけると，電流と磁場の両方に直交する方向に起電力が現れる現象であり，1879 年にホールによって発見された。

P 形半導体（正の電気を持つホールがキャリヤ）によるホール効果とは，**図 7.5** のように P 形半導体に電流を流すと，ホールには図のような下向きの力がかかり，その結果，電流と磁界に垂直方向に電圧が発生する現象である。また，このとき発生した電圧をホール電圧という。このホール効果は「半導体には非常によく現れるが，導体にはあまり現れない」。P 形半導体の場合は Y が正極になる（当然，N 形半導体の場合は X が正極になる）。磁束密度 B [Wb/m^2]（[T]）の測定に使われる。B が大きくなるとホール電圧が高くなる。

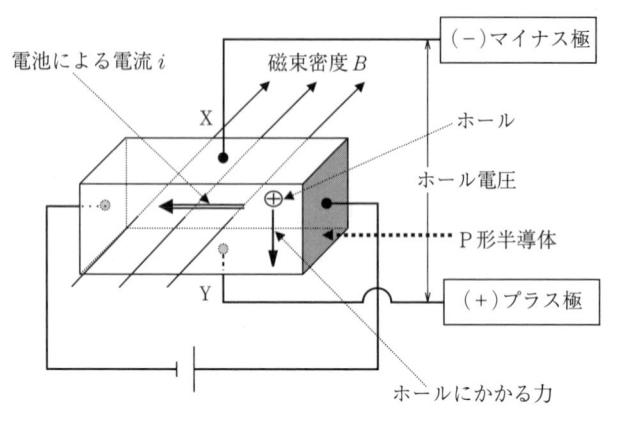

図 7.5 ホール効果の原理

7.2.3 光電子増倍管の構造と電子増幅の機構

光電子増倍管（PMT：photo multiplier tube）は，光電効果によって電子を放出させる光電面と，その後に続く複数の増幅用電極（ダイノード）からなっている。

図 7.6 で，左から入射した光は光電面で電子を放出する。光電面の後ろには増幅用電極：電子増倍部（ダイノード）がある。光電面から出た電子は，増幅用電極間にかけられた電圧[†]によって生じた電場により加速され，電極に衝突

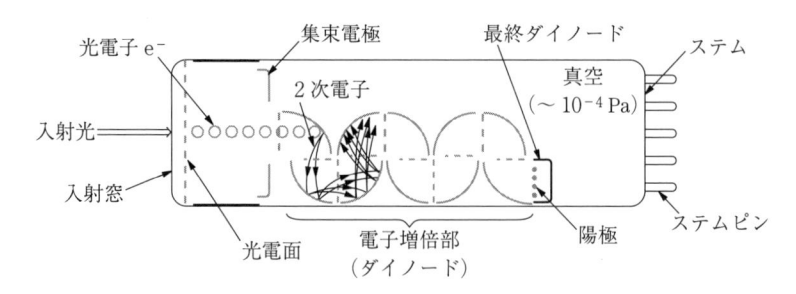

図 7.6 光電子増倍管（PMT）の構造と動作のしくみ（提供：浜松ホトニクス株式会社）

する。そして，その衝突により電極から複数個の 2 次電子が放出される。放出された電子は，2 番目の増幅用電極に向かって加速するように電圧が印加され

[†] 電子増倍部間にどのような電圧がかけられているかは，インターネットで「光電子増倍管」または「PMT」を検索するとよい。

ている。後は，このプロセスの繰り返しで，最終段までの間に10段程度の増幅電極を経て，おのおのの電極における増幅率 α［倍］の電極数乗倍になる。例えば，10段増幅ならば，$\alpha = 3\sim4$ 倍とすると，$\alpha^{10} = 10^4\sim10^6$ となる。

7.2.4 シンチレーションカウンタの原理

ある種の物質に電離放射線や荷電粒子が入射すると蛍光を発する。この蛍光を光電子増倍管に導く。光電子増倍管からは電気信号が出力される。これがシンチレーションカウンタの原理である（**図7.7**）。電離放射線（遠紫外線，X線，γ線）や荷電粒子（α線，β線など）の検出に使われる。

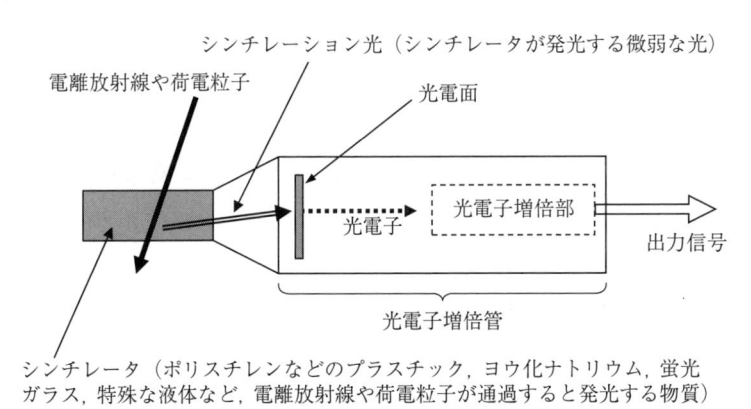

図7.7 シンチレーションカウンタの構造

7.2.5 ペルチェ効果

異なる金属を接合し電圧をかけると，接合点で熱の吸収・放出が起きる効果・現象をペルチェ効果という。ゼーベック効果とともに熱電効果の1つである。ペルチェ効果は電圧から温度差を作り出す。温度差から電圧を生じさせるゼーベック効果とは逆の現象である。

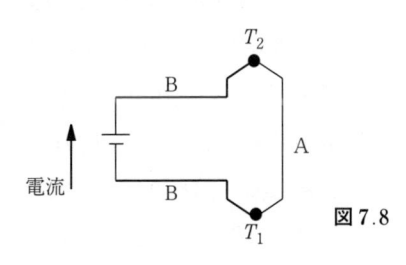

図7.8 のように T_1，T_2 は異なり，どちらかが冷えると，他の片方が発熱す

る。応用例としては，液体，気体，固体，トランジスタなどの素子の冷却や加熱に使われる。A，B は異なる金属である。

7.2.6 ゼーベック効果

異なる金属または半導体の接合点に T_1, T_2 のように温度差が生じると，電圧が発生する現象をゼーベック効果という。この電圧は，温度差1K当り，数マイクロボルト程度の大きさである。**図7.9**では，T_1 と T_2 は異なり，どちらかの温度が高い。ゼーベック効果は，高温を測定する熱電対の基本的原理である。銅-コンスタンタン熱電対では，−200〜400℃，白金-白金・13%ロジウム熱電対では，0〜1770℃ まで測ることができる（章末の問題演習[1]のヒントを参照）。ペルチェ効果もゼーベック効果も，半導体のペルチェ素子を使った簡単な実験で確認できる。

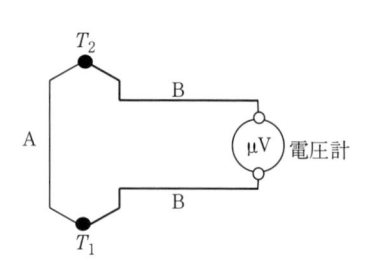

図7.9

7.2.7 ジョセフソン効果

二つの超伝導体の間に絶縁体の薄膜をはさむと，絶縁体があるにもかかわらず，トンネル効果によって，二つの超伝導体の間に超伝導電流が流れる現象をいう。

7.2.8 ジュール゠トムソン効果

ジュール゠トムソン効果を正確に説明するのは難しい。わかりやすい一面のみを示す。高圧の気体を自由膨張させるとき，温度が下がる現象がある。分子間距離が増大する際，分子間力に逆らって仕事をするので，エネルギーを失うために起こる。山や高層ビルなどで，吹き上がってくる風が涼しく感じるのは，空気が膨張して温度が下がるためである。そのほかに，入道雲の発生や，冷蔵庫の冷却の原理でもある。しかし，ジュール゠トムソン効果では，気体が膨張しても温度が上がることもある。詳細については専門書を参照。

問 題 演 習

1 **ME 21回-午前-問題54** 検出素子に関する組合せで**誤っている**ものはどれか。

1. CCD……光　　2. CdS……圧力
3. ストレインゲージ……変形（ひずみ）
4. ホール素子……磁束密度　　5. 熱電対……温度

💡ヒント1：ストレイン（strain）はひずみの意味である。ストレインゲージとは，ひずみがあると電気抵抗が変化する抵抗体を使った，ひずみ量測定装置である。

💡ヒント2：熱電対：ゼーベック効果を応用した温度計。7.2.6項，ゼーベック効果の図を再掲しつつ説明する。金属は代表的な銅-コンスタンタンを使っている。電圧計を接続する電線の材料は何でもよい（普通，銅などを使う）。図7.10(b)は，図(a)を90°回転し，実際の熱電対の材料と構成を示したものである。低温部を通常0℃としているのは，氷を使えば，比較的簡単に安定した基準温度として使えるからである。

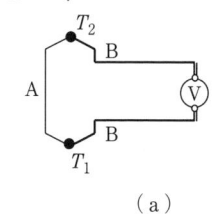

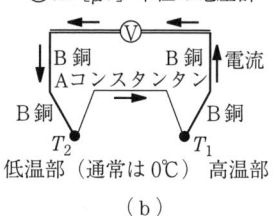

図7.10

2 **ME 23回-午前-問題36** 次の組合せで不適切なものはどれか。

1. 圧電素子……超音波　　2. 焦電素子……赤外線
3. 電荷結合素子（CCD）……光　　4. ホール素子……X線
5. シンチレーションカウンタ……放射線

答　　　　　　　　　　　　　　　　　　　　　　　　1 2，2 4

7. 各種素子および各種計測器

3 ME 25回-午前-問題27　トランスデューサの説明で適切でないものはどれか。

1. ホール素子：磁場 → 電圧
2. 電荷結合素子（CCD）：圧力 → 電流
3. 熱電対：熱 → 電圧
4. フォトダイオード：光 → 電流
5. 圧電素子：圧力 → 電圧

💡ヒント：トランスデューサ（transducer）とは，ある信号を別の信号に変換する部品のことをいう。LEDは電流を光に変えるトランスデューサである。フォトダイオードは「光を電流に変換する」，熱電対は「温度差（または基準温度を0℃としたときの温度）を電圧に変換する」とするのがベターである。

4 ME 26回-午前-問題41　正しいものはどれか。

1. 電荷結合素子（CCD）は磁気を電気に変換する。
2. クラーク電極は温度を電気に変換する。
3. ピエゾ素子は歪みを電気に変換する。
4. ホール素子は圧力を電気に変換する。
5. LEDは光を電気に変換する。

💡ヒント：クラーク電極とは，溶存酸素分圧を測定するための電極をいう。クラーク電極について説明している書籍は少ないが，文献22）などを参照して欲しい。

5 ME 28回-午前-問題34　トランスデューサの変換で**誤っている**のはどれか。

1. CdS：光 → 電気抵抗　　2. サーミスタ：温度 → 電気抵抗
3. ストレインゲージ：変位 → 電気抵抗
4. ホール素子：磁場 → 電圧　　5. 焦電素子：放射線 → 電圧

答　　　　　　　　　　　　　　　　　　　　　　　3 2, 4 3, 5 5

問題演習

6 **ME 18回-午前-問題80**　光導電効果を利用した光センサはどれか。
1. 太陽電池　2. 光電子増倍管　3. フォトトランジスタ
4. CdSe　　5. CCD

　💡ヒント：光導電効果とは，光を当てると電気抵抗などが変化する現象をいう。代表的な素子が硫化カドミウム（CdS）で，光を当てると電気抵抗が減少する。このほかCdSe（セレン化カドミウム）も使われる。

7 **14回-午前-問題57**　正しい組合せはどれか。
a. 電子体温計……温度-抵抗変化
b. 熱電対温度計……金属膨張変化
c. サーモグラフ……マイクロ波放射
d. 深部体温計……ペルチエ効果
e. 鼓膜温計……赤外放射
　1. a, b　2. a, e　3. b, c　4. c, d　5. d, e

8 **10回-午後-問題13**　正しいのはどれか。
a. 液晶は表示装置に用いられる。
b. CCD（電荷結合素子）は表示装置に用いられる。
c. CRTは受光素子である。
d. サイリスタは電源回路に用いられる。
e. 光電子増倍管は受光素子である。
　1. a, b, c　2. a, b, e　3. a, d, e　4. b, c, d
　5. c, d, e

　💡ヒント1：CRT（cathode ray tube）は，ブラウン管のことを示す。最近は，ブラウン管テレビもブラウン管オシロスコープも少なくなった。
　💡ヒント2：サイリスタは整流素子に，もう一つの制御電極を取り付け，制御電極に入れた信号により電流を流す素子。整流回路にも使われる。

答　　　　　　　　　　　　　　　　　　　　6 4，7 2，8 3

100　　7. 各種素子および各種計測器

⑨ **12回-午後-問題14**　　正しいのはどれか。

　a．電荷結合素子（CCD）は電子内視鏡に用いられている。
　b．液晶は発光素子である。
　c．硫化カドミウム（CdS）素子は赤外線センサである。
　d．光電子増倍管はシンチレーションカウンタに用いられている。
　e．ホトダイオードは光通信に用いられている。

　　1．a, b, c　　2．a, b, e　　3．a, d, e　　4．b, c, d
　　5．c, d, e

💡ヒント：液晶とは，図7.11のような構造を持つ表示装置である。

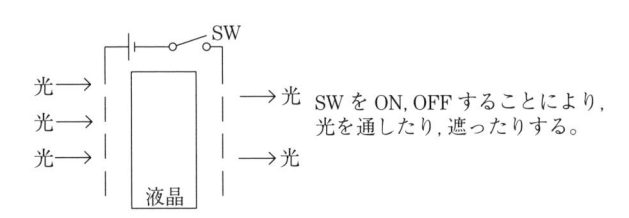

図7.11

⑩ **ME 24回-午前-問題55**　　超音波による血流計測は何を利用したものか。

　　1．ホール効果　　2．ペルチェ効果　　3．ジョセフソン効果
　　4．ドプラ効果　　5．ジュール・トムソン効果

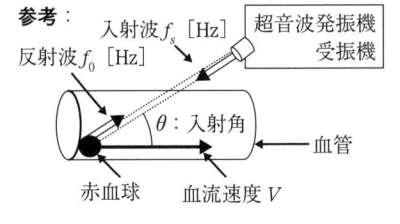

図7.12　ドップラー効果による血流計測

姉妹本「医療系資格試験のための物理」（p.88）参照。反射壁が斜めに動く特殊な例で計算が複雑である。反射波の波源の速度を $V\cos\theta$ として計算する。ドップラー効果の応用である。

答　　⑨ 3，⑩ 4

8章 トランジスタ・ダイオード・FET

8.1 能動素子

トランジスタやダイオードなど，小さな信号（電力，電圧，電流）を入力して，大きな出力信号を得るための増幅や整流を行う素子を**能動素子**という。

8.2 半導体……特に不純物半導体

8.2.1 電気の通しやすさから見た物質の分類

（1） 導体（良導体）　　金属……自由電子が多数存在する。

（2） 半導体　　**表8.1**の周期表の14族（最外殻の電子数が4個であるので4価）の純粋なシリコン（Si），ゲルマニウム（Ge）などを真性半導体という。真性半導体のSi, Geの純度は，9が11個並ぶ99.999 999 999％（イレブンナイン）である。一般には，半導体といえば0.000 1～0.000 01％程度の不純物を含む不純物半導体を指す。Si, Geに5価（周期表の15族，リン（P）など，最外殻の電子数が5個であるので5価）の不純物を含む半導体を，負（negative）の電気を持ったキャリヤ（電子）があるので，**N形半導体**（物理ではN型とする場合が多い）という。3価（周期表の13族，アルミニウム（Al）など，最外殻の電子数が3個であるので3価）の不純物を含む半導体を，正（positive）の電気を持ったキャリヤ（ホール：正孔）があるので，**P形半導体**という。

（3） 不導体（絶縁体）　　きわめて電気抵抗が大きい物質。エボナイト，ガラス，二酸化ケイ素（SiO_2）……8.2.8(2)項のMOS形FETで出てくる絶縁性の高い酸化物，パラフィン，油，雲母，ダイヤモンドなどがある。

8. トランジスタ・ダイオード・FET

表8.1 元素の周期表

族\周期	1	2	3	4	5	6	7	8	9	10	11	12	13	14	15	16	17	18
第1周期	H																	He
第2周期	Li	Be											B	C	N	O	F	Ne
第3周期	Na	Mg											Al	Si	P	S	Cl	Ar
第4周期	K	Ca	Sc	Ti	V	Cr	Mn	Fe	Co	Ni	Cu	Zn	Ga	Ge	As	Se	Br	Kr
第5周期	Rb	Sr	Y	Zr	Nb	Mo	Tc	Ru	Rh	Pd	Ag	Cd	In	Sn	Sb	Te	I	Xe
第6周期	Cs	Ba	●	Hf	Ta	W	Re	Os	Ir	Pt	Au	Hg	Tl	Pb	Bi	Po	At	Rn
第7周期	Fr	Ra	◎	●はランタノイド，◎はアクチノイドと呼ばれる元素群で，それぞれ15種類の元素が配属されている。													

注1：網掛けの13族元素，Al, Ga は，P形半導体の不純物として 0.000 01％程度が入っている。13族元素は，最外殻の電子数が3個である（価電子は 3）：キャリヤとしてのホールができる原因。

注2：網掛けの14族元素は共有結合をし，Si, Ge は不純物半導体の主成分である。14族元素は最外殻の電子数が4個である（価電子は 4）：元素どうしの共有結合ができる原因。

注3：網掛けの15族元素，P, As は，N形半導体の不純物として 0.000 01％程度が入っている。15族元素は，最外殻の電子数が5個である（価電子は 5）：キャリヤとしての電子ができる原因。

8.2.2 不純物半導体の結晶構造……基本的な周期表から

表8.1のように元素の周期表では，縦の列を族，横の行を周期という。周期表において，同じ族に属する元素を同族元素といい，一般に価電子の数が同じで性質も似ていることが多い。13族，14族，15族元素は不純物半導体に使われる。18族は，最外核の電子数が8個（満杯）で，他の元素と反応・結合しない安定した元素なので，希ガス・不活性元素と呼ばれる。

8.2.3 原子核，電子軌道

K殻：2個の電子の存在が許される。
L殻：8個の電子の存在が許される。
M殻：8個（または18個）の電子の存在が許される。

例えば図8.1のような，原子番号6の炭素（C）について考える。原子番号が6とは，原子核の陽子が6個あり，核のまわりを回転（正確には「核のまわ

図8.1

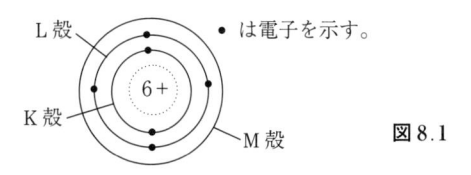

りに存在する」という）する電子の数も6個である。したがって，K核に2個，L核に4個の電子が存在する。これが，ボーアの原子モデルである。**表8.2**に原子番号が1〜18の電子の配置を示す。

表8.2 原子番号1〜18の原子の電子配置

1族	2族	13族	14族	15族	16族	17族	18族
$_1$H							$_2$He
$_3$Li	$_4$Be	$_5$B	$_6$C	$_7$N	$_8$O	$_9$F	$_{10}$Ne
$_{11}$Na	$_{12}$Mg	$_{13}$Al	$_{14}$Si	$_{15}$P	$_{16}$S	$_{17}$Cl	$_{18}$Ar
価電子1	価電子2	価電子3	価電子4	価電子5	価電子6	価電子7	価電子0

8.2.4 価 電 子

ボーアの原子モデルにおいて，各電子配置で最も外側の電子殻（最外殻）に入っている電子の数をその原子の価電子と呼ぶ。表8.2では，縦の列の原子はすべて同じ価電子になる。

価電子は，次の二つの条件を満たすときは，0（ゼロ）と数える。

① 最外殻電子がちょうどその電子殻の最大収容数の場合
② 最外殻電子が8個の場合（表8.1のRnまでと限定する）

価電子は，原子のイオンへのなりやすさ，他の原子との結びつき方などの化

学的性質を決めるカギとなる。また、ヘリウム（He）、ネオン（Ne）、アルゴン（Ar）のような価電子を0（ゼロ）と表した電子配置を持つ原子は、化学的に最も安定していて、自然の状態では他の原子と結びつくこともない。したがって、18族元素のことを不活性元素ともいう。このことを逆に考えれば、最外殻の電子が8個（または2個）になれば、強固な、または安定した、または安定に近い結合になるはずである。最外殻の電子が8個（または2個）になる結合を**共有結合**という。

4価（14族）の元素で、炭素（C）の有名かつ典型的なダイヤモンドの共有結合を図8.2に示す。きわめて強固な結合なので自然界で最も硬い物質、かつ固体状態では電気抵抗が最も大きい。

中央部分にある炭素原子に注目すると、上下左右の炭素原子から電子を1つずつ借りる（互いに共有する）と最外殻（L殻）の電子は8個になる。中央部分以外の炭素原子についても、多くの炭素原子に囲まれているため共有結合が生じる。

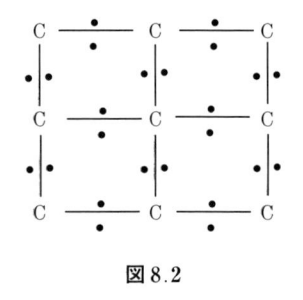

図8.2

14族元素（Si, Ge）の研究が進むにつれて、純粋なSi, Geが必ずしもよいのではなく、不純物（3価のAlや5価のP）が特異かつ有用な性質を示すことがわかってきた。これが次項に示す**N形・P形半導体**である。以下、キャリヤ（carrier）という言葉は、英語のcarry（運ぶ）からきており、電気を運ぶ粒子のことをいう。半導体では、キャリヤとは電子とホールである。

8.2.5 不純物半導体

4価の元素をここではSiとする。

（1）**N形半導体**　　図8.3では、共有結合に寄与しない電子がキャリヤとしての**自由電子**となる。キャリヤが負（negative）の電気を持つ自由電子なのでN形半導体という。中心にあるリン（P）は5価の原子である。

ただし、＋の陽子と－の電子は同数なので、全体としては中性である。

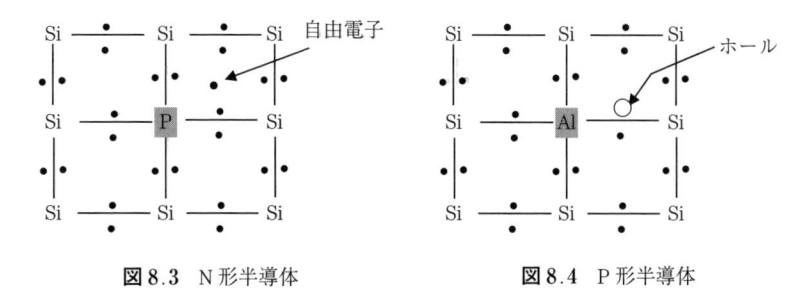

8.2 半導体……特に不純物半導体　　105

図 8.3 N 形半導体　　　　　　**図 8.4** P 形半導体

（2） P 形半導体　　図 8.4 では，共有結合に不足部分があり，キャリヤとしての**ホール**となる。キャリヤが正（positive）の電気を持つと考えると，各種半導体の物理的現象をうまく説明できるのでP形半導体という。中心にあるアルミニウム（Al）は，3価の原子である。ただし，＋の陽子と－の電子は同数なので，全体としては中性である。

8.2.6　PN 接合整流素子

図 8.5 の場合，ホールと電子が反対方向に動き，接合部分の両側に，キャリヤがない空乏層ができる。「キャリヤがない」とは，電気を運ぶ粒子がないことであり，絶縁層ともいえる。したがって，電池のマイナス（－）側にP形半導体を接続すると電流は流れない。これを**逆方向**という。

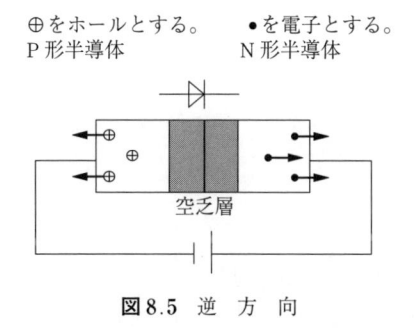

参考：図で，電流が流れない理由を下記のように説明する書籍もある。
「空乏層の右半分は＋に帯電し，左半分は－に帯電するので，右半分の電位が高く，左半分の電位が低い。その電位差が電池の電圧と同じになるために電流が流れない」

図 8.5　逆　方　向

図 8.6 の場合，ホールと電子が反対方向に動き接合部分で合体する[†]。P 形半導体の左端では電子がはぎ取られ，ホールが発生する。はぎ取られた電子

---

† 　図 8.5 と図 8.6 は同じように見えるが，電池の向きが逆になっていることに注意。

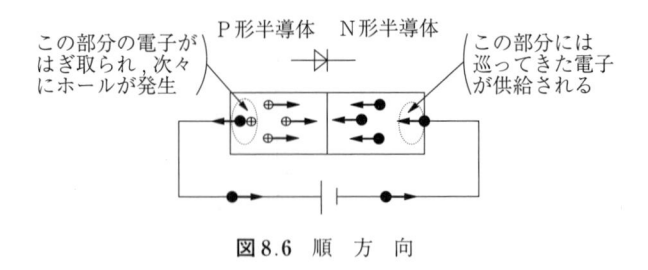

106   8. トランジスタ・ダイオード・FET

図8.6 順方向

は，電池によってN形半導体の右端にきて，N形半導体に次々に供給される。したがって，電池のプラス（＋）側にP形半導体を接続すると，電流が流れる。これを**順方向**という。PN接合整流素子は，一方向（片方向）のみに電流を流すため，交流を直流に整流することができる。8.3.1項参照

8.2.7 PNP形・NPN形トランジスタ

キャリヤは電子とホールの2種類がある。2種類のことを英語では**バイ**（bi）という。極性や＋，－の符号のことを英語ではポーラ（polar）という。電子は－，ホールは＋の電気を持つ。したがって，PNP形・NPN形トランジスタを**バイポーラトランジスタ**といい，電流を増幅する素子である。

（１） **PNP形トランジスタの構造説明と基本的回路**　図8.7において，エミッタ(E)-ベース(B)間に接続された電池は順方向であるので，容易に電流が流れる。これをベース電流 i_B という。一方，エミッタ(E)-コレクタ(C)間の電池は，一部が逆方向に接続されているので，簡単には電流が流れない。ところが，ベース電流 i_B を引き金にしてエミッタ(E)-コレクタ(C)間に，i_B に

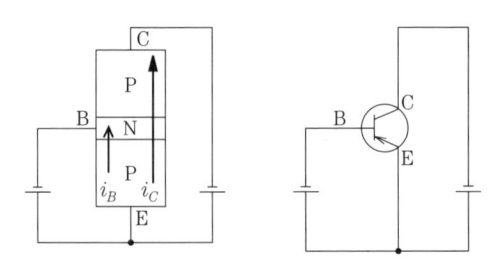

図8.7　PNP形トランジスタ

比べてはるかに大きな電流（コレクタ電流 i_C）が流れる。図中の↑がベース電流 i_B で↑がコレクタ電流 i_C を示す。また，正確ではないが，電流増幅率[†]は

$$h_{fe} = \frac{i_C}{i_B} \,[倍] \text{ または } 20\log\frac{i_C}{i_B}\,[\text{dB}] \tag{8.1}$$

と考えてよい。通常，h_{fe} は約 10 〜数 100 倍で，電流が増幅される。

（2） NPN 形トランジスタの構造説明と基本的回路　　P 形半導体，N 形半導体の接合の形が異なるが，考え方は PNP 形トランジスタと同じである（図 8.8）。通常，h_{fe} は約 10 〜数 100 倍で，電流が増幅される。

図 8.9 のように回路中に電池を入れると，電気回路（器具）が直流電源（電

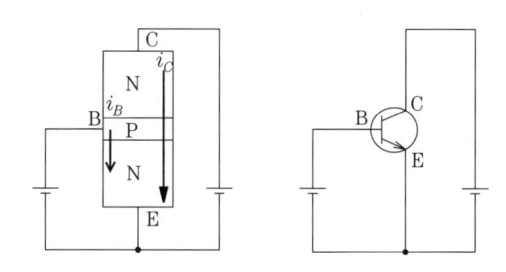

図 8.8　NPN 形トランジスタ

（a）簡単な電池の入れ方　　　（b）やや複雑な回路

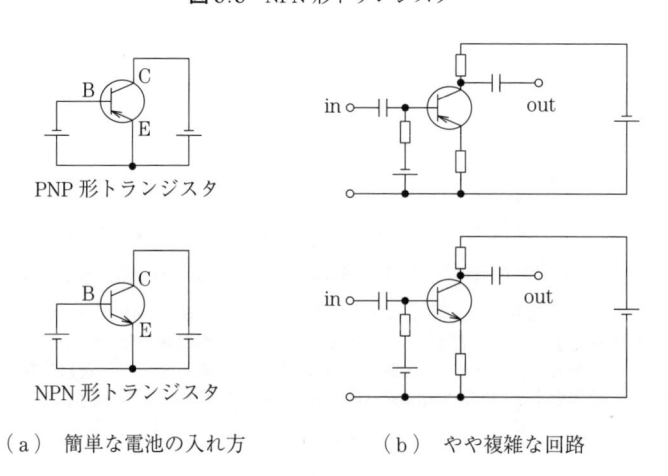

図 8.9

---

† 本書においては，増幅率＝増幅度＝利得とし，過去問以外では用語を増幅率に統一した。

108   8. トランジスタ・ダイオード・FET

池）だらけになってしまう。実際の回路では，これを防ぐための工夫がなされている。

8.2.8　FET（field effect transistor：**電界効果トランジスタ**）

後述する接合形 FET，MOS 形 FET のいずれにしても，ソース側からドレーン側に流れるのは，電子またはホールだけで，キャリヤは1種類である。1種類のことを英語ではユニ（uni）といい，キャリヤが1種類で，＋か，－か，どちらかの極性を持つので，**ユニポーラトランジスタ**という。

（1）　**接合形 FET**（**JFET**：junction FET）　　図 8.10 は，接合形 FET の構造である。図では基板が N 形半導体になっており，キャリヤが電子（負の電荷）なので N チャネル[†] JFET という。

ここで，G は**ゲート**，S は**ソース**，D は**ドレーン**と呼ぶ。図(b)では，G が2か所あるが，実際には内部で接続されて1本の端子となって外部に出ている。FET の図記号および簡単な電池の入れ方，やや複雑な回路を**図 8.11** に示す。

FET の端子は，それぞれゲートがベースに，ソースがエミッタに，ドレーン

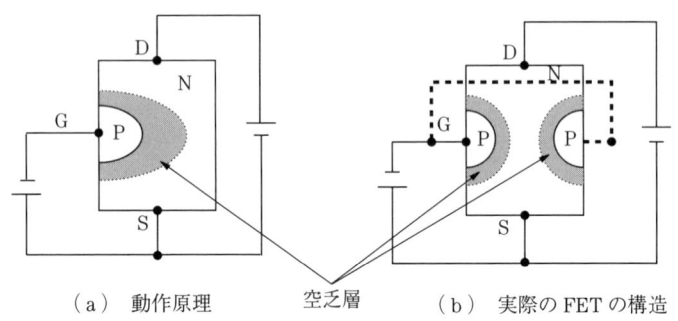

（a）動作原理　　空乏層　　（b）実際の FET の構造

不導体（空乏層：キャリヤの流れを妨げると考えるとわかりやすい）のできる様子を示す。電池の入れ方は，G-S 間に不導体(空乏層)ができるように挿入する。多くの FET は D と S の構造が同じなので，逆に接続しても動作するが，FET 規格表の G, D, S どおりに接続するのが安全である。

図 8.10

[†]　日本語ではチャンネルという場合が多いが，英語ではチャネル（chanel）と発音する。

(a) 簡単な電池入れ方 　　(b) やや複雑な回路

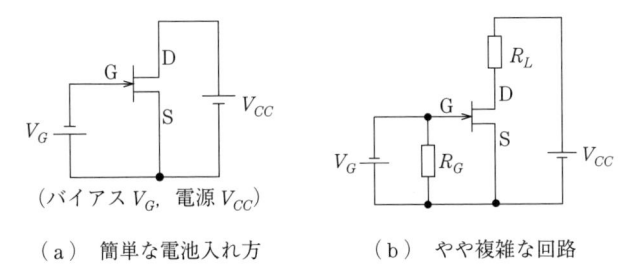

図 8.11

がコレクタに対応しているが，電池の向きに注意が必要である。

(2) **MOS 形 FET**　　MOS 形 FET の構造と簡単な動作原理を**図 8.12** に示す。ゲート部分が金属（metal）-酸化物（oxide）-半導体（semiconductor）となっていることから，その頭文字をとって MOS と呼ばれる。図は N チャネル MOS 形 FET の構造である。ゲート（G）-ソース（S）間に電池を入れると，N 形のソース（S）から電子が放出される。電子の一部はゲート（G）に引き寄せられるが，絶縁性の高い酸化物（SiO_2）があるために，ゲートには電流は流れない。その電子が，S-D 間の電池による電界からの力を受けて，ドレーンの N 形半導体に流れ込み，S-D 間に電流が流れる。この場合，キャリヤが負の電気を持った電子であるので，N チャネルである。したがって，図のように基板が P 形であっても N チャネル MOSFET という。この電子の通り道を反転層という。図のように，反転層によって空乏層が追いやられたようにも見える。図では，空乏層に割り込んだ，割り込み層とでもいえようか。もちろん，電流の方向は電子の流れとは逆であることも基礎的な知識の一つである。

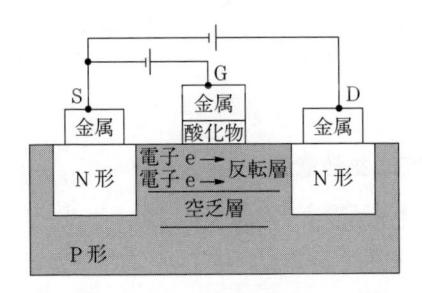

図 8.12 N チャネル MOS 形 FET の構造

8. トランジスタ・ダイオード・FET

FET は，ゲート電圧の大小によって，ソースとドレーン間の電流を制御する半導体素子である。N チャネル MOSFET も P チャネル MOSFET も，どちらもキャリヤが1種類であるので，ユニポーラトランジスタである。

◇ S-D 間の電圧を高くしていくと，ドレーンの N 形半導体に電池の + が接続されたことになり，ドレーンの N 形半導体のまわりに空乏層ができるので電流が流れなくなる。この限界の電圧のことをピンチオフ電圧という。

◇ ゲートの酸化物は，シリコン (Si) が酸化した物質（二酸化ケイ素 (SiO_2)）であって，きわめて抵抗の大きい絶縁体である。したがって，ゲートには電子が流れ込まない。すなわち，入力インピーダンスはきわめて大きい。しかし，二酸化ケイ素の厚さは，100 nm（= 10 000 分の 1 mm）ときわめて薄く，静電気などの高い電圧で簡単かつ瞬時に破壊されるので取扱いには細心の注意を要する（破壊されても見た目にはわからない）。

◇ MOSFET の特徴には「入力インピーダンスは，接合形 FET よりさらに高い」，「流せる電流が少ないので，小電力用である」，「製造技術の進歩により，微細なものが作れるので集積回路 LSI に使われる」，「静電気によって破壊されやすい」，「高周波性能に優れている」などがある。

（3） MOSFET の電池の接続　図 8.13 のようにバイアス電圧 V_G，電源電圧 V_{CC} を接続する。

（a）N チャネル MOSFET　　（b）P チャネル MOSFET

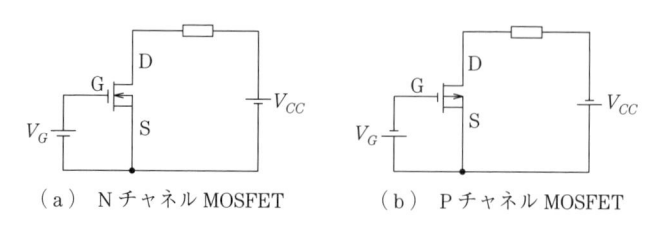

図 8.13

（4） ドリフト電流と拡散電流　ドリフト電流 (drift current) の drift とは「押し流す」という意味であり，電界によるキャリヤの移動をいう。金属を流れる電流はすべてドリフト電流である。一方，キャリヤの密度差があるとき，密度の高い（濃い）ほうから低い（薄い）ほうに移動することを拡散とい

い，拡散による電流を拡散電流という。半導体を流れる電流には，ドリフト電流と拡散電流の2種類がある。

（5）**定電圧ダイオード**　普通のダイオードは整流素子であり，順方向に電流を流す。整流作用だけをするものと思いがちであるが，逆方向に電圧を加えると，ある一定の電圧（ツェナー電圧＝V_Z）までは電流が流れないが，V_Zを超えると突然電流（ツェナー電流＝I_Z）が流れるようになる。不思議なことに，I_Zに関係なく（逆方向の電圧V_Zを上げようとしても），I_Zが変化するだけでV_Zはほとんど変わらない。すなわち，定電圧ダイオードの両端の電圧V_Zは変わらない。定電圧ダイオードはツェナーダイオード（ZD）とも呼ばれる。図8.14にダイオードおよび定電圧ダイオードの図記号を示す。

定電圧ダイオードに関する実験結果を図8.15に示す（過去出題されたことがある。章末の問題演習⑥およびヒントを参照）。

ダイオード＝整流素子の
　　旧図記号は ──▶├──　　　新図記号は ──▷├──

定電圧ダイオード（ZD）の
　　旧図記号は ──▶┤──　　　新図記号は ──▷┤──

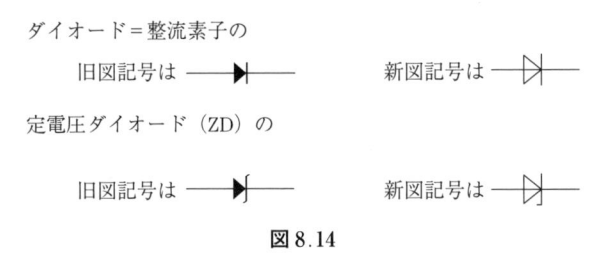

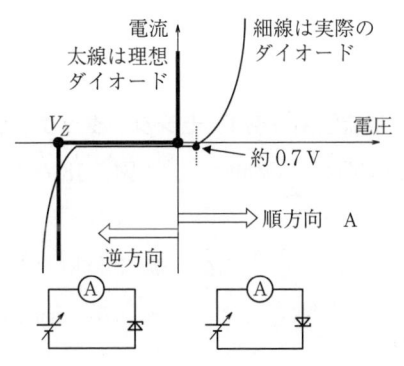

図8.14

図中の，⧣は，電圧を変えられることを示す。

図8.15

8.3 ダイオードを含む回路・整流回路・平滑回路

8.3.1 半波整流回路

半波整流回路は，図 8.16 のようなダイオードが 1 個で済む，最も簡単な回路である。交流の半サイクルのみを整流し，小電流負荷の場合によく使用され，出力波形の周波数は電源周波数と同じである。ダイオードの逆耐電圧は，トランスの 2 次側交流電圧の 3 倍以上が安全である（図 8.17）。問題演習 12 参照。

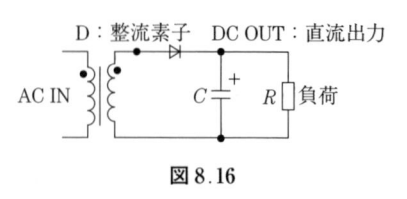

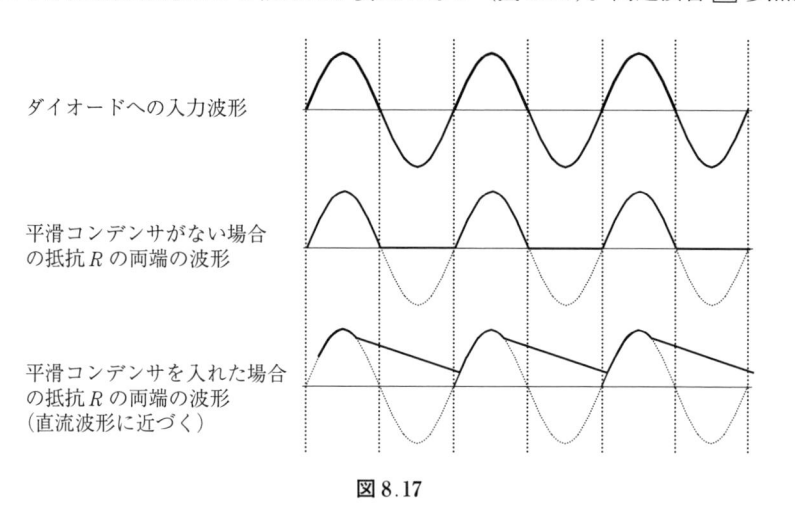

図 8.16

図 8.17

8.3.2 全波（両波）整流回路（例 1：センタータップトランス回路）

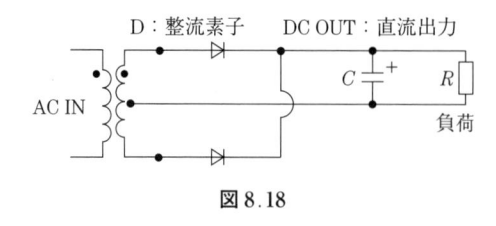

図 8.18

図 8.18 のようなセンタータップ付きのトランスを使って，半波整流で利用しなかった残りの半サイクルも整流する回路であり，トランスにあるセンタータップを使う。出力は電源周波数の 2 倍になる。ダイオードの逆耐電圧は，トランスの 2 次側交流電圧の 3 倍以上が必要である。問題演習 12 参照。

8.3.3 全波（両波）整流回路（例2：ブリッジ整流回路）

図 8.19 のようにダイオード 4 個を使って整流する回路である。出力波形は電源周波数の 2 倍になる。ダイオードの逆耐電圧は，トランスの 2 次側交流電圧の 1.5 倍以上が必要である。図には，平滑コンデンサを入れてある。図中の R を負荷という。全波（両波）整流回路，ブリッジ整流回路の出入力波形は図 8.20 のようになる。

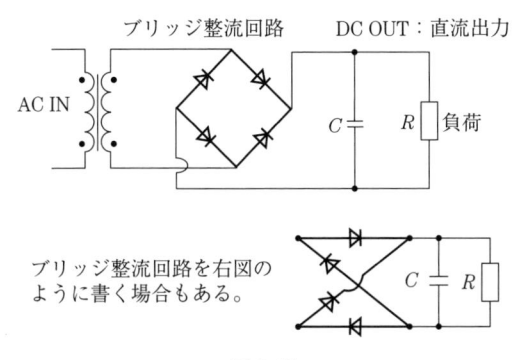

図 8.19

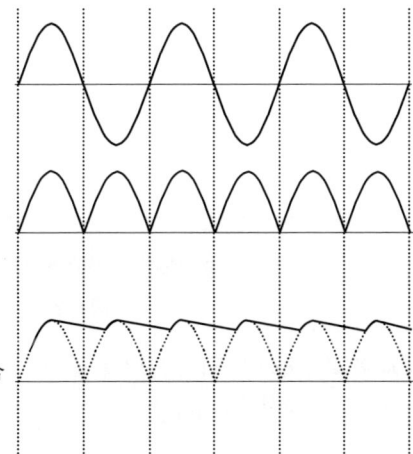

図 8.20

参考：コンデンサだけの平滑回路は少ない。コンデンサ，抵抗，コンデンサを組み合わせた回路は**図 8.21** のように，また，コンデンサ，コイル，コンデンサを組み合わせた回路は**図 8.22** のようになる。

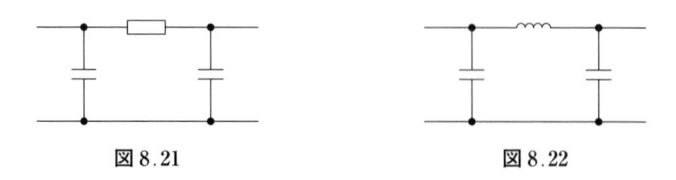

図 8.21

図 8.22

8.3.4 リップル率

リップルとは「さざ波」を意味し，脈流ともいう。単相半波整流，単相全波整流の後にコンデンサによる平滑回路を入れ，より直流に近づけた波形であり，**図 8.23** の太線部分である。当然，リップル率が小さいほど，よい直流である。図より，全波整流のほうが，リップルが小さいことがわかる。

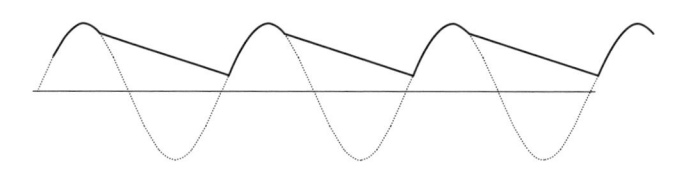

（a）単相半波整流：脈流ではあるが直流である

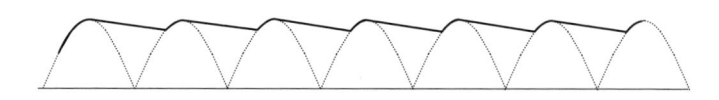

（b）単相全波整流：脈流ではあるが直流である

図 8.23

リップル率は，次のように定義される。

$$\text{リップル率} = \frac{\Delta V}{V} \times 100\% \tag{8.2}$$

図 8.24 では，V を直流の最大値としているが，平均直流電圧（0 から図中の ---- までの電圧）とする場合もある。

図 8.24

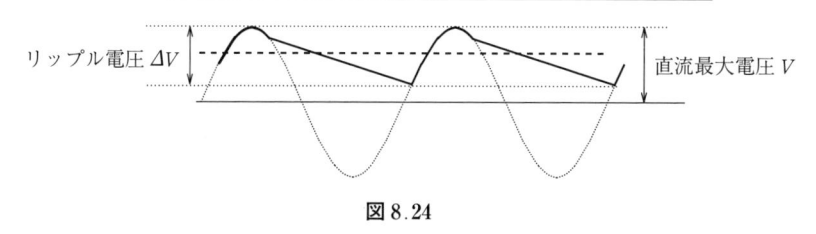

8.3.5 基本的な電圧安定化電源回路

整流回路と平滑回路だけの電源は，電源電圧の変動や出力電流の大きさによって出力電圧が変化してしまう場合が多い。一定な電圧を供給する回路を**電圧安定化回路**，**定電圧電源**という。図 8.25 は定電圧電源の一例である。

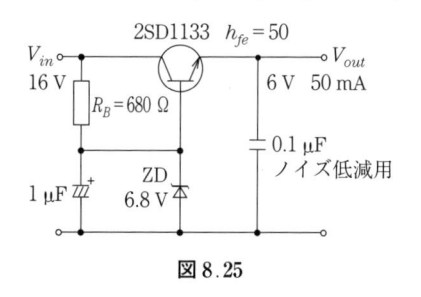

定電圧ダイオード（ツェナーダイオード）ZD の電圧を変えれば出力電圧も変わる。ZD に 10～20 mA の電流を流しておくと，ZD の電圧が一定になる。図では 6.8 V と一定である。ZD の電流は約 13.5 mA である。

図 8.25

8.3.6 トランジスタの基本増幅回路

トランジスタの増幅回路のうち，三つの基本的な回路を図 8.26 に示す。

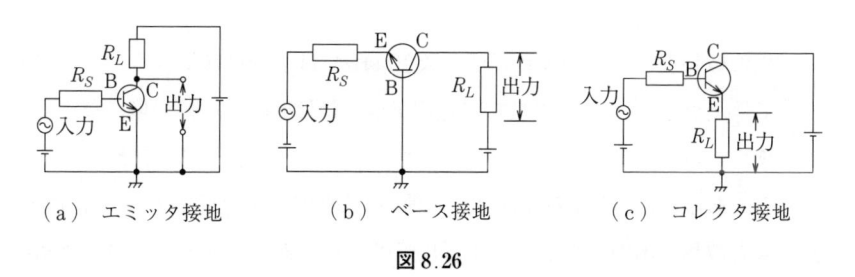

(a) エミッタ接地　　(b) ベース接地　　(c) コレクタ接地

図 8.26

接地とは，トランジスタの E，B，C の，どの端子が一定な電位になっているかどうかで名前が付けられる。エミッタ（E）の電位が一定な場合には

エミッタ接地という。接地というと，アースを思い出す読者も多いかもしれないが，増幅回路の接地は「アース記号だけに着目すると間違えてしまうことが多い。とりあえず，アースとは関係ない」と考えて説明する。

図 8.26 におけるエミッタ接地，ベース接地は，それぞれ E，B が接地（アース）されている。以下，図を再掲しながら少し詳しく説明する。

（1） エミッタ接地基本回路　試験に出題された回路は，**図 8.27**(b) が多い（ただし，入・出力記号は省略）。トランジスタのエミッタが V_{CC} のマイナスに接続され電位が 0 V で一定である。よって，エミッタ接地という。エミッタ接地は，エミッタ端子が電源 V_{CC} の＋，－のどちらかに接続されているともいえる。図（b）の4個の ⏚ 記号は，電線で結ばれていると考えてよい。

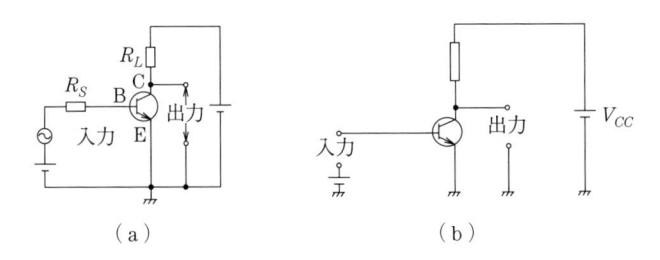

図 8.27

エミッタ接地のおもな特徴は，次のとおりである。
① 入力インピーダンス・出力インピーダンスともに中程度である。
② 増幅率は，電流・電圧・電力増幅率ともに高い。
③ 周波数特性は可聴周波数程度（数 10 kHz）は十分対応できる。この回路では，ベース-コレクタ間の静電容量が，ほぼ回路の増幅率倍になってしまうというミラー効果[4]により，数 10 kHz 以上の高周波が遮断されるからである。入力側から見ると，一種の積分回路と考えるとわかりやすい。
④ 入力波形と出力波形が反転する反転増幅器である。入力と出力の位相は逆相である。

エミッタ接地はトランジスタを利用した基本増幅回路で，電流増幅率と電圧増幅率の双方が得られる。現在では最も多く使われている回路である。

8.3 ダイオードを含む回路・整流回路・平滑回路

エミッタ接地の代表的回路を**図8.28**に示す。図のベースに入力信号よりも大きな直流電圧をかけておかなければ，出力波形がひずんでしまう。このベースにかける直流電圧のことを**バイアス**という。エミッタ抵抗を追加することで増幅率は低下するが，線形性と安定性が向上する。図の入力インピーダンス Z_i は

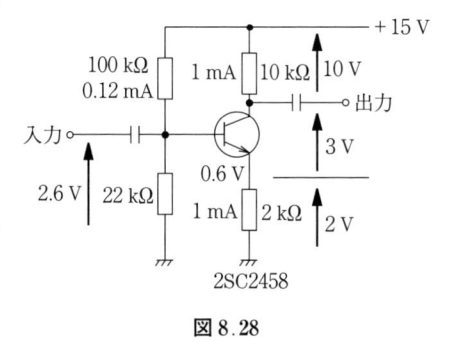

$$\frac{1}{Z_i} = \frac{1}{100} + \frac{1}{22} \quad \therefore \quad Z_i \fallingdotseq 18 \text{ k}\Omega$$

図 8.28

出力インピーダンスは $10 \text{ k}\Omega$，電圧増幅率は

$$A_v = \frac{10}{2} = 5 \text{ [倍]}$$

の反転増幅器である。なお，C-E 間の電圧は 3 V 以上が望まれる。

（2）ベース接地基本回路 試験に出題された回路は，**図8.29**(b)が多い。図(a)ではトランジスタのベース（B）の電位が 0 V で一定である。図(b)ではバイアス電圧で一定であるので，**ベース接地**という。「ベース接地は，ベース端子がバイアス電源の＋，－のどちらかに接続されている」ともいえる。

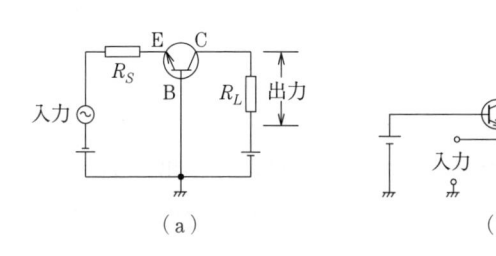

図 8.29

ベース接地のおもな特徴は，次のとおりである。

① 入力インピーダンスが低く，出力インピーダンスが高い。
② 増幅率は，電流増幅率はないが，電圧増幅率と電力増幅率は高い。
③ 周波数特性はよい。ミラー効果はほとんどなく，設計によっては 100

MHz 程度の高周波まで使えるといわれている[4]。

④ 入力波形と出力波形が同じ非反転増幅器である。入力と出力の位相は同相である。

⑤ NPN 形トランジスタを使い，電圧-電流変換，電圧レベル変換などに利用されることがある。

（3） コレクタ接地基本回路　　試験に出題された回路は，図 8.30(b) が多い（入・出力記号は省略）。トランジスタのコレクタが電源電池 V_{CC} の＋に接続され，電池の電圧＝コレクタの電位で，コレクタの電位が一定であるので，**コレクタ接地**という。エミッタから出力信号を取り出すエミッタ出力回路であり，エミッタフォロワ（emitter follower）ともいう。エミッタフォロワとは，エミッタが入力信号（ベース電圧）に追随する（follow）ことを意味している。

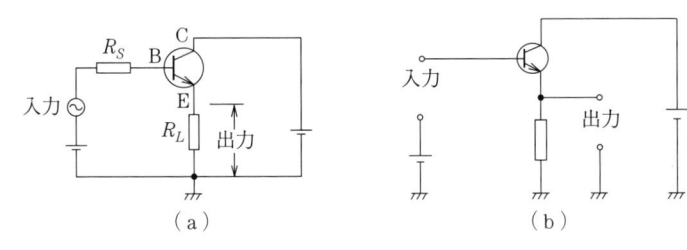

図 8.30

コレクタ接地のおもな特徴は，次のとおりである。

① 入力インピーダンスが高く，出力インピーダンスが低い増幅器である。スピーカの数 Ω という低いインピーダンスのアンプも，アンテナの 50 Ω 系を出力インピーダンスとする送信機も，出力段は，この接地形式を使っている。エミッタフォロワの大きな働きは，**インピーダンス変換**であるともいえる。オペアンプのボルテージフォロワに相当する。

② 増幅率は，電流増幅率が高く，電圧増幅率はほとんどなく（電圧増幅率は 1 倍），電力増幅率は小さい。

③ 周波数特性はよい。ミラー効果もほとんどなく，設計によっては 1 GHz 程度の高周波まで使える。

④ 入力波形と出力波形が同じ非反転増幅器である。入力と出力の位相は同相である。

⑤ 入力インピーダンスが高く，出力インピーダンスが低い。

試験に対応できるエミッタフォロワの代表的回路を図8.31に示す。図中の0.1 μF，10 μFのコンデンサは，発振防止と電源電圧の変動対策のために入れてある。

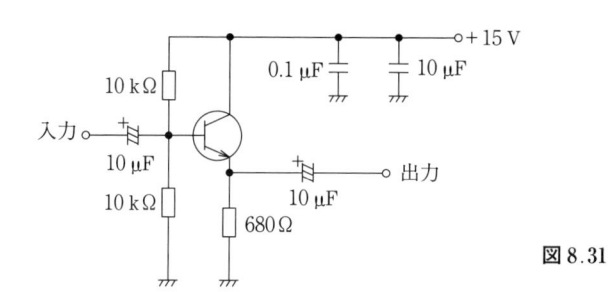

図8.31

8.4 負 荷 線

トランジスタに抵抗R_Cを接続したときのコレクタ電流I_Cとコレクタ-エミッタ間電圧V_{CE}の関係を示した直線を**負荷線**という。図8.32において$V_{CC}=12$ Vは電源電圧を示す。V_{BE}は，〜= 0のときのベース-エミッタ間電圧（バイアス電圧）であり，通常は2～3 Vである。

教科書の多くはV_{BE}を使っているので，それに従う。

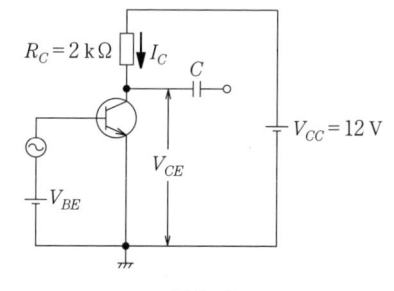

図8.32

図の回路において，コレクタ側の電圧V_{CE}は

$$V_{CE} = V_{CC} - I_C R_C \tag{8.3}$$

式(8.3)に$V_{CC}=12$ V, $R_C=2$ kΩを代入すると

$$V_{CE} = 12 - I_C \times 2 \tag{8.4}$$

ここで，電圧は[V]，電流は[mA]，抵抗は[kΩ]とする。したがって，式(8.4)のグラフ＝負荷線（トランジスタの特性曲線V_{CE}-I_Cグラフ内の太い直線）は

$I_C=0$ mA のとき, $V_{CE}=12-0\times 2=12$ V

$V_{CE}=0$ V のとき, $I_C=12/2=6$ mA

の点を通る直線である.$R_C=1.5$ kΩ では,負荷線は細い直線のようになる.

図 8.33 において点 a と点 d を結んだ直線が負荷線であり,その傾きは抵抗 R_C によって変わる.負荷線より,コレクタ-エミッタ間の電圧 V_{CE} を求めることができる.

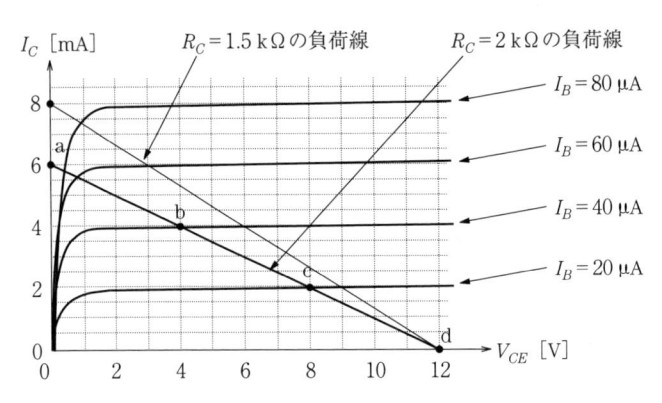

図 8.33

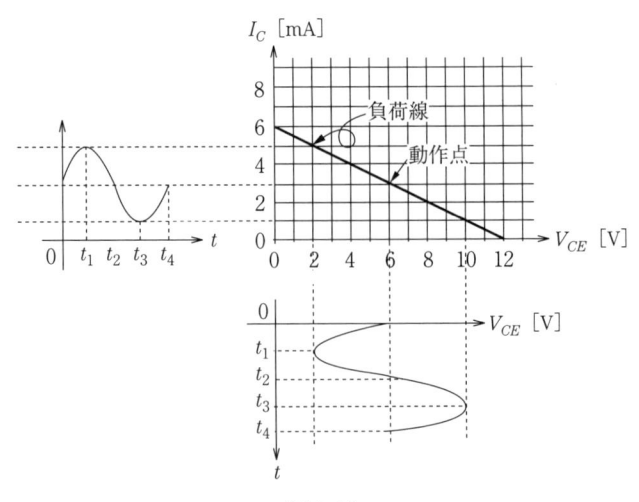

図 8.34

図 8.34 は，コレクタ電流 $I_C = 3 + 2\sin\omega t$ [mA] の場合にコレクタ-エミッタ間電圧 V_{CE} を負荷線より求めた図である．この図でもわかるように，トランジスタをひずみなく利用するためには，多くの場合（特に A 級増幅），動作点が負荷線の中心となるようにバイアスを決める．

8.5 出力波形のひずみ

信号をひずみなく増幅させるためには，適正なバイアスを与える必要がある．この方法としては，I_C-V_{BE} 曲線から判断するのもわかりやすい．図 3.32 において，ベース（B）に交流を入力しないで，I_C-V_{BE} 特性を測定すると，**図 8.35** のように，$V_{BE} \fallingdotseq 0.7$ V 以降は，指数関数的に（ほぼ直線に近い）変化する．

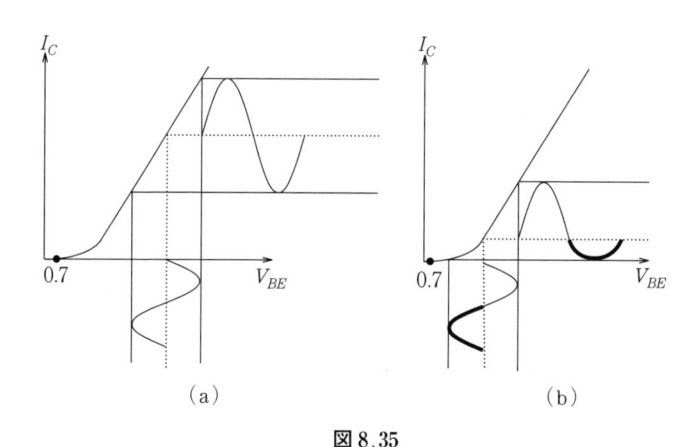

図 8.35

図(a)は，バイアスの電圧を大きめに（深く）とって，直線部分を使っているので，入力波形と I_C の波形（出力波形）はひずみがきわめて小さい．ところが，図(b)では，バイアス電圧が小さいために，特に太線部分の波形が，寸詰まりのようにひずんでいることがわかると思う．

詳述はさけるが，バイアスの使い方は多種多様でそれぞれに特徴がある．以下，例題を解いて，代表的解法を説明する．

【例題】 **16 回-午後-問題 13** 図 8.36 はトランジスタの出力特性（V_{CE}-I_C 曲線）と，このトランジスタを使った増幅器の負荷線を示している．

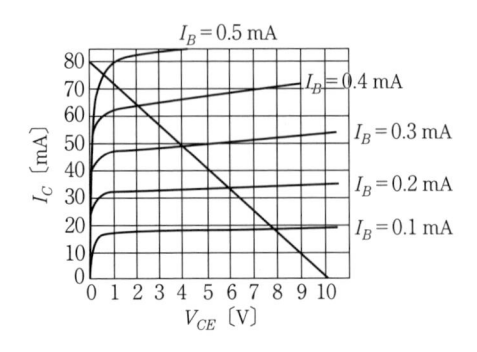

図 8.36

ベース電流 I_B が 0.1 mA から 0.2 mA に変化したとき，ベース電流 I_B の変化量に対するコレクタ電流 I_C の変化量の比率

$$\frac{\text{コレクタ電流 } I_C \text{ の変化量}}{\text{ベース電流 } I_B \text{ の変化量}} = \frac{\Delta I_C}{\Delta I_B}$$

に最も近いのはどれか。

1. 50　2. 150　3. 250　4. 350　5. 450

〔解説〕 ΔI_C は図 8.36 から読みとる。

$$\Delta I_B = 0.2 - 0.1 = 0.1 \text{ mA}, \quad \Delta I_C = 34 - 19 = 15 \text{ mA}$$

したがって

$$\frac{\text{コレクタ電流 } I_C \text{ の変化量}}{\text{ベース電流 } I_B \text{ の変化量}} = \frac{\Delta I_C}{\Delta I_B} = \frac{15}{0.1} = 150$$

よって，2. の 150 が正しい。

さらに出題の範囲を超えるが，出力特性（V_{CE}-I_C 曲線）と負荷線からコレクタ抵抗 R_C を求めると，式 (8.3) の $V_{CE} = V_{CC} - I_C R_C$ より $I_C = 0$ mA のとき

$$V_{CE} = V_{CC} = 10 \text{ V} \quad (\text{負荷線と } V_{CE} \text{ の交点から考える})$$

である。$V_{CE} = 0$ V のとき

$$I_C = \frac{10}{R_C} = 80 \text{ mA} \quad (\text{負荷線と } I_C \text{ の交点から考える})$$

$$\therefore \quad R_C = \frac{10}{80} = 0.125 \text{ k}\Omega$$

問題演習

1 14回-午後-問題12　誤っているのはどれか。
1. 不純物を含まない半導体を真性半導体という。
2. シリコン（Si）にリン（P）を加えるとn形半導体になる。
3. ユニポーラトランジスタにはpチャネルとnチャネルの2種類がある。
4. ユニポーラトランジスタは電圧制御形である。
5. MOSトランジスタはバイポーラトランジスタの一種である。

2 15回-午後-問題12　バイポーラトランジスタについて正しいのはどれか。
a. n形とp形の半導体によって構成される。
b. 電界効果トランジスタより入力インピーダンスが高い。
c. エミッタ接地電流増幅率は1より小さい。
d. 正負2種類の電荷が動作に寄与している。
e. アナログ増幅にもスイッチングにも用いられる。

1. a, b, c　　2. a, b, e　　3. a, d, e　　4. b, c, d
5. c, d, e

💡ヒント：トランジスタのスイッチング回路（LED点灯，リレー動作）について以下に説明する。図8.37はトランジスタのベースに信号を入れることによってLEDを点滅させる簡単な回路である。100Ωの抵抗はLEDの過電流保護のために入れてある。図8.38はトランジスタのベースに信号を入れることによってリレーを作動させ，大きな電流のON，OFFをさせる簡単

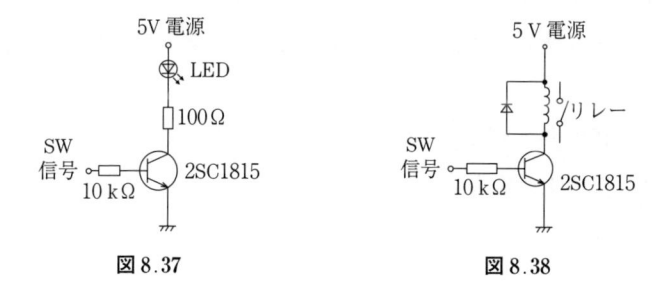

図8.37　　　　　　　　　図8.38

答　　　　　　　　　　　　　　　　　　　　　　　　　　　　1 5，2 3

な回路である．リレーの両端に接続してあるダイオードは，リレーに発生するサージ電圧（突然の高電圧）防止のために入れてある．

3 **18回-午後-問題12**　トランジスタについて**誤っている**のはどれか．
1. インピーダンス変換回路はコレクタ接地で作ることができる．
2. FETは高入力インピーダンスの回路を実現できる．
3. FETは入力電流で出力電流を制御する素子である．
4. MOSFETは金属—酸化膜—半導体の構造をもつ．
5. FETはユニポーラトランジスタともいう．

4 **21回-午後-問題13**　半導体について正しいのはどれか．
a. 温度が上昇しても抵抗は変化しない．
b. 不純物を含まない半導体を真性半導体と呼ぶ．
c. Siに第3族のGaを加えるとp形半導体になる．
d. n形半導体の多数キャリヤは正孔（ホール）である．
e. pn接合は発振作用を示す．
　　1. a, b　　2. a, e　　3. b, c　　4. c, d　　5. d, e

5 **8回-午後-問題20**　半導体素子について正しいのはどれか．
a. 半導体レーザは主に紫外域の光を発する．
b. ホトダイオードの原理はCdS素子と同じである．
c. バイポーラトランジスタは電流で電流をコントロールする増幅素子である．
d. 半導体のホール素子は磁気検出に用いられる．
e. 熱電対は半導体素子である．
　　1. a, b　　2. a, e　　3. b, c　　4. c, d　　5. d, e

答　　3 3，4 3，5 4

問　題　演　習　　125

💡ヒント：半導体レーザは，ほとんどが可視光～近赤外線の光を出す。ホトダイオードは，P形，N形半導体を使った光感知素子であり，CdS素子は，光によって電気抵抗が変わるCdSの性質を使った光感知素子である。

6　8回-午後-問題14　　定電圧ダイオードの電圧-電流特性はどれか。

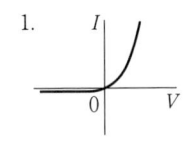

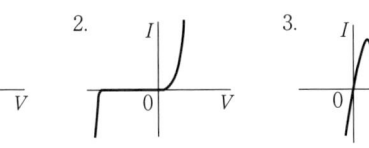

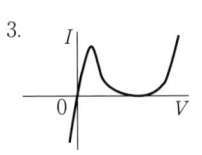

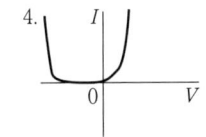

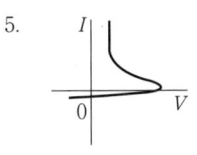

1. 2. 3.

4. 5.

💡ヒント：8.2.8(5)項参照。ツェナー電圧は，P形・N形半導体の不純物の大小で決まる。不純物が多いとツェナー電圧は低い。

7　10回-午後-問題14　　電源回路について**誤っている**のはどれか。
1．リップル率は全波整流回路のほうが半波整流回路より小さい。
2．回路構成は定電圧回路を平滑回路の前に置く。
3．平滑回路はコンデンサの充放電を利用して交流成分を取り除く。
4．定電圧回路にはツェナーダイオードが用いられる。
5．出力電圧の変動は入力電圧と出力電流との変動により起こる。

💡ヒント：1.は図8.17，図8.20を参照。2.は平滑回路の次に定電圧回路を置く。3.は図8.17のどの部分で充電し，どの部分で放電するかを考える。4.は図8.25を参照。5.は出力電圧変動の大きな原因は「入力の電圧変動や出力の電流変動」である。

答　　　　　　　　　　　　　　　　　　　　　　　　　　　6　2，　7　2

8 **12回-午後-問題15**　図の回路の入力 V_i は振幅 5 V の正弦波である。電池を直流定電圧源，ダイオードを理想ダイオードとしたとき出力 V_O に最も近い波形はどれか。

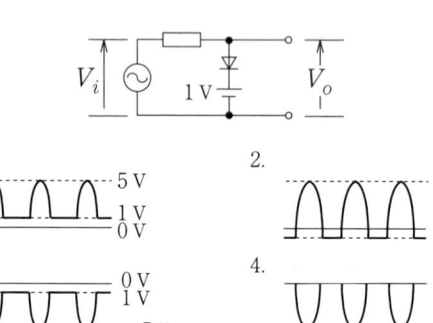

1.　（5 V / 1 V / 0 V の波形）
2.　（5 V / 0 V / −1 V の波形）
3.　（0 V / −1 V / −5 V の波形）
4.　（0 V / −5 V の波形）
5.　（1 V / 0 V / −5 V の波形）

参考：実験では，$R=2\,\mathrm{k\Omega}$ 程度がベスト。問題演習 11, 16 のヒント参照。

9 **15回-午後-問題19**　図の回路に入力 E_A と E_B を加えた場合，出力波形 E_O で正しいのはどれか。ただし，ダイオードは理想的とする。

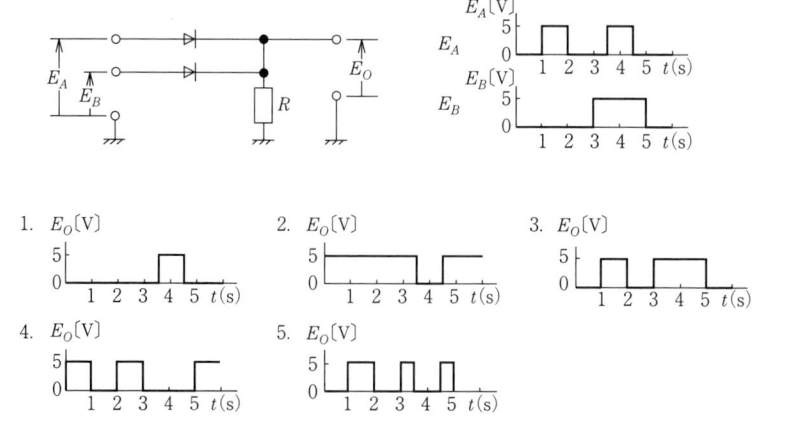

1.　$E_O[\mathrm{V}]$
2.　$E_O[\mathrm{V}]$
3.　$E_O[\mathrm{V}]$
4.　$E_O[\mathrm{V}]$
5.　$E_O[\mathrm{V}]$

答　　8 5,　9 3

問題演習

10 17回-午後-問題14　　ツェナー電圧5Vのツェナーダイオードに100 mAの電流が流れているとき図の回路の抵抗 R はどれか。

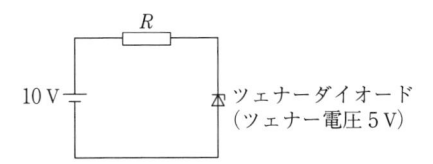

1. 10 Ω　　2. 50 Ω　　3. 100 Ω　　4. 250 Ω　　5. 500 Ω

11 16回-午後-問題14　　図1の回路の入力に図2の波形が加わったとき出力波形の概形はどれか。ただし，ダイオードは理想的とする。

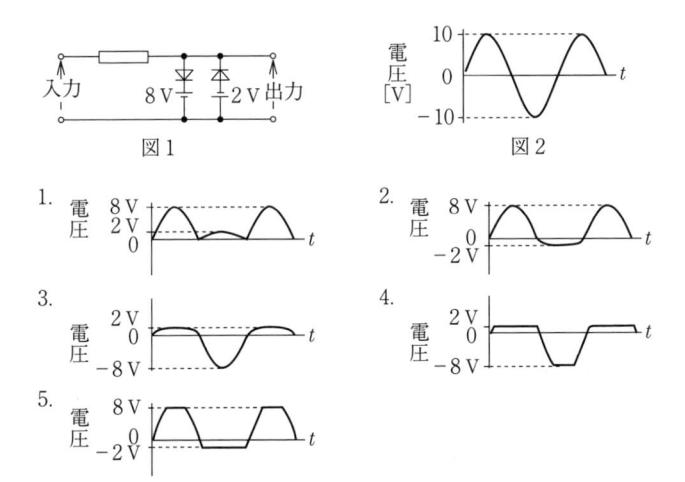

💡ヒント：実験では，抵抗は2 kΩ程度がベスト。⊥では，入力が8Vを超えるとダイオードは導通状態（現実には，ほぼ0Ωの電線）と同じ。よって出力は8Vで一定。⊥では，入力が-3Vなどのように，-2V以下ならばダイオードは導通状態。よって出力は-2Vで一定。この考え方はダイオードと電池の組合せ問題に有効。問題演習 **8**, **13**, **15**, **16** 参照。

答　　　　　　　　　　　　　　　　　　　　　　　　**10** 2, **11** 5

12 **17回-午後-問題19**　図の回路について正しいのはどれか。ただし、ダイオードは理想的とし、入力電圧 v_i は周波数 50 Hz、振幅 1 V の正弦波とする。

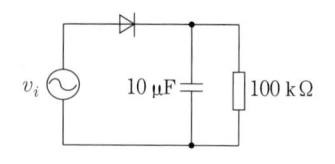

1. ダイオードにかかる電圧の最大値は約 2 V である。
2. ダイオードに流れる電流は正弦波である。
3. コンデンサにかかる電圧の最大値は約 1.4 V である。
4. コンデンサにかかる電圧は正弦波である。
5. 抵抗を 1 kΩ に変えるとコンデンサにかかる電圧のリップル（変動量）は減少する。

💡ヒント：問題文中の図の時定数 = 1 s。〜では 1÷50÷2 = 0.01 s ごとに±を繰り返すので、100 kΩ での放電は考えなくてよい。〜は + と − を連続的に変化させる電源で、ある時刻で左図のような状態になる。図より、ダイオードにかかる逆電圧 = 1 + 1 = 2 V になる。よって答は1。もし交流電圧が実効値 1 V ならば、最大値は 1.41 V。よって、逆電圧は 1.41 + 1.41 = 2.82 V ≒ 3 V。すなわち実効値電圧の 3 倍以上の耐電圧が必要。 8.3 節参照。

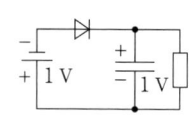

13 **18回-午後-問題14**　図1の回路に図2の正弦波電圧を印加した。D_1 に電流が流れる時間帯はどれか。ただし、理想ダイオードとする。

1. ①　2. ②　3. ③　4. ④　5. ⑤

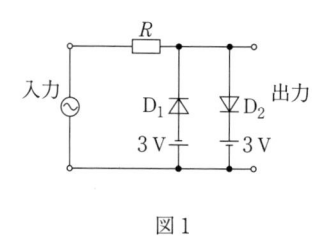

図1 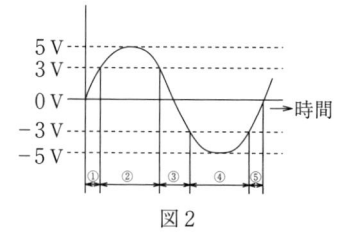　　図2

答　　　　　　　　　　　　　　　　　　　　　　　　　　12 1,　13 4

問　題　演　習

[14] **19回-午後-問題13**　ダイオードを用いた回路の端子AB間に図1の正弦波電圧 V_i を入力した。端子CD間に図2の電圧 V_o が得られる回路はどれか。ただし，ダイオードは理想ダイオードとする。

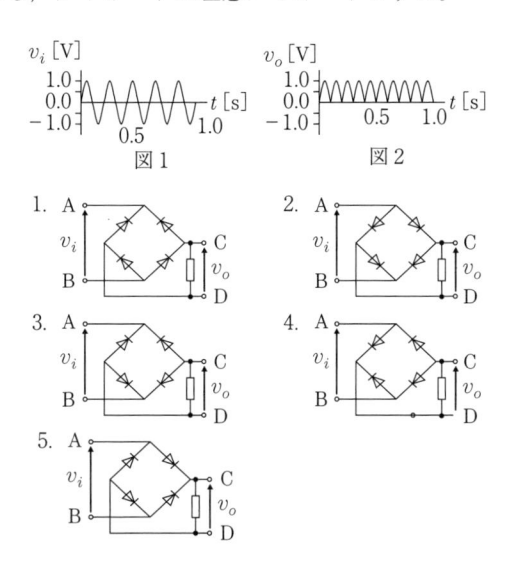

図1

図2

1. 2. 3. 4. 5.

[15] **ME 24回-午前-問題25**　図の回路の振幅10Vの正弦波電圧を入力したときの出力波形はどれか。ただし，Dは理想的なダイオードとする。

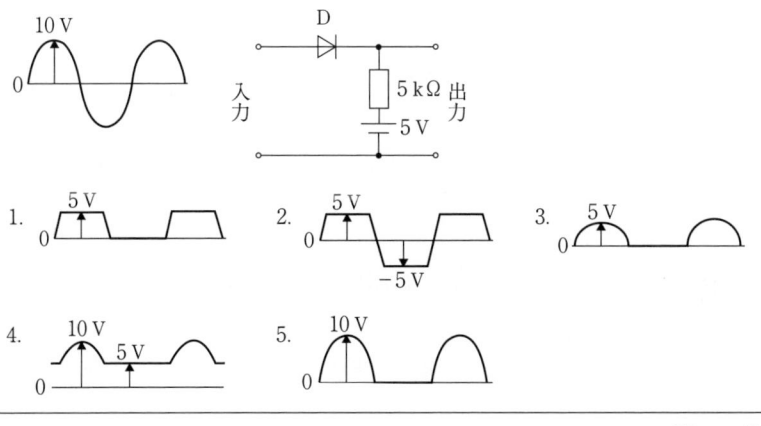

答　　　　　　　　　　　　　　　　　　　　　　　　[14] 5, [15] 4

8. トランジスタ・ダイオード・FET

16 21回-午後-問題14　図1に示す正弦波電圧を図2の端子AB間に入力するとき，端子CD間の電圧波形v_oはどれか。ただし，ダイオードは理想ダイオードとする。

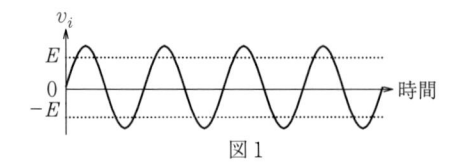

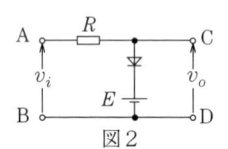

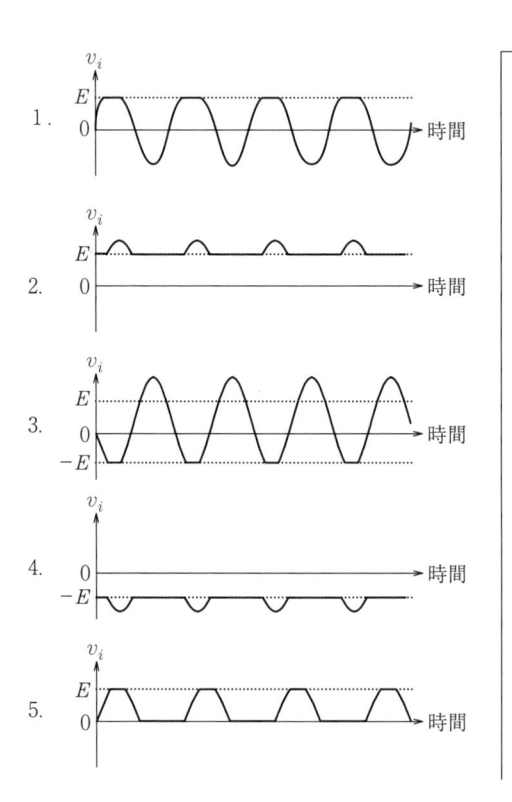

図1

図2

1.

2.

3.

4.

5.

参考問題：以下の図3～5では，どの波形が出力されるだろうか？　図2，3をピーククリッパ回路，図4，5をベースクリッパ回路という。

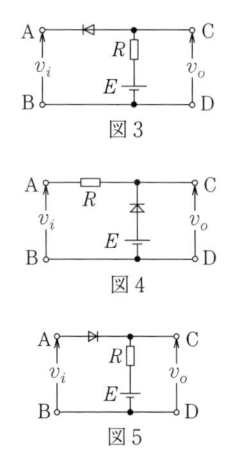

図3

図4

図5

💡ヒント：Aが$+E$以下では，⊣⊢があるので電池の影響はない。よって，Cの電位はAと同じ。Aが$+E$以上では，⊣⊢は導通状態なのでCの電位はE。Aが－のときは⊣⊢があるので電池の影響はない。よって，CのはAと同じ。

答　　　16　1，参考問題の答：図3は1.の波形。図4は2.の波形。図5は2.の波形。

17 13回-午後-問題21

図の回路に入力 (v_i) を加えたとき，出力 (v_o) に最も近い波形はどれか．ただし，トランジスタの直流電流増幅定数 (h_{fe}) は 100 とする．

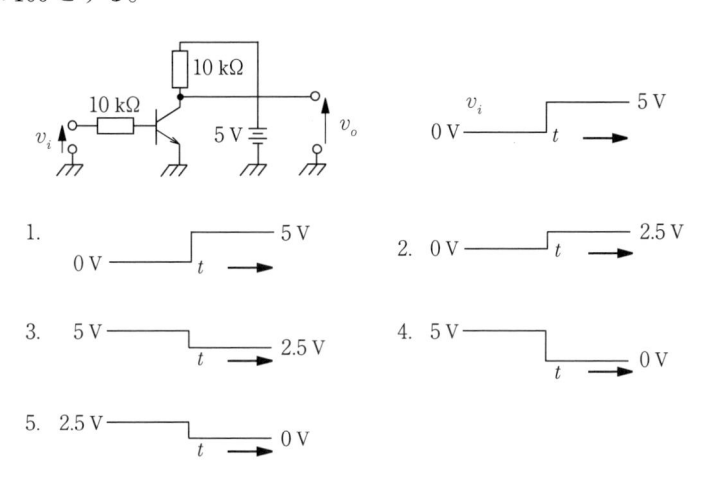

1. 0 V → 5 V
2. 0 V → 2.5 V
3. 5 V → 2.5 V
4. 5 V → 0 V
5. 2.5 V → 0 V

💡ヒント：この問題は，コレクタ電流 I_C が飽和状態になっている．飽和状態で考えるのは初心者には難しいので問題 18 を追加する．

18 13回-午後-問題21(改)

図の回路に入力 (v_i) を加えたとき，出力 (v_o) はいくらか．ただし，トランジスタの直流電流増幅定数 (h_{fe}) は 100 とする．以下の □ を埋めよ．

$v_i = 0$ V のとき，$v_o = $ ① [V]

$v_i = 2$ V のとき，$v_o = $ ② [V]

$v_i = 2$ V，コレクタ抵抗を 400 Ω としたとき，$v_o = $ ③ [V]

💡ヒント：トランジスタを動作させるための電圧は，ベース-エミッタ間の最小電圧 V_{min} の 0.6～0.7 V 以上（実際には 3～4 V）が必要である．ただし，本問ではベース-エミッタ間の抵抗はなく，$V_{min} = 0$ V とする．

答　　　　　　　　　　　　　　　　　　17　4，　18　① 20 V，② 0 V，③ 12 V

8. トランジスタ・ダイオード・FET

19 16回-午後-問題12　トランジスタについて**誤っている**のはどれか。

1. FETの種類として接合形とMOS形とがある。
2. FETはユニポーラトランジスタとも呼ばれる。
3. バイポーラトランジスタでは正孔と電子とで電流が形成される。
4. バイポーラトランジスタにはpnp形とnpn形とがある。
5. FETの入力インピーダンスはバイポーラトランジスタより低い。

20 11回-午後-問題13　FETのゲート電圧（V_{GS}）に対するドレーン電流（I_D）の特性を測定した。正しいのはどれか。

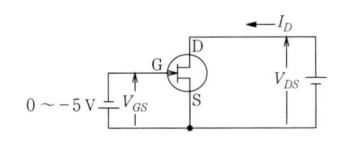

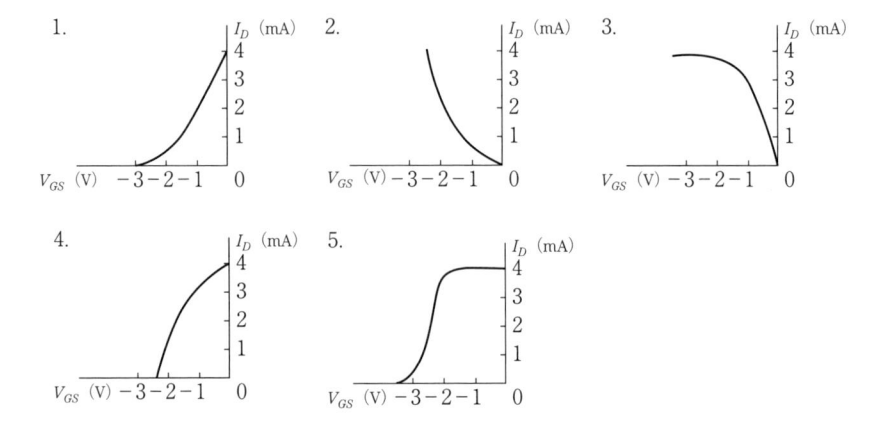

ヒント：V_{GS}が0→−5Vのように負に大きくなると，図8.10の空乏層が大きくなり，電流は流れなくなる。

答　　　**19** 5，**20** 1

9章 RC・RL 直列回路の過渡現象

9.1 RC回路（微分回路，積分回路）の時定数

微分回路，積分回路の時定数（τ）はどちらも

$$\tau = CR \ [\text{s}] \tag{9.1}$$

である。9.1.1～9.1.4項は，図9.13～図9.24を理解するための説明である。

9.1.1 例1：下降曲線1，微分回路における抵抗の両端の電圧変化

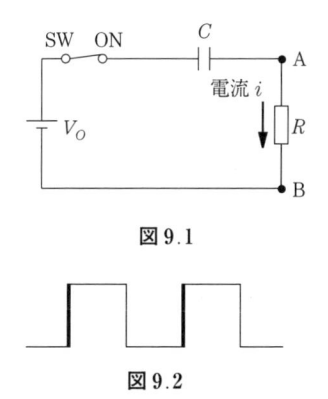

図9.1のように，抵抗 R とコンデンサ C の直列回路（RC 回路）において，電池 V_O を接続し，スイッチ（SW）をONにすると，電流 i は，図9.1のように流れるので，R の両端では，A点のほうが電位が高くなる。また，C に電気がたまれば，電流はしだいに0になる。よって，A-B間の電圧は，図9.5の V-t グラフのように，t 軸より上（プラス）にグラフが現れ，下降曲線を描く。

図9.2の方形波（矩形波）の太線部分は，SWのONの状態に相当する。

以下のような考え方もある。
1. SWがONの瞬間は，C は導通状態（ショート状態）であり，電圧が瞬間的に立ち上がる。周波数がきわめて大きい場合と同じと考えられ，$Z_C = \dfrac{1}{2\pi f c} \fallingdotseq 0$ となり，導通状態と判断してもよい。
2. SWがONの瞬間は，$V_{AB} = V_O$ である。

3. 電流が流れ C に電気がたまると，電流はしだいに小さくなり，0に近づく。

  ∴ 抵抗の両端の電圧 V_{AB} は，0 に近づく。

  ∴ 下降曲線を描く。

これらを式で示すと

$$V = V_0 e^{-\frac{t}{RC}} = V_0 e^{-\frac{t}{\tau}} \tag{9.2}$$

となる。ここで，ネイピア数 $e = 2.718$ である。

9.1.2 例2：下降曲線2，積分回路におけるコンデンサの両端の電圧変化

　試験に出題される回路には，図 9.3 のような小抵抗は入っていない。小抵抗を入れて考えるとわかりやすい。SW が ON の状態では C に電気がたまっている。SW を OFF にすると，小抵抗を通して図 9.3 のように電流が流れる。

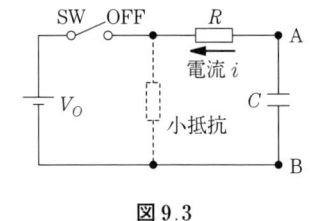

図 9.3

　C の電気がなくなると，電流はしだいに 0 になる。よって A–B 間の電圧は図 9.5 の V–t グラフのように，t 軸より上（プラス）にグラフが現れ，下降曲線を描く。図 9.4 の方形波入力の太線部分は SW が OFF の状態に相当する。

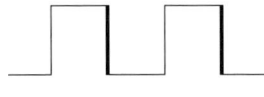

図 9.4

　以下のような考え方もある。
1. SW が OFF の瞬間は，C に電気がたまっているため $V_{AB} = V_0$ である。
2. SW が OFF の状態を続けると，小抵抗を通して電流が流れ，C の電気が放電される。
3. C の電気が放電されると C の両端の電圧が下がり，V_{AB} は 0 に近づく。
  ∴ 下降曲線を描く。

例1, 例2の電圧変化は**図9.5**のようになる。37％といった値の出所はここにあり，$e = 2.718$ を使い，0.37 がどのようにして算出されたのかについては 9.2 節を参照。

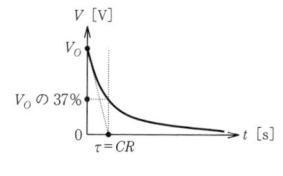

図9.5 V-t グラフ

9.1.3　例3：上昇曲線1，積分回路におけるコンデンサの両端の電圧変化

SW が OFF の状態では，C には電気がたまっていないとする。SW を ON にすると，**図9.6**のような電流が流れ，コンデンサの電圧は徐々に上昇する。C に電気がたまると，C の電圧はしだいに上昇し，電源電圧 V_0 に等しくなって，それ以上の上昇はない。よって，図9.8 の V-t グラフのように，A-B 間の電圧は t 軸より上（プラス）にグラフが表れ，上昇曲線を描く。**図9.7** の方形波入力の太線部分は SW が ON の状態に相当する。

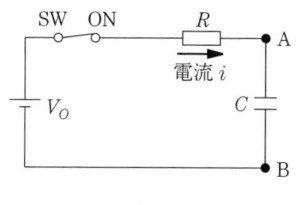

図9.6

図9.7

以下のような考え方もある。
1. SW が ON の瞬間は，C は導通状態（ショート状態）で，$V_{AB} = 0$ である。
2. SW が ON の状態を続けると，C に電気がたまり，V_{AB} は V_0 に近づく。
   ∴　上昇曲線を描く。

例3の電圧変化は，**図9.8**のようになる。63％といった値の出所はここにあり，$e = 2.718$ を使い，0.63 がどのようにして算出されたのかについては 9.2 節を参照。τ は時定数である。

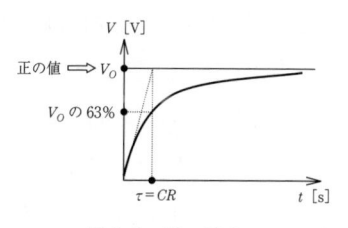

図9.8　V-t グラフ

9.1.4　例4：上昇曲線2，微分回路における抵抗の両端の電圧変化

試験に出題される回路には小抵抗は入っていない。小抵抗を入れて考えるとわかりやすい。

（1）　SW が ON の状態では，C には電気がたまっている。SW を OFF にすると，小抵抗を通して，**図 9.9** のような電流が流れ，C の電圧は徐々に小さくなる。よって，抵抗を流れる電流が減少する。よって，$V = RI$ より，抵抗の両端の電圧が小さくなる。さらに大切なのは，例1～3で共通しているのはA点が高電位であるために，V-t のグラフは t 軸より上（＋）の値である。しかし，例4では，電流の向きを考えるとB点が高電位であるために，図 9.12 のように V-t のグラフは t 軸より下（－）の値になる。すなわち，最初は $-V_0$ [V] であったものが，徐々に電位が上昇して 0 V に近づく。

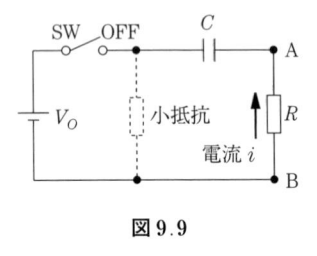

図 9.9

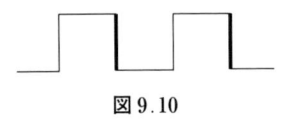

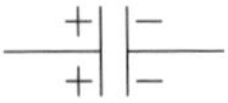

図 9.10 の方形波入力の太線部分は，SW が OFF の状態に相当する。

図 9.10

以下のような考え方もある。

1. SW が ON のままの状態および SW が OFF の瞬間は，C には**図 9.11** のように電気がたまっている。

   図 9.11

2. SW が OFF の瞬間は，R には B 点から A 点へ電流が流れる。よって，B 点のほうが高電位となる。A 点が高電位のとき，＋の電圧とすれば，B 点のほうが高電位であるので，－の電圧となる。

   $\therefore\ V_{AB} = -V_0$

3. SW が OFF の状態を続けると，小抵抗を通して電流が流れ，C の電気が放電される。B 点から A 点への電流はしだいに少なくなり，0 に近づく（V_{AB} は 0 に近づく）。

9.1 RC 回路（微分回路，積分回路）の時定数

∴ $-V_0$〜0 間での上昇曲線になる。

（2） $\tau = CR$ は，どのようにして出てきたのか？ これは，微分方程式を解くことによって出てきた（9.2 節参照）。τ は時定数である。

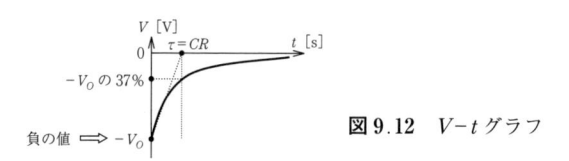

図 9.12　V–t グラフ

（3） 応用……微分回路の例 1（9.1.1 項）と例 4（9.1.4 項）を組み合わせ，方形波を入力する。下記の例では，方形波は正の値（0 V 以上：方形波発振器の出力に整流素子を入れれば得られる）とする。

微分回路は，方形波の入力信号からパルス状の信号を作るときや回路間の直流的な関係を切るため（直流カット）にも使用する。点線の小抵抗を入れて考えるとわかりやすい。以下，T（周期の半分）を一定にして $\tau = CR$ を変化させた（しだいに小さくする）場合を順次考える。

$CR = \tau \gg T$（T が τ に比べて非常に小さい。T が小さいとは，9.4 節の微分回路のカットオフ周波数 $= 1/2\pi RC$ より入力周波数が高いことを示す）の場合の R の出力波形は，時定数に比べて短い時間で入力の下降や上昇が起こるために，C の放電による下降曲線や上昇曲線を描くことなく，入力波形と同じ変化をする。また，コンデンサにより直流分が切れるので，出力の平均値は 0 になり，図 9.13 のようになる。実験による出力波形の観察も可能である。

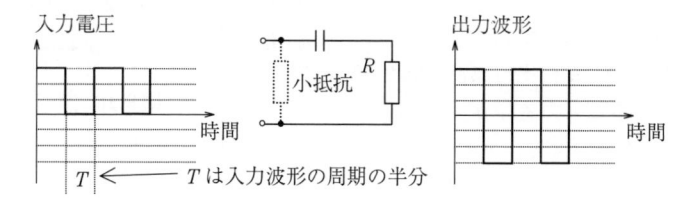

図 9.13

9. RC・RL 直列回路の過渡現象

$CR=\tau \fallingdotseq T$（T と τ が同じ程度）の場合の R の出力波形（図 9.14）。

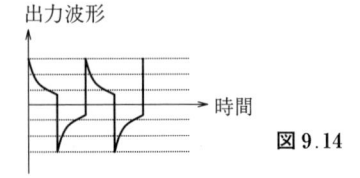

図 9.14

$CR=\tau<T$ の場合の R の出力波形（図 9.15）。9.1.1，9.1.4 項を連続的に行ったときの代表例。

図 9.15

$\tau=CR$ が図 9.13 の例よりも，さらに小さい場合の R の出力波形（図 9.16）。

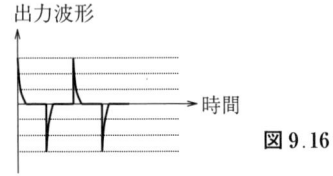

図 9.16

極端な場合の R の出力波形（$CR=\tau \ll T$）（図 9.17）。T が大きいとは，カットオフ周波数 $=1/2\pi RC$ より入力周波数が低いことを示す。

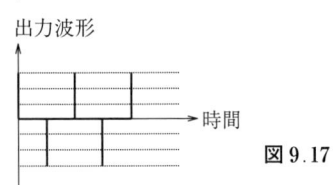

図 9.17

注1）9.1.4 項の時間（時刻）=0 の出力波形には，こだわらないほうがよい。

注2）微分回路（図 9.13）の $CR \gg T$（積分回路の図 9.22，9.24 の $CR \ll T$）の部分は，入力波形と出力波形は同じである。

参考 微分回路に，正の値（0 V 以上），負の値（0 V 以下）を繰り返す通常の方形波発振器の出力を入力する。その入力電圧を図 9.18 に示す。$\tau \gg T$，$\tau \fallingdotseq T$，$\tau \ll T$ の場合の，R の出力波形を図 9.19 に示す。前述の入力電圧が，つねに正の場合と出力波形は同じである。この内容が試験に出ることは，まれである。問題演習17は，まれな一例である。実験による出力波形の観察も可能である。

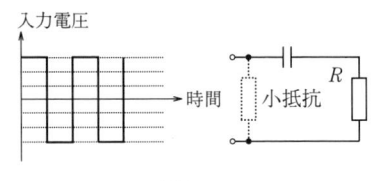

図 9.18

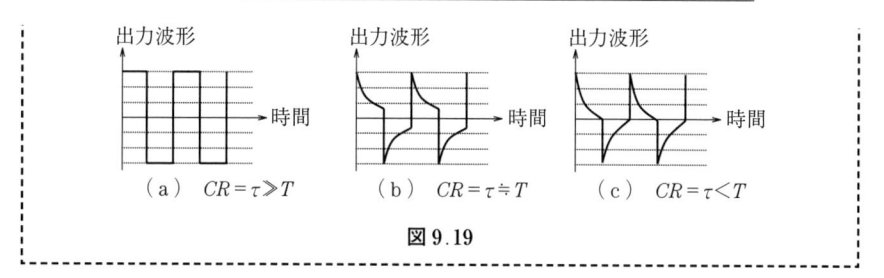

9.1 *RC* 回路（微分回路，積分回路）の時定数

（a） $CR=\tau \gg T$　出力波形／時間

（b） $CR=\tau \fallingdotseq T$　出力波形／時間

（c） $CR=\tau < T$　出力波形／時間

図 9.19

（4）　応用……積分回路の例 3（9.1.3 項）と例 2（9.1.2 項）を組み合わせ，方形波（0 V 以上）を入力する。この回路は入力の方形波信号の立ち上がりを遅らせるときに使用する。以下，T（周期の半分）を一定にして $\tau = CR$ を変化させた（しだいに小さくする）場合を順次考える。

$CR=\tau \gg T$（9.4 節の積分回路のカットオフ周波数より入力の周波数が高いと考える）の場合の C の出力波形は，方形波電圧の下降，上昇が急速であるため，図 9.20 のようになり，出力波形は必ずしも 0 V には接しない。以下，実験による出力波形の観察も可能である。

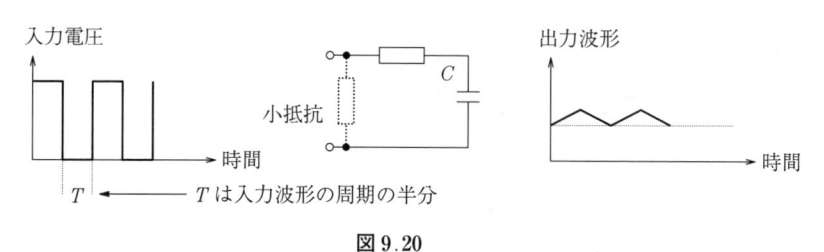

入力電圧／時間　T　T は入力波形の周期の半分　小抵抗　C　出力波形／時間

図 9.20

$CR=\tau \fallingdotseq T$（T と τ が同じ程度）の場合の R の出力電圧波形（図 9.21）。9.1.2，9.1.3 項を連続的に行ったときの代表例。

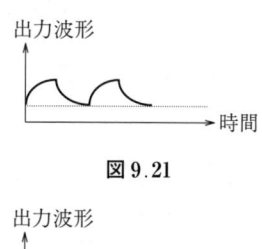

出力波形／時間

図 9.21

$CR=\tau \ll T$ の場合の C の出力電圧波形（図 9.22）。T が大きいとは，カットオフ周波数より入力周波数が低いことを示す。

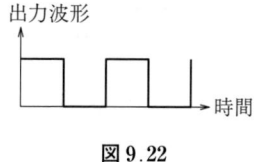

出力波形／時間

図 9.22

参考 積分回路に，正の値（0 V 以上），負の値（0 V 以下）を繰り返す通常の方形波発振器の出力を入力した場合の入力電圧を**図 9.23** に示す．この場合，C の出力波形は，前述の波形位置が異なり，$\tau \gg T$，$\tau \fallingdotseq T$，$\tau \ll T$ の場合の，C の出力波形を**図 9.24** に示す．負の値の出力もあること以外は，前述の入力電圧がつねに正の場合と，出力の形は同じである．十分に時間が経過した後の波形を見るので，原点での波形にはこだわらないほうがよい．この内容が試験に出ることは，まれである．実験による出力波形の観察も可能である．

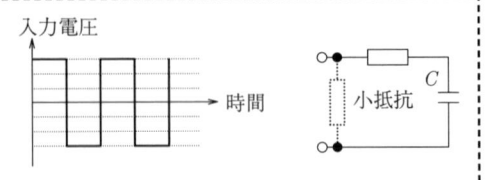

図 9.23

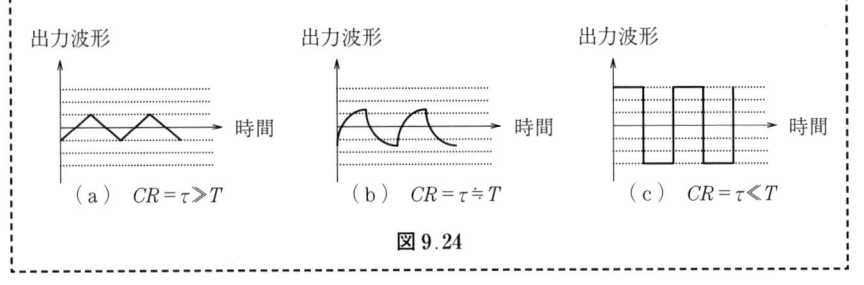

（a） $CR = \tau \gg T$
（b） $CR = \tau \fallingdotseq T$
（c） $CR = \tau \ll T$

図 9.24

9.2 上昇・下降曲線の微分方程式による説明

以下 [____] の説明は，理数科の高校生，大学初年級の学生が学ぶ内容である．興味のある読者は読んでみると面白い．37％，63％の出所がわかる．

図 9.5 は，積分回路におけるコンデンサの両端の電圧変化を示し，さらに，コンデンサの放電特性を示すものである．

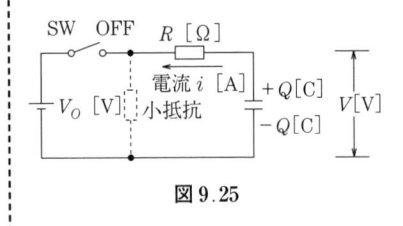

図 9.25 の小抵抗は，試験問題の図には入っていない．小抵抗を入れて考えるとわかりやすい．SW が OFF とは，図 9.4 の方形波入力の太線部分に相当する．これに関する微分方程式を立て，解を求めてみよう．

図 9.25

図の回路において，SW を OFF にするということは，小抵抗を通して放電す

ることを示している。「放電の場合，放電開始直後のコンデンサ両端の電圧が最大で，徐々に電圧が下がる」ことを思い出して欲しい。

さて，SW を OFF にした後の C にたまっている電気量を Q，電圧を V とすると，小抵抗の両端の電圧は無視でき，キルヒホッフの法則より

$$V - Ri = 0 \quad \text{または} \quad V = Ri \tag{9.3}$$

また，1秒当りの C の電気量変化（Q の微分量）が，C に接続された R を流れる電流であることと，$Q = CV$ を使うと電流 i は（同じ Q でも 1.2 節の Q は，電線の断面を流れる電気量で，意味が違うので注意する）

$$i = -\frac{dQ}{dt} = -\frac{d(CV)}{dt} = -C\frac{dV}{dt}$$

ここで，$-$ は放電により Q が減少することを示している。よって，抵抗の電圧は

$$Ri = -CR\frac{dV}{dt} \tag{9.4}$$

式 (9.4) を式 (9.3) に代入すると

$$V + CR\frac{dV}{dt} = 0 \tag{9.5}$$

これは，変数分離形の微分方程式である。$CR = \tau$ とすると，一般解は次のようになる。ここでは，解の式から，τ が CR で表される由来がわかれば十分である。また，時定数 τ と時間 t の間には $\frac{t}{\tau} = 1$ の関係がある。すなわち，$t = \tau = CR$ である。式 (9.5) の微分方程式を解くと

$$\therefore V = V_0 e^{-\frac{t}{CR}} = V_0 e^{-\frac{t}{\tau}}$$

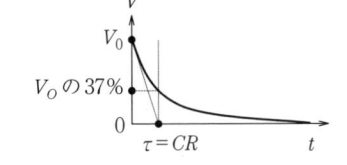

これをグラフ化すると図 9.26 となる。

$$\frac{t}{CR} = \frac{t}{\tau} = 1 \tag{9.6}$$

としたので $t = CR = \tau$ における V は

$$V = V_0 e^{-\frac{t}{CR}} = V_0 e^{-1}$$

$$= \frac{V_0}{e} = 0.37 V_0 \cdots\cdots V_0 \text{ の 37\%}$$

図 9.26　V-t のグラフ

参考：対数といえば，通常は $\log_{10} 2 = 0.3010$（底が 10 の対数を常用対数という）などとする。微分方程式を解く場合，$e = 2.718\cdots\cdots$ として，$\log_e 2 = 0.6931$（底が e の対数を自然対数という）とすると，簡単に解を示すことができる。e は $e = 2.718\,281\,828\,459\,045\cdots\cdots$ と続く。これは，ネイピア数と呼ばれる。

図 9.8 の上昇曲線は，積分回路における C の両端の電圧変化を示し，さらに，C の充電特性を示すものである。SW が ON とは，図 9.7 の方形波入力の太線部

分に相当する。図 9.27 において SW を ON にして，しばらく経過したとき，C にたまっている電気量を Q，電圧を V として，この積分回路についての微分方程式を立て，解を求めてみよう。「充電の場合，充電開始直後のコンデンサ両端の電圧が 0 で，図 9.8 の V-t グラフのように，徐々に電圧が上がる」ことを思い出して欲しい。

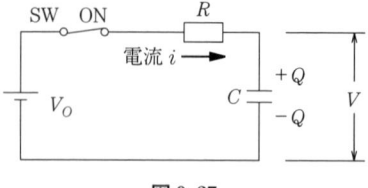

図 9.27

SW を入れる直前の C にたまっている電気量を 0，SW を ON にして，しばらく経過したとき C にたまっている電気量を Q，コンデンサの両端の電圧を V とすると，$Q = CV$ より

$$i = +\frac{dQ}{dt} = \frac{d(CV)}{dt} = C\frac{dV}{dt} \tag{9.7}$$

↑ 充電により電気量が増加するので +

よって，抵抗の電圧は

$$Ri = CR\frac{dV}{dt}$$

回路を 1 周したときの電圧の関係は，キルヒホッフの法則によると

$$CR\frac{dV}{dt} + V = V_O \tag{9.8}$$

の微分方程式が成立する。ここで，電池の V_O は起電力である。これは，変数分離形の微分方程式の一種である。時定数を $CR = \tau$ とすると，一般解は次のようになる。ここでは τ が CR で表される由来がわかれば十分である。

また，時定数 τ と時間 t との間には，$\frac{t}{\tau} = 1$ の関係がある。すなわち $t = \tau = CR$ である。式（9.8）の微分方程式を解くと

$$V = V_O\left(1 - e^{-\frac{t}{\tau}}\right) = V_O\left(1 - e^{-\frac{t}{CR}}\right) \tag{9.9}$$

式（9.9）をグラフ化すると図 9.28 となる。

$$\frac{t}{CR} = \frac{t}{\tau} = 1$$

としたので $t = CR = \tau$ における V は

$$V = V_O\left(1 - e^{-\frac{t}{CR}}\right)$$

$$= V_O(1 - e^{-1}) = V_O\left(1 - \frac{1}{e}\right)$$

$$= V_O(1 - 0.37) = 0.63V_O \cdots\cdots V_O \text{ の } 63\%$$

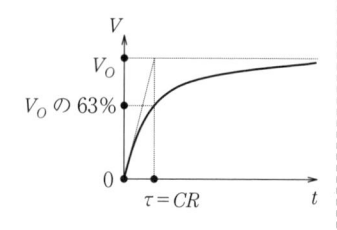

図 9.28 V-t のグラフ

9.3　LR回路の時定数

LR 回路の時定数は $\tau = \dfrac{L}{R}$ である。**図 9.29** の回路は試験に出題されたことがある。同じ回路で抵抗の両端の電圧（負の値）の場合は，図 9.12 のような上昇曲線になる。

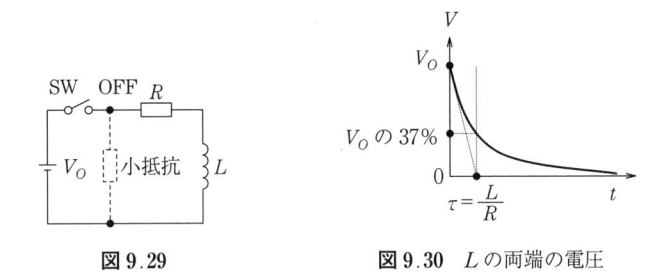

図 9.29

図 9.30　L の両端の電圧

参考：LR 回路の上昇曲線，下降曲線に関する過去問は少ない。問題演習 13, 21 参照。今後も出題されないという保証はないが，試験に出題される可能性は少ない。理由として考えられることは，LR 回路に発振器から方形波を入れると，よほど注意しないと発振器の出力回路が破壊されることがあるためである。

以下 :_____: の説明は，理数科の高校生，大学初年級の学生が学ぶ内容である。興味のある読者は読んでみると面白い。37％の出所がわかる。

SW を OFF にする直前のコイルに流れている電流を i_0 とする。コイルの両端に生じる電圧 V は，1 秒当りの電流変化（電流の微分量）に比例する。コイルのインダクタンスを L とすると，コイルには，時刻 t における電流 i の変化を妨げる向きに起電力が生じるので，−をつけて

$$V = -L\dfrac{di}{dt} \tag{9.10}$$

一方，抵抗の両端の電圧は Ri，小抵抗の電圧を無視すると，キルヒホッフの法則より，$V - Ri = 0$ または $V = Ri$ であるので

$$-L\dfrac{di}{dt} = Ri \quad \therefore \quad L\dfrac{di}{dt} + Ri = 0$$

これを書き換えると

$$\dfrac{L}{R}\dfrac{di}{dt} + i = 0 \tag{9.11}$$

これは，変数分離形の微分方程式である。時定数を $\dfrac{L}{R}=\tau$ とすると，一般解は次のようになる。ここでは，τ が $\dfrac{L}{R}$ で表される由来がわかれば十分である。また，時定数とは $\dfrac{t}{\tau}=1$，すなわち $t=\tau=\dfrac{L}{R}$ である。$i=i_0 e^{-\frac{t}{\tau}}$ を式 (9.10) に代入すると，コイルの両端の電圧は

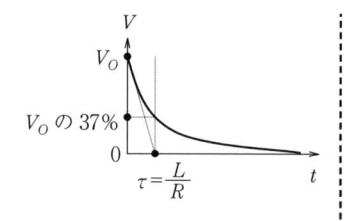

$$V = -L\dfrac{di}{dt} = -Li_0\left(-\dfrac{1}{\tau}\right)e^{-\frac{t}{\tau}} = \dfrac{L}{\tau}i_0 e^{-\frac{t}{\tau}} = Ri_0 e^{-\frac{t}{\tau}} = V_0 e^{-\frac{t}{\tau}}$$

図 9.31　V-t のグラフ

となる。SW を切る直前では，コイルには直流がかかるので導通状態。よって $V_0 = Ri_0$ である。

電圧についての V-t グラフは図 9.31 のようになる。$\dfrac{t}{\tau}=1$ とすると

$$V = V_0 e^{-1} = \dfrac{V_0}{e} = 0.37 V_0 \cdots\cdots V_0 \text{ の } 37\%$$

同じ回路で抵抗の両端の電圧（負の値）は，図 9.12 のような上昇曲線になる。

9.4　遮断周波数（カットオフ周波数）

基本は，コンデンサのインピーダンスが $Z_C = \dfrac{1}{2\pi fC}$ であることに起因する。周波数 f が $f \fallingdotseq 0$，すなわち f が低いときは，$Z_C \fallingdotseq \infty$ または，きわめて大きい。

$f \fallingdotseq \infty$，すなわち f が高いときは，$Z_C \fallingdotseq 0$ または，きわめて小さい。

よって ┬ コンデンサを含む回路内の SW が ON の瞬間は $f \fallingdotseq \infty$ と考えよ。
　　　 └ このとき，C の Z_C はきわめて小さく，導通状態と考えよ。

この考え方は応用範囲が広い。カットオフ周波数には次の 2 種類がある。

① 　微分回路のローカット周波数＝低域遮断周波数＝高域通過周波数 f_{CL}
② 　積分回路のハイカット周波数＝高域遮断周波数＝低域通過周波数 f_{CH}

どちらもカットオフ周波数は $f = \dfrac{1}{2\pi CR} = \dfrac{1}{2\pi\tau}$ である（図 9.32 参照）。

横軸は信号の周波数 [Hz] を表し，log 目盛となる。log 目盛に 0 はない。縦軸は信号の通過度＝20 log（出力 V_o / 入力 V_i）[dB] を示し，log 目盛ではなく，100％通過が 0 [dB]。$V_o \leqq V_i$ なので，通過度は 0 [db] が最大で負の値である。

9.5 遮断周波数 $1/(2\pi CR)$，70%や -3 dB を決める方法

通過度 $20\log(V_o/V_i)$ [dB]：log 目盛りではない。

0 dB＝100%
-3 dB≒70%

f_{CL} より低い周波数で微分回路として作動する。

f_{CH} より高い周波数で積分回路として作動する。

f_{CL}　f_{CH}　f（f は log 目盛）

微分回路のローカット周波数
＝低域遮断周波数
＝高域通過周波数 f_{CL}

積分回路のハイカット周波数
＝高域遮断周波数
＝低域通過周波数 f_{CH}

ローカット＝低域遮断は微分回路

周波数が高いときは，C のインピーダンスが小さく，信号がほとんど通過し，入力信号と出力信号が同じになる。周波数が低いときは，C のインピーダンスが大きく，信号はほとんど通過しない。

ハイカット＝高域遮断は積分回路

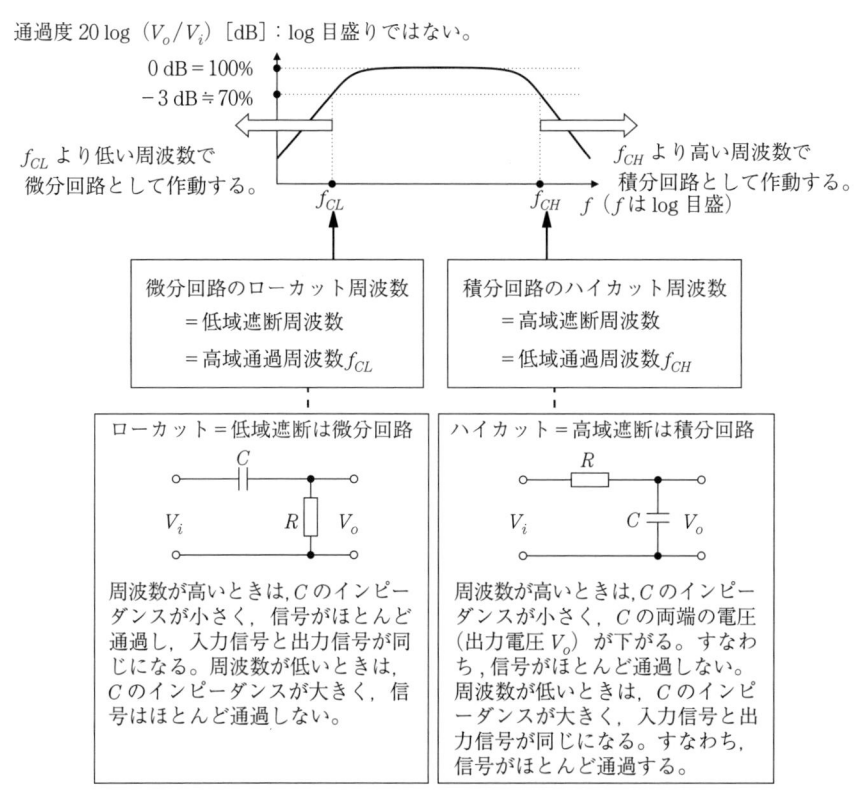

周波数が高いときは，C のインピーダンスが小さく，C の両端の電圧（出力電圧 V_o）が下がる。すなわち，信号がほとんど通過しない。周波数が低いときは，C のインピーダンスが大きく，入力信号と出力信号が同じになる。すなわち，信号がほとんど通過する。

図 9.32 RC 回路の通過度 [dB]（図 9.45 はオペアンプの増幅率 [dB]）

9.5 遮断周波数 $1/(2\pi CR)$，70%や -3 dB を決める方法

RLC の直列回路に関する電圧 V は，R，L，C にかかる電圧の和のように見えるが，位相の遅進に注意する。よって，V のベクトル表示とする。

図 9.33 について，三平方の定理を適用すると

$$(ZI)^2 = (RI)^2 + \left(2\pi fLI - \frac{I}{2\pi fC}\right)^2 \tag{9.12}$$

式（9.12）の両辺に I があるので，消去されて

$$Z = \sqrt{R^2 + \left(2\pi fL - \frac{1}{2\pi fC}\right)^2} \tag{9.13}$$

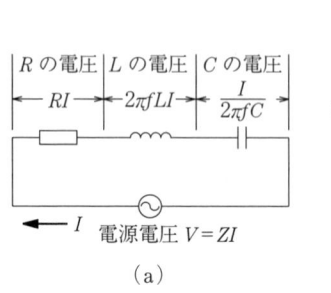

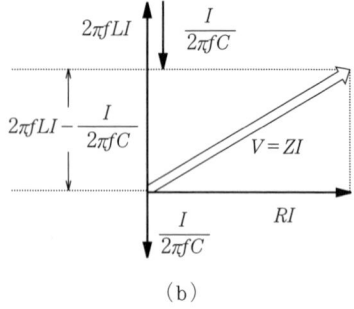

9. $RC \cdot RL$ 直列回路の過渡現象

図9.33

となる。**図 9.34** の積分回路，微分回路についてはLがない。したがって，インピーダンスZは

$$Z = \sqrt{R^2 + \left(\frac{1}{2\pi fC}\right)^2} \qquad (9.14)$$

となり，ベクトル図は**図 9.35** のようになる。

ただし，遮断周波数の説明のために，$RI = \dfrac{I}{2\pi fC}$ となるようにしてある。$45°$の三角形は，$1:1:\sqrt{2}$ の関係にあることも承知の通りである。

図 9.35 からわかるように，以下のような理由で，遮断周波数を決めている。

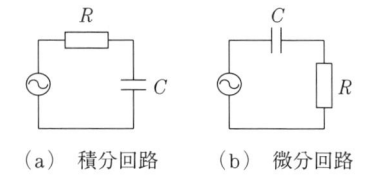

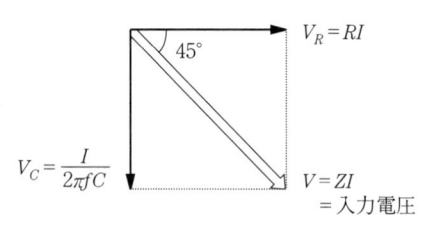

(a) 積分回路　　(b) 微分回路

図 9.34

図 9.35

① 複雑な定義ではなく，直観的でわかりやすいこと。
② 時定数 $\tau = CR$ との関係が簡単で明解であること。
③ 音圧または音圧レベルでいえば，音楽家など音の専門家以外の一般の人は，ある特定な強さの音に対して，90%の強さでは，その差を区別することは難しい。80%になると，少し弱いなと感じる人が多くなる。70%になると，ほとんど大部分の人が弱いと感じるようになる。

上記の①，②のために，$45° = \dfrac{\pi}{4}$ rad を電圧との位相差とする。微分回路にしても積分回路にしてもコンデンサの両端の電圧と抵抗の両端の電圧が等しい

ので簡単明解である。したがって

$$V_R = RI = V_C = \frac{I}{2\pi fC}$$

しかも，入力電圧 $V = ZI$ との関係は，$45° = \frac{\pi}{4}$ rad であることを考慮すると

$$\frac{V_R}{V} = \frac{V_C}{V} = \frac{1}{\sqrt{2}} = \frac{1}{1.414}$$

$$= 0.7072 \fallingdotseq 0.71 \cdots\cdots \underline{71\%} \fallingdotseq \underline{70\%}$$

これは，出力電圧が入力電圧の70%であることを意味している。言い換えれば，入力電圧に比べて29% ≒ 30%出力レベルが下がることを意味している。

ここで，最大値 0 [dB] とする信号の通過度（減衰量）を表すための定義式が $20 \log \frac{\text{出力電圧}}{\text{入力電圧}}$ [dB] であるので，$20 \log \frac{C \text{または} R \text{の電圧}}{\text{入力電圧}}$ [dB] は

$$20 \log \frac{V_R}{V} = 20 \log \frac{V_C}{V} = 20 \log \frac{1}{\sqrt{2}}$$

$$= 20 \log \left(\frac{1}{2}\right)^{\frac{1}{2}} = 20 \log 2^{-\frac{1}{2}}$$

$$= -\frac{20}{2} \log 2 = -10 \times 0.3010 = -3.01 \fallingdotseq -3 \text{ dB}$$

このようにして -3 dB が導き出された。

・**カットオフ周波数と時定数の関係**

微分回路，積分回路のどちらも

$$V_R = RI = V_C = \frac{I}{2\pi fC}$$

であるので

$$RI = \frac{I}{2\pi fC}$$

となる。ここで I を消去し，f を求めると

$$f = \frac{1}{2\pi \underline{CR}} = \frac{1}{2\pi \tau} \tag{9.15}$$

　　　　　└─ 時定数 $\tau = CR$

式 (9.15) がカットオフ周波数である。

図 9.32 の f_{CL} および f_{CH} は

$$f_{CL} = \frac{1}{2\pi CR} \qquad f_{CH} = \frac{1}{2\pi CR}$$

である。

9.6 微分回路，積分回路と呼ばれる理由

理由を深く考えず，以下，形として覚えることを薦める。

9.6.1 微 分 回 路

簡単にいえば，入力信号を時間微分した出力波形が出力される回路を微分回路という。入力波形と出力波形は図 9.13～図 9.19 を参照。

なぜ，微分回路と呼ばれるのか？

1 秒当りの C の電気量変化（Q の微分量）が電流である。9.2 節参照。

∴ 微小電気量変化を dQ，微小時間を dt とすると，$dQ = Idt$, $Q = CV$

∴ $I = \dfrac{dQ}{dt} = C\dfrac{dV}{dt}$ または $Q = \int Idt$

図 9.36 より

$$V_i = RI + \frac{Q}{C} = RI + \frac{1}{C}\int Idt$$

∴ $V_i C = CRI + \int Idt$

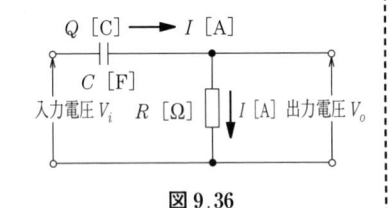

図 9.36

ここで，周期の半分を T，$\tau = CR \ll T$ とすると（図 9.17 参照），右辺は第 2 項が残る。言い換えれば「入力波形に対して出力波形を著しく変形させるために CR を小さくする」ことと同じである。「入力の T が大きい」とは「入力周波数が低いこと」を示している。すなわち，カットオフ周波数より低い周波数で微分回路として作動する。図 9.32 において「f_{CL} より低い周波数で微分回路として作動する」とあることに対応している。

∴ $V_i C \fallingdotseq \int Idt$

上式の両辺を微分すると

$$C\frac{dV_i}{dt} \fallingdotseq I$$

∴ 抵抗の両端の電圧＝出力電圧 $V_O = RI = CR\dfrac{dV_i}{dt}$

この式より，出力電圧 V_O が入力電圧 V_i の微分形になっている。これが微分回路と呼ばれる理由である。

オペアンプの場合

オペアンプ[†]による $\tau = C_s R_f \ll T$ 条件下での微分回路の入出力波形を**図 9.37**に示す。出力波形は微分した波形を優先し，オシロスコープによる正確な反転出力波形ではない。出力波形の図の上下を反転すると正しい波形になる。

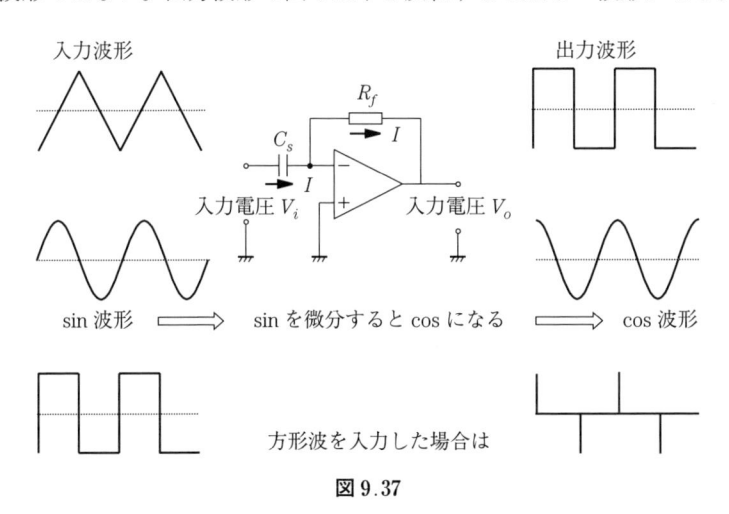

図 9.37

後述する理想的オペアンプの基本的特性の一部を示すと，「入力インピーダンスが∞。10.2節脚注参照。」「出力インピーダンスが 0」「電圧増幅率が∞」「増幅可能な周波数が 0〜∞」「反転入力端子（－）と非反転入力端子（＋）は仮想短絡（イマジナリーショート）」がある。仮想短絡については 10.3.1 項に詳しい説明があるが，オペアンプの増幅率を $A = \infty$ とすると，計算上，入力端子の－と＋が同じ電位になってしまう。すなわち，－と＋の間がショート

---

† オペアンプの図記号は，いずれ試験問題では新図記号（JIS C 0617-12）に変更される可能性がある。しかし，その時期は定かではないので本書では旧図記号を使って説明する。

(抵抗のない導通状態) と同じ状態になることである。図9.37では，＋記号の入力が接地してあるので，－記号の入力の電位もまた０Ｖである。

なぜ，オペアンプの微分回路を微分回路と呼ぶのか？

イマジナリーショートより

$$0 - R_f I = V_O \quad \Rightarrow \quad I = -\frac{V_O}{R_f} \tag{9.16}$$

理想的オペアンプの基本的特性を使い，電圧の関係に式 (9.16) を代入すると

$$V_i - 0 = \frac{Q}{C_s} = \frac{1}{C_s}\int I dt = -\frac{1}{C_s}\int \frac{V_O}{R_f} dt \tag{9.17}$$

式 (9.17) の両辺を微分すると，積分記号が消えて

$$\frac{dV_i}{dt} = -\frac{V_O}{C_s R_f} \quad V_O = -C_s R_f \frac{dV_i}{dt} \quad (-は反転出力を示している)$$

すなわち，出力電圧 V_O は，入力電圧 V_i の微分形になっている。これが微分回路と呼ばれる理由である。オペアンプの微分回路の入力インピーダンス Z_i は $\frac{1}{2\pi f C_s}$ で，周波数により変化する。例えば，f を高くすると，Z_i は小さくなる。

∴ 増幅率 $= \frac{R_f}{Z_i}$ [倍] であるので，増幅率が大きくなってしまう。

これでは通常の増幅器としては使いにくいし，増幅率が大きいために雑音も多くなってしまう。したがって，**図9.38**のように R_s を入れて，f が高くなったとき，増幅率を $-\frac{R_f}{R_s}$ [倍] で抑えている。ここで，増幅率が $-\frac{R_f}{R_s}$ [倍] または $20 \log (R_f/R_s)$ [dB] より３dB 低い値に抑える境目の周波数を，カットオフ周波数 $f_{CL} = \frac{1}{2\pi C_s R_s}$ [37)] とすればわかりやすい。よって f_{CL} より高い周波数では，増幅率 $-\frac{R_f}{R_s}$ の反転増幅器として作動する。f_{CL} より低い周波数では，微分回路として作動する。微分回路としての幅を広げるためには，f_{CL} を高くする。すなわち，時定数 $\tau = C_s R_s$ を小さくする。これは，極端な場合 ($\tau = C_s R_s \ll T$) の条件 (図9.17参照) と一致する。**図9.39**の回路でも，オペアンプの場合でも，実際に使

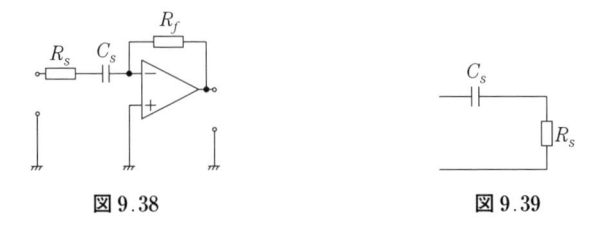

図9.38　　　　　　　　　　　　　図9.39

われる回路では $\tau = C_s R_s \ll T$ の条件が付くことに変わりはない。

9.6.2 積 分 回 路

簡単にいえば，入力信号の波形を積分した波形が出力される回路を積分回路という。入力波形と出力波形は図 9.20 ～ 図 9.24 を参照。

なぜ，積分回路と呼ぶのか？
図 9.40 より

$$V_i = RI + \frac{Q}{C} = RI + \frac{1}{C}\int I dt \tag{9.18}$$

$$\therefore \quad V_i C = RCI + \int I dt$$

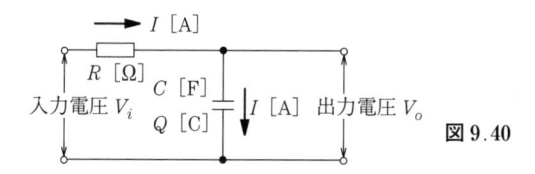

図 9.40

式 (9.18) は，9.6.1 項の微分回路と同じである。ここで，$\tau = CR \gg T$（微分回路と不等号の向きが逆である。言い換えれば「入力波形に対して出力波形を著しく変形させるために CR を大きくする」ことと同じである）とすると，右辺は第 1 項が残る。入力の T が小さいということは，入力周波数が大きいことを示している。すなわち，カットオフ周波数より，かなり大きな周波数入力のとき，積分回路として作動する。

図 9.32 において「f_{CH} より大きい周波数で積分回路として作動する」とあることに対応している。

$$\therefore \quad V_i C \doteqdot CRI \quad \therefore \quad I = \frac{V_i}{R}$$

一方，コンデンサの両端の電圧 = 出力電圧 V_o は

$$V_O = \frac{Q}{C} = \frac{1}{C}\int I dt = \frac{1}{C}\int \frac{V_i}{R} dt = \frac{1}{CR}\int V_i dt$$

これは，出力電圧が入力電圧の積分形になっている。これが積分回路と呼ばれる理由である。

オペアンプの場合，実際に $\tau = C_f R_s \gg T$ の条件で実験すると，**図 9.41** のようなオペアンプの入出力波形を観測できる。出力波形は，積分した波形を優先し，オシロスコープによる正確な反転出力波形ではない。出力波形の図の上下を反転すると正しい波形になる。

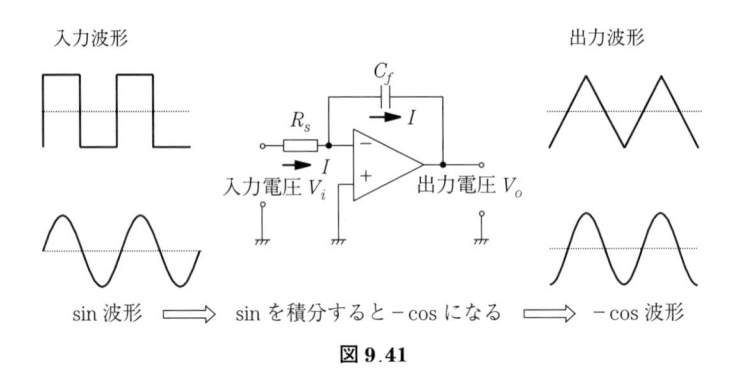

入力波形　　　　　　　　　　　　　　　　　　　出力波形

sin 波形　⇒　sin を積分すると $-\cos$ になる　⇒　$-\cos$ 波形

図 9.41

左図のような三角波を入力したときの出力波形は簡単ではない。出力波形は，二次関数の出力になる。三角波入力については，過去問には見いだせなかった。

なぜ，オペアンプの積分回路を積分回路と呼ぶのか？

オペアンプの特性を使い，電圧の関係を見ると，図 9.41 より

$$V_i - 0 = R_s I \Rightarrow I = \frac{V_i}{R_s}$$

また，イマジナリーショートより，C_f の電圧を V_c とすると

$$0 - V_O = V_C = \frac{Q}{C_f}$$
$$= \frac{1}{C_f}\int I dt = \frac{1}{C_f}\int \frac{V_i}{R_s} dt = \frac{1}{C_f R_s}\int V_i dt$$

$$\therefore \quad V_O = -\frac{1}{C_f R_s}\int V_i dt$$

すなわち，出力電圧 V_O は，入力電圧 V_i の積分形になっている。これが積分回路と呼ばれる理由である。ただし，オペアンプの積分回路の入力インピーダンスは R_s であるが，フィードバックのインピーダンスは $\frac{1}{2\pi f C_f}$ であり，周波数により変化する。

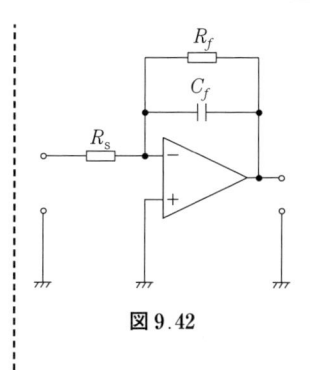

9.6 微分回路，積分回路と呼ばれる理由

この積分回路の増幅率は

$$\frac{1}{2\pi f C_f} \div R_S = \frac{1}{2\pi f C_f R_s}$$

で f が低くなると増幅率が大きくなってしまう。これでは通常の増幅器としては使いにくいし，雑音も多くなる。したがって，**図 9.42** のように R_f を入れて，f が低くなったとき，増幅率が $-\dfrac{R_f}{R_s}$ で抑えられるようにしている。

図 9.42

増幅率が $-\dfrac{R_f}{R_s}$ より 3 dB 低い値に抑える境目の周波数を，カットオフ周波数 $f_{CH} = \dfrac{1}{2\pi R_f C_f}$ [37] とすればわかりやすい。

したがって，f_{CH} より**低い**周波数では，増幅率 $-\dfrac{R_f}{R_s}$ の反転増幅器として作動する。f_{CH} より**高い**周波数では，積分回路として作動する。

積分回路としての幅を広げるためには f_{CH} を低くする。すなわち，時定数 $\tau = CR$ を大きくする必要がある。これは，極端な場合（$\tau = C_f R_f \gg T$）の条件（図 9.20 参照）と一致する。

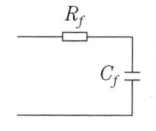

図 9.43 の回路でもオペアンプの場合でも，実際に使われる回路では $\tau = C_f R_f \gg T$ の条件が付くことに変わりはない。

図 9.43

以上，└─┘の結果から見ると，**図 9.44** での説明の中で，$\tau = CR \gg T$，$\tau = CR < T$，$\tau = CR \ll T$ などと条件を付けて出力波形を見てきた。

しかし，国家試験などでは，詳細な回路理論への深入りはさけ，理想的なオペアンプは，そのような条件を付けなくても完全な微分形出力，積分形出力が得られる（図 9.37，図 9.41 参照）と考えてもよい。

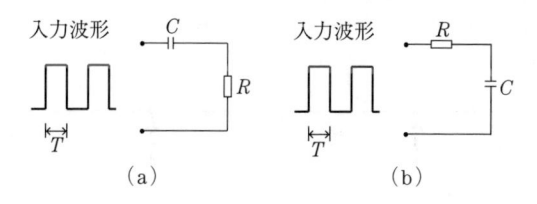

(a)　　　　　　　(b)

図 9.44

図 9.45 に，実用的オペアンプ（微分回路，積分回路）と増幅率の関係を整理した。図 9.32 の縦軸は RC 回路の通過度 [dB] である。下図の縦軸はオペアンプの増幅率 [dB] である。

実用的微分回路（R_s を加える）

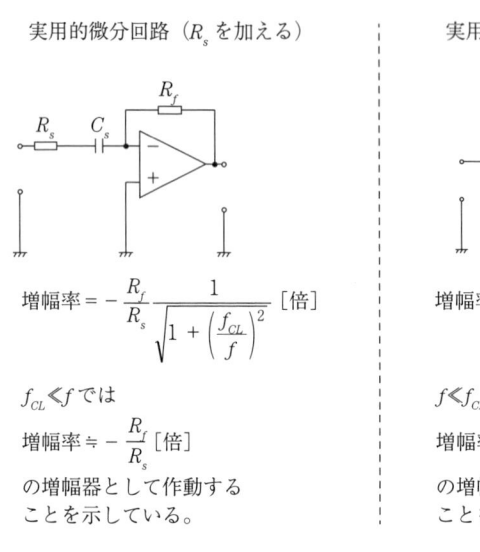

増幅率 $= -\dfrac{R_f}{R_s} \dfrac{1}{\sqrt{1+\left(\dfrac{f_{CL}}{f}\right)^2}}$ [倍]

$f_{CL} \ll f$ では

増幅率 $\fallingdotseq -\dfrac{R_f}{R_s}$ [倍]

の増幅器として作動することを示している。

実用的積分回路（R_f を加える）

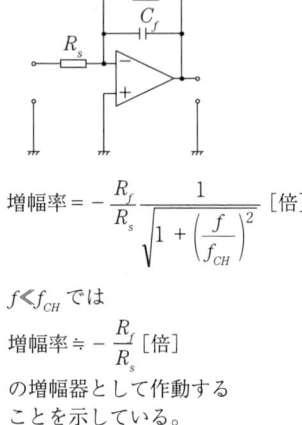

増幅率 $= -\dfrac{R_f}{R_s} \dfrac{1}{\sqrt{1+\left(\dfrac{f}{f_{CH}}\right)^2}}$ [倍]

$f \ll f_{CH}$ では

増幅率 $\fallingdotseq -\dfrac{R_f}{R_s}$ [倍]

の増幅器として作動することを示している。

増幅率 [dB] $= 20 \log |$増幅率 [倍]$|$，増幅率 1 倍のとき 0 [dB]，log 目盛ではない。

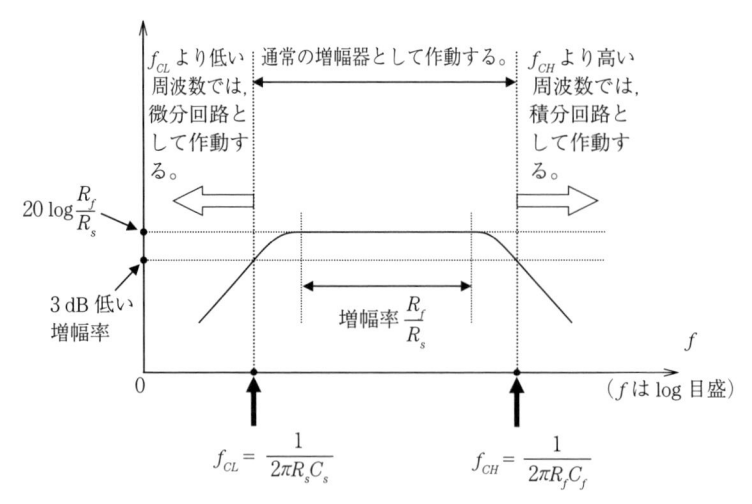

$f_{CL} = \dfrac{1}{2\pi R_s C_s}$ $f_{CH} = \dfrac{1}{2\pi R_f C_f}$

図 9.45 オペアンプの増幅率 [dB]（図 9.32 は RC 回路通過度 [dB]）

問　題　演　習　　155

■■■■■■■■■■■■　問題演習　■■■■■■■■■■■■

① **14回-午後-問題10**　図の回路について正しいのはどれか。
  a. 低域通過特性を示す。
  b. 微分回路に用いられることがある。
  c. 時定数は10 msである。
  d. 出力波形の位相は入力波形より進む。
  e. 遮断周波数は約50 Hzである。

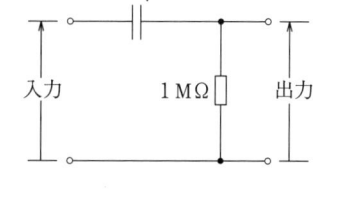

　　1. a, b, c　　2. a, b, e　　3. a, d, e　　4. b, c, d
　　5. c, d, e

② **15回-午後-問題10**　図の回路について**誤っている**のはどれか。
  a. 遮断周波数で出力電圧の減衰が最も大きい。
  b. 遮断周波数は約160 Hzである。
  c. 時定数は1 msである。
  d. 遮断周波数より十分に高い周波数では積分回路として動作する。
  e. 入出力電圧の位相差は周波数によらず一定である。

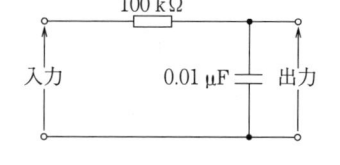

　　1. a, b　　2. a, e　　3. b, c　　4. c, d　　5. d, e

　💡ヒント：選択肢eは問題演習⑮ (p.183) のヒントを参照。

③ **11回-午後-問題10**　図の回路でスイッチを閉じて100 μs経過したとき，コンデンサの端子電圧は何Vか。ただし，スイッチを閉じる前のコンデンサの電荷は0とし，自然対数の底は2.7とする。

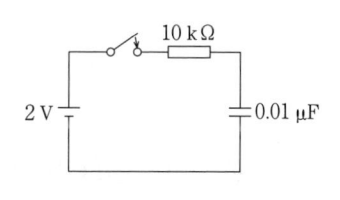

　　1. 0　　2. 0.37　　3. 0.74　　4. 1.26　　5. 2

　💡ヒント：時定数と図9.8から考えると簡単に答えが出る。

答　　　　　　　　　　　　　　　　　　　　　　　① 4，② 2，③ 4

9. RC・RL 直列回路の過渡現象

4 17回-午後-問題9　図の回路について**誤っている**のはどれか。

1. 時定数は CR である。
2. 遮断周波数は $\dfrac{1}{2\pi CR}$ である。
3. 積分回路として用いられる。
4. 遮断周波数では入出力間に $\dfrac{\pi}{4}$ rad の位相差が生じる。
5. 遮断周波数より高い周波数の信号が通過する。

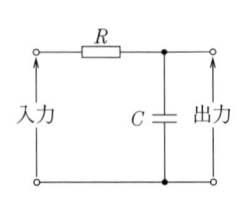

5 13回-午後-問題11　図の回路においてスイッチSを閉じたとき，出力電圧の最終値が10Vとなるのはどれか。ただし，初期値はすべて0とする。

1. a, b　　2. a, e
3. b, c　　4. c, d
5. d, e

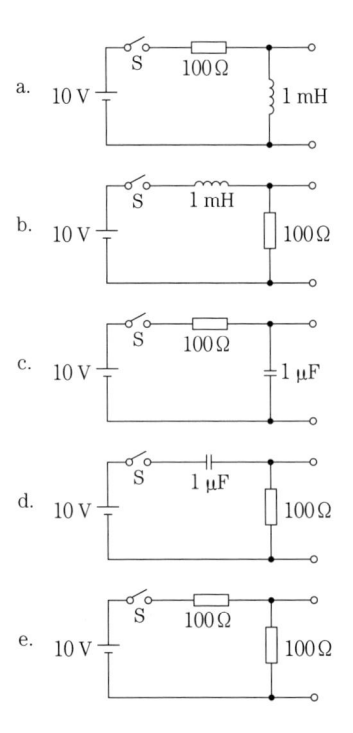

> **ヒント**：電圧の最終値とあるので，Sを閉じた直後のコイルに生じる起電力は考えなくてよい。aのコイルは導通状態で抵抗＝0Ω。ゆえに出力＝0V。bのコイルは導通状態で，抵抗の電圧＝出力＝10V。cは充電されたコンデンサの電圧＝出力＝10V。dはコンデンサが充電されると抵抗の電流＝0A。ゆえに出力＝0V。eは10Vが抵抗で2分され5V。ゆえに出力＝5V。答は3。

答　　**4** 5,　**5** 3

6 14回-午後-問題9　図の波形について正しいのはどれか。

a. 周期は1sである。
b. 実効値は$1/\sqrt{2}$である。
c. 直流成分を含む。
d. 高調波成分を含む。
e. 時間tで微分すると三角波が得られる。

1. a, b, c　　2. a, b, e　　3. a, d, e
4. b, c, d　　5. c, d, e

💡ヒント：選択肢b.の場合の純抵抗にかかる電圧，電流について考える。

図9.46より

電力の平均 $= \dfrac{V_0 I_0}{2}$，　実効値 $= \dfrac{V_0}{\sqrt{2}} \times \dfrac{I_0}{\sqrt{2}}$

したがって $\dfrac{V_0}{\sqrt{2}}$ および $\dfrac{I_0}{\sqrt{2}}$ が実効値である。

純抵抗にかかる交流の実効値と同じである。

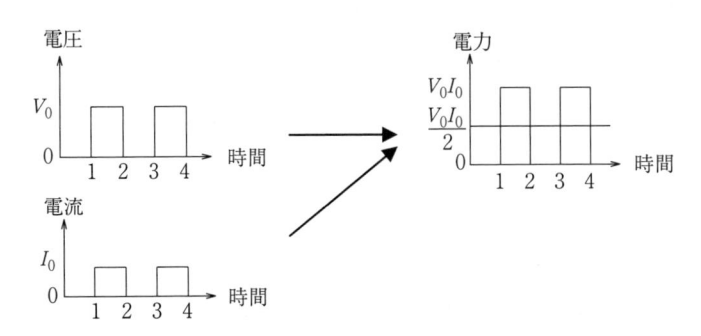

図9.46

💡ヒント：選択肢d.の高調波とは，電気機器から発生する電源周波数の2倍，3倍，…，の周波数成分のことであり，高調波成分が大きいと機器が発熱したり，最悪の場合は発火することがある。

答　　　　　　　　　　　　　　　　　　　　　　　　　　　　6 4

158　9. $RC \cdot RL$ 直列回路の過渡現象

7　**16回-午後-問題19**　図の回路に v_i を入力した。出力波形 v_o の概形はどれか。ただし，A は理想演算増幅器とする。

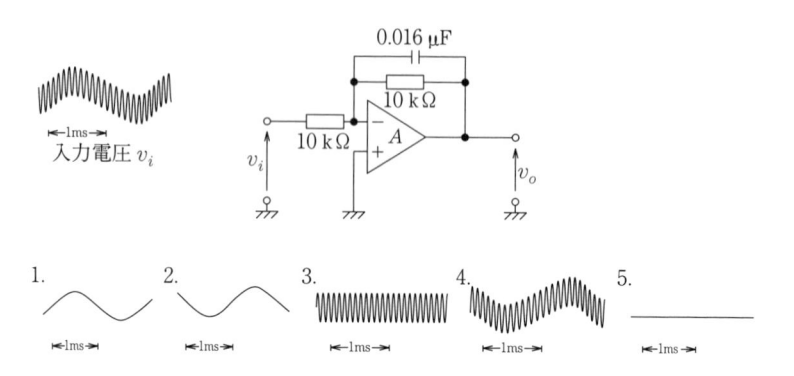

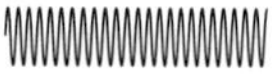

ヒント： ～～～ の波は，1 ms の中に10個の波があるので，周期＝0.1 ms である。よって f = 10 kHz である。R_f = 10 kΩ，C_f = 0.016 μF であるので

$$f_{CH} = \frac{1}{2\pi R_f C_f} = 995 \text{ Hz} \fallingdotseq 1 \text{ kHz}：図9.42 参照。$$

したがって，10 kHz はカットされ，**図4.47** の波形が反転する。

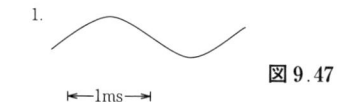

図9.47

8　**17回-午後-問題11**　図1の回路に図2の入力 v_i（実線）を与えて出力 v_o（破線）が得られたとき正しいのはどれか。

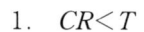

1. $CR < T$
2. $CR = T$
3. $CR = \dfrac{1}{T}$
4. $2T > CR > T$
5. $CR > 2T$

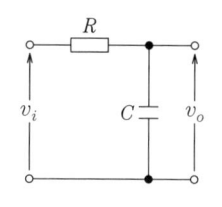

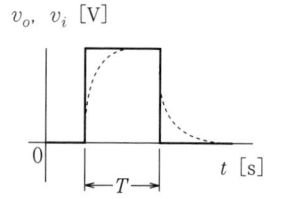

ヒント： 図9.21の $CR \fallingdotseq T$ より図9.22の $CR \ll T$ に近いので，$CR < T$。

答　　　　　　　　　　　　　　　　　　　　　　　　　　　　　**7** 2，**8** 1

問題演習

9 18回-午後-問題15　　図の回路はどれか。

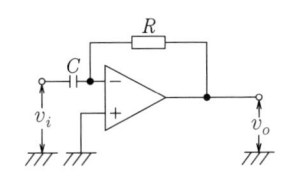

1. 微分回路　2. 積分回路　　3. ピークホールド回路
4. 比較器　　5. 非反転増幅器

💡ヒント：ピークホールド回路とは，電圧のピークを保持する回路である。過去問において，ピークホールド回路に関する出題はなかった。試験の選択肢の中に出たのは本問題のみである。**表9.1**にピークホールド回路の入出力波形を示す。リセットスイッチなどの詳細は専門書を参照。

表9.1　ピークホールド回路の入出力波形

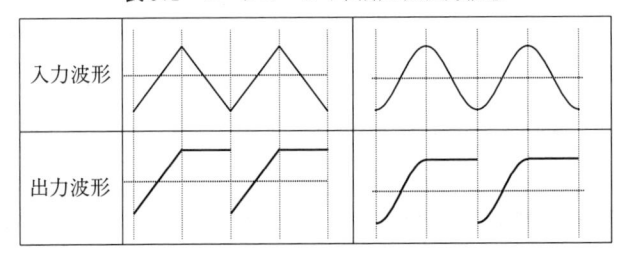

10 18回-午後-問題16　　図の回路の入力インピーダンスはどれか。ただし，Aは理想演算増幅器とする。

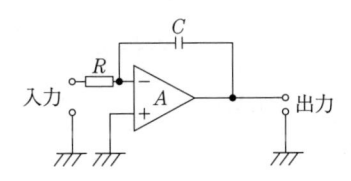

1. R　　2. $\dfrac{1}{R}$　　3. $R + j\omega C$　　4. $R + \dfrac{1}{j\omega C}$　　5. $\dfrac{1}{R} + j\omega C$

💡ヒント：積分回路であるが，入力インピーダンスは10.4.1項の反転回路と同じである。

答　　　　　　　　　　　　　　　　　　　　　　　　　　**9** 1，**10** 1

9. RC・RL 直列回路の過渡現象

11 **19回-午後-問題14**　図の回路において入力 v_i と出力 v_o の関係を示す式はどれか。ただし，A は理想演算増幅器とする。

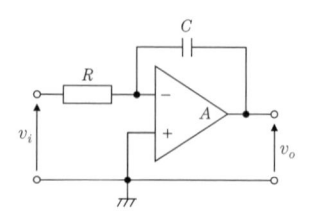

1. $v_o = -\dfrac{1}{CR}\displaystyle\int v_i dt$　　2. $v_o = -CR\displaystyle\int v_i dt$　　3. $v_o = -\dfrac{C}{R}\displaystyle\int v_i dt$

4. $v_o = -\dfrac{1}{CR}\dfrac{dv_i}{dt}$　　5. $v_o = -CR\dfrac{dv_i}{dt}$

💡ヒント：積分回路なので，1か2か3が正しい。時定数 $\tau = CR$ の単位は[s]。$v_i dt$ の単位は，積分記号 $\int$ の有無にかかわらず [v・s]。したがって $\int v_i dt$ の単位を [v] にするためには，時間の単位である $\tau = CR$ で割ればよい。よって $v_o = -\dfrac{1}{CR}\displaystyle\int v_i dt$ が正しい。単位または次元で答を出す練習もしたい。

12 **19回-午後-問題15**　図のフィルタ回路の時定数は $100\ \mu s$ である。この回路の高域遮断周波数に最も近いのはどれか。

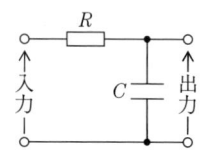

1. $0.80\ kHz$　　2. $1.6\ kHz$　　3. $3.2\ kHz$　　4. $6.4\ kHz$

5. $12.8\ kHz$

💡ヒント：時定数 $\tau = CR = 100 \times 10^{-6}\ s$，$f_{CH} = \dfrac{1}{2\pi CR}$ より計算できる。

答　　　　　　　　　　　　　　　　　　　　　　　　　　　　　11 1，12 2

13 20回-午後-問題7　　図1の電圧波形を図2の回路へ入力したときの出力電圧波形で最も近いのはどれか。

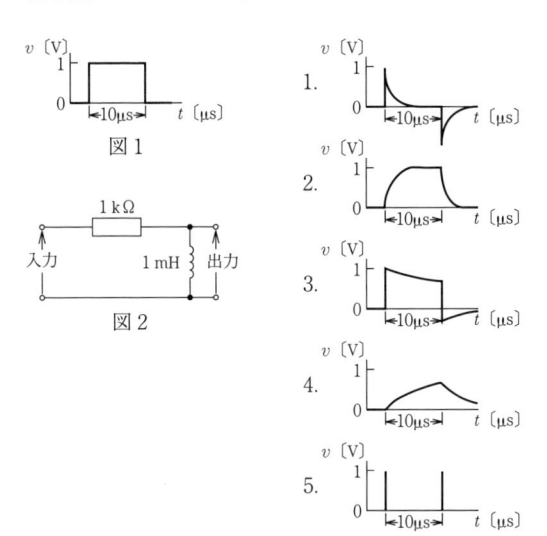

💡ヒント：コイルに突然電圧がかかると，その電圧に等しい逆起電力が一瞬生じる。9.3節の RL 回路の時定数より

$$\tau = \frac{L}{R} = \frac{1 \times 10^{-3}}{10^3} = 10^{-6} = 1\ \mu s$$

となる。よって $10\ \mu s$ の間には急速に電圧が0になる。

14 21回-午後-問題16　　図の回路において入力電圧 v_i と出力電圧 v_o の関係を表す式はどれか。ただし，A は理想演算増幅器とする。

1. $v_o = -\dfrac{1}{CR}\dfrac{dv_i}{dt}$　　2. $v_o = -CR\dfrac{dv_i}{dt}$

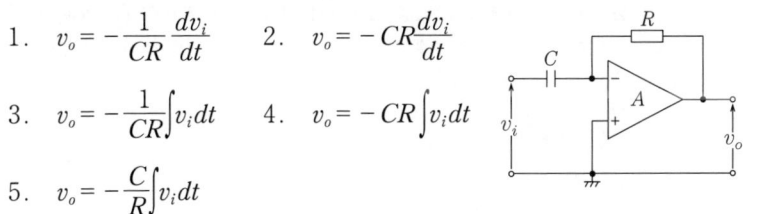

3. $v_o = -\dfrac{1}{CR}\displaystyle\int v_i dt$　　4. $v_o = -CR\displaystyle\int v_i dt$

5. $v_o = -\dfrac{C}{R}\displaystyle\int v_i dt$

💡ヒント：問題演習11のように，単位または次元で答を出す練習もしたい。

答　　　　　　　　　　　　　　　　　　　　　　　　　　　13 1,　14 2

[15] **ME 21回-午前-問題 40**　図の回路においてスイッチSを1側に入れておき，十分に時間が経過した後，時刻$t=0$で2側に切り換える．$t \geqq 0$において回路に流れる電流波形に最も近いのはどれか．ただし，電流iの向きは図の矢印方向を正とする．

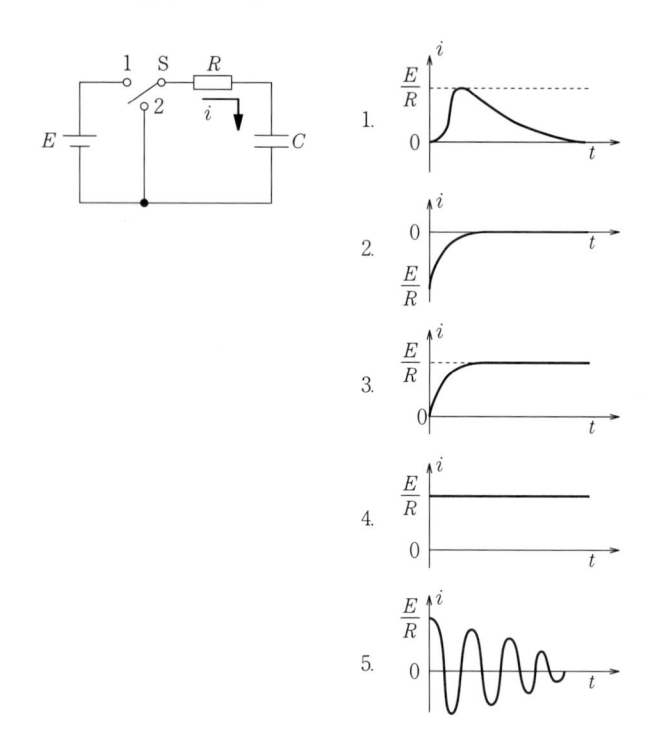

1. （グラフ：正のピーク後に減衰）
2. （グラフ：負から0へ指数的に近づく）
3. （グラフ：0からE/Rへ指数的に近づく）
4. （グラフ：E/Rで一定）
5. （グラフ：振動波形）

💡ヒント：図の電流の向きを正とすると，Sを2に入れたときは，逆向きの電流が流れる．Sを2にしたときの様子は，図9.9のC，Rの位置は違うが，コンデンサの放電である．したがって電流は負の値でしだいに0に近づく．よって2が正しい．

答　[15] 2

問題演習

16 **ME 25回-午前-問題22**　図の回路に(A)のような方形波（1波形のみ）を入力した。出力波形はおよそどのようになるか。ただし，ダイオードは理想ダイオードとし，$C=10\,\mu\text{F}$，$R=100\,\text{k}\Omega$ とする。

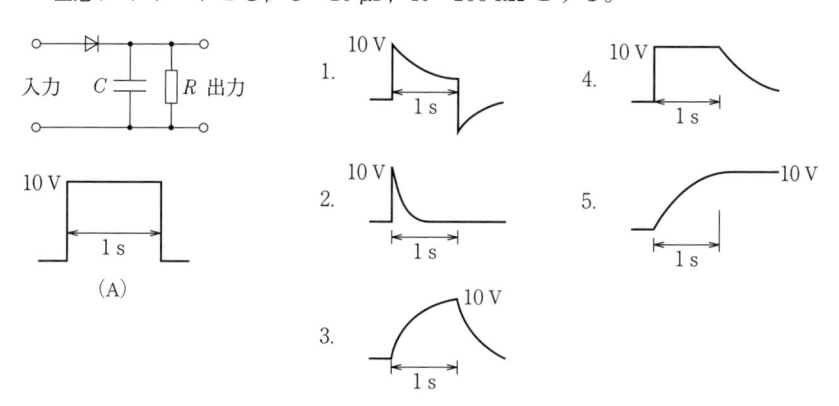

💡ヒント：$\tau=1\,\text{s}$。図(A)の<u>1秒間はCに充電するがC, Rの電圧はつねに10V</u>。

17 **ME 28回-午前-問題24**　図aの周期信号（周期1 ms）を図bのフィルタに入力した。出力電圧 $v(t)$ に最も近い波形はどれか。

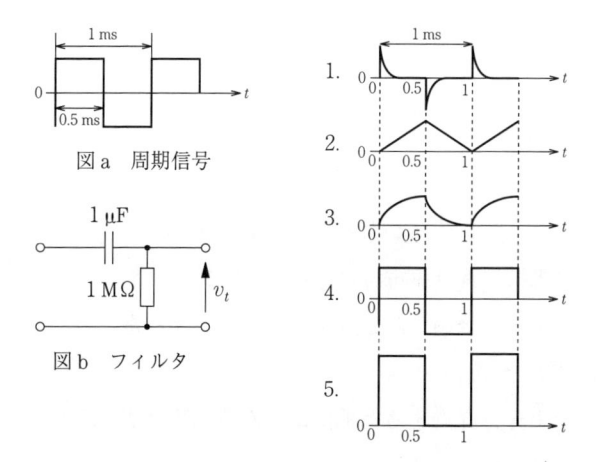

💡ヒント：微分回路の時定数 $\tau=CR$ は1 s。図では $T=0.5\,\text{ms}$。
　図9.19の $\tau=CR \gg T$ ……方形波の入力に対して方形波を出力する。

答　　　　　　　　　　　　　　　　　　　　　　　　　　16　4，17　4

9. $RC \cdot RL$ 直列回路の過渡現象

18 **19回-午後-問題12**　図1の回路に図2に示す電圧波形を入力したときの出力波形はどれか。ただし，ダイオードは理想ダイオードとする。

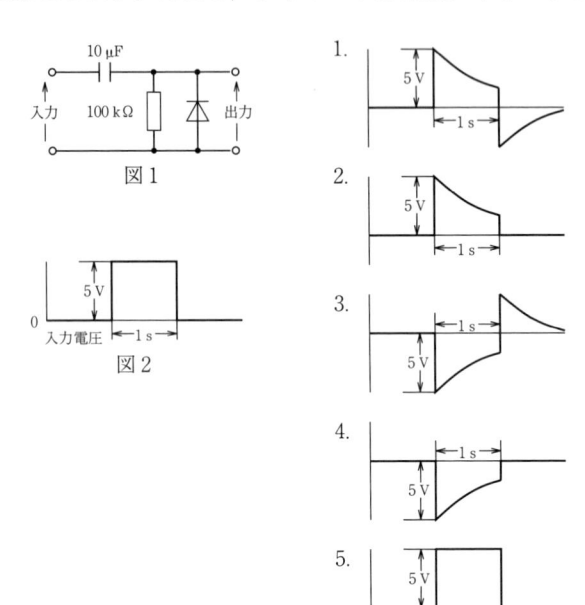

図1

図2

1.
2.
3.
4.
5.

💡ヒント：時定数は？　ダイオードがあるので，つねに0V以上の出力である。

19 **12回-午後-問題10**　図の回路でコンデンサの電荷が0の状態でスイッチSを閉じた。正しいのはどれか。

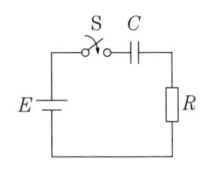

a. 直後にコンデンサにかかる電圧はEである。
b. 直後に抵抗に流れる電流はE/Rである。
c. 時間が十分に経過するとコンデンサにかかる電圧はEに近づく。
d. 時間が十分に経過すると抵抗にかかる電圧はEに近づく。
e. 時定数は$1/CR$である。

　　1.　a, b　　2.　a, e　　3.　b, c　　4.　c, d　　5.　d, e

答　　　　　　　　　　　　　　　　　　　　　　　　　　　　　　　　　　18　2，　19　3

問題演習

20 **13回-午後-問題9**　図の回路について正しいのはどれか。

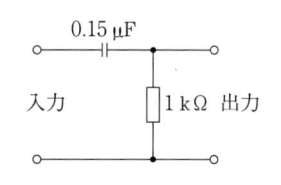

　a．遮断周波数は約 500 Hz である。
　b．時定数は 0.15 ms である。
　c．交流電圧を入力に加えたときの出力
　　　電圧は入力電圧より位相が進む。
　d．振幅が同一で周波数を2倍にすると出力は減少する。
　e．帯域除去フィルタとして使われる。

　　1．a, b　　2．a, e　　3．b, c　　4．c, d　　5．d, e

💡ヒント：遮断周波数はいくらか。近似的に
$$\frac{1}{2 \times 3.14 \times 0.15 \times 10^{-6} \times 10^{3}} \fallingdotseq 1\,000\,\text{Hz} = 1\,\text{kHz}$$
であることが理解できるとよい。

21 **14回-午後-問題11**　図の回路のスイッチを入れた時刻を0とすると，コイルに流れる電流の変化を表すグラフに最も近いのはどれか。ただし，スイッチを入れる前にコイルに流れていた電流は0とする。

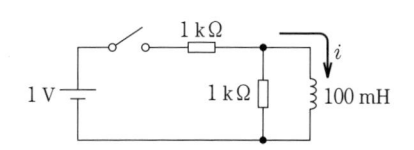

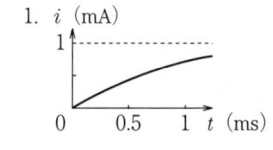

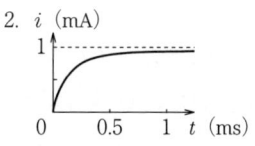

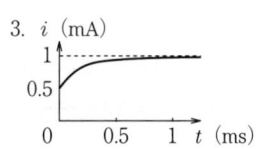

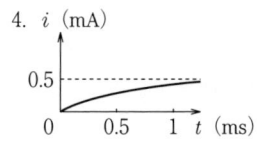

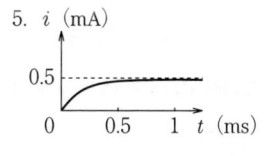

1． i (mA)　　2． i (mA)　　3． i (mA)

4． i (mA)　　5． i (mA)

答　　　　　　　　　　　　　　　　　　　　　　　　20　3．　21　2．

166　9．*RC*・*RL* 直列回路の過渡現象

💡ヒント：スイッチを入れた瞬間は，コイルに1Vの逆起電力が生じるので，電流は0になる。さらに，100 mH＝0.1 H，問題の図中の横置き抵抗＝1 kΩ＝1 000 Ω なので，$\tau = L/R = 0.1/1\,000 = 0.000\,1\text{ s} = 0.1$ ms。よって1 ms程度で，コイルは直流に対しては導通状態（電気抵抗がゼロ）になる。すなわち，1Vの電池に，問題の図中の横置き抵抗＝1 kΩのみを接続した状態（電流1 mA）に徐々に近づく。これは次問22にも適用できる考え方である。*L* と並列の抵抗もあるのでわかりにくく難問である。

22　18回-午後-問題6　　図の回路でスイッチSを閉じた。正しいのはどれか。

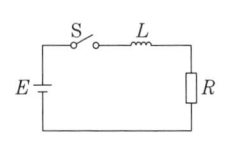

1. 直後にコイルにかかる電圧は *E* に近い。
2. 直後に流れる電流は *E/R* に近い。
3. 時間が十分に経過すると抵抗にかかる電圧は0に近づく。
4. 時定数は *R/L* である。
5. 抵抗で消費される電力は時間の経過に関係なく一定である。

23　18回-午後-問題24　　図の回路について正しいものはどれか。

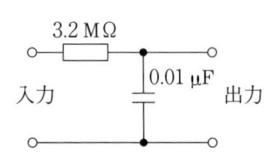

1. 遮断周波数が約 0.05 Hz のハイパスフィルタである。
2. 遮断周波数が約 0.05 Hz のローパスフィルタである。
3. 遮断周波数が約 5 Hz のハイパスフィルタである。
4. 遮断周波数が約 5 Hz のローパスフィルタである。
5. 遮断周波数が約 50 Hz のハイパスフィルタである。

💡ヒント：$\pi \times 3.2 = 3.14 \times 3.2 \fallingdotseq 10$ を覚えておくと便利。

答　　　　　　　　　　　　　　　　　　　　　　　　　　22　1，23　4

24 24回-午前-問題24　図に示す回路のインピーダンスの大きさの周波数特性はどれか。ただし，横軸は周波数，縦軸はインピーダンスの大きさ $|Z|$ とする。

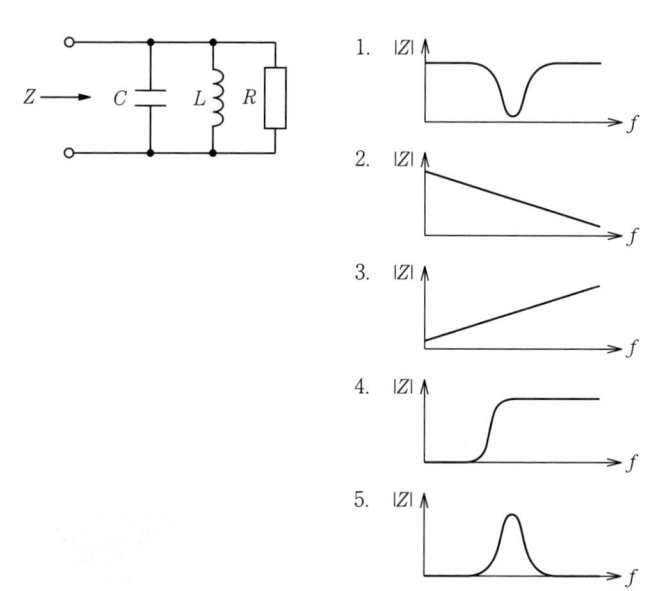

💡ヒント：特に1.と5.のグラフは貧弱である（6.7節のグラフを参照）。

答　　　　　　　　　　　　　　　　　　　　　　　　　　　　　　24 5

10章 オペアンプ

10.1 オペアンプとは

通常のトランジスタを数多く使用して，性能のよい差動増幅器を設計すると図 10.1 のような回路図になる。これを実際の基板上に組み込むと 10 cm 四方程度になってしまう。そこで，集積回路技術を使って 1 cm 四方の大きさにまとめた演算増幅器をオペアンプという。オペアンプの外観を図 10.2 に示す。

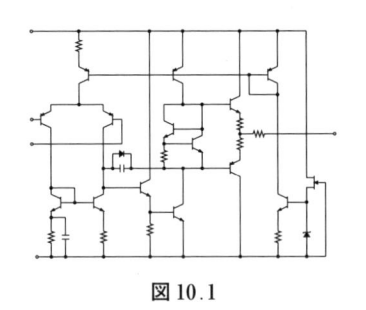

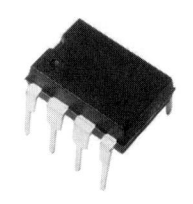

図 10.1

図 10.2 オペアンプの外観

10.2 オペアンプの特性

以下に，オペアンプの特性を挙げる。

① 入力インピーダンスが無限大[†]：$Z_i = \infty$ ……実際は，$10^6 \sim 10^9 \, \Omega$。

[†] オペアンプの入力インピーダンスが∞とは「−入力と＋入力間のインピーダンスが∞である」または「入力信号電流がオペアンプ内に流れ込まない」ことを示している。「オペアンプ（素子）そのものの入力インピーダンス（きわめて大きい）」である。
　しかし，10.3.1 〜 10.3.3 項，10.4.1 〜 10.4.5 項における入力インピーダンスは「回路における入力インピーダンス（回路により異なる）」である。同じ「入力インピーダンス」でも，どちらの意味なのか，前後の文意や回路図から判断してほしい。
　トランジスタや FET も「素子そのものの入力インピーダンス（大きい）」と「回路における入力インピーダンス（回路により異なる）」を区別して理解する必要がある。

② 出力インピーダンスがゼロ：$Z_o = 0$ ……実際は，数 Ω～数 10 Ω。
③ 電圧増幅率（差動増幅率）が無限大
　　　　　　　　　　……実際は，10^5～10^7（倍），100 dB 以上。
④ 周波数帯域がゼロ（直流）から無限大 ……実際は，直流～100 MHz[21]。
⑤ イマジナリーショートまたはバーチャルショート。
⑥ 内部雑音がゼロ ……実際は，小さいが 0 ではない。20 nV 程度。
⑦ 同相増幅率がゼロ ……実際は，10^{-5}（−100 dB）程度。
⑧ 同相除去比（同相弁別比，CMRR）が無限大 ……実際は，90 dB 以上。
⑨ 基本的には差動増幅器の回路構成でできている。

10.3 各回路の性質，出力，増幅率

10.3.1 反転増幅回路

図 10.3 に反転増幅回路を示す。入力インピーダンスは $Z_i = R_s$ であり，出力インピーダンス Z_o は，数 Ω～10 Ω である。

反転増幅回路は入力信号に対し，出力信号の位相が 180°（π [rad]）変化する増幅回路である。電圧増幅率 A は

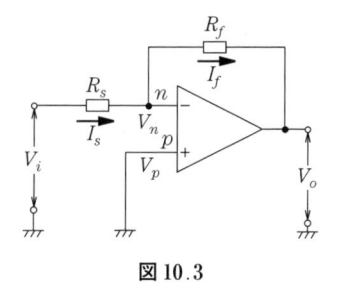

$$A = -\frac{R_f}{R_s} \quad [倍]（または 20\log(R_f/R_s)\,[dB]\cdots 本節では[倍]を採用する) \tag{10.1}$$

図 10.3

で表される。−符号は反転出力であることを示す。非反転増幅回路よりも特性が安定するので，位相が問題にならない場合は，反転増幅回路を用いることが多い。

出力電圧，電圧増幅率の導出

オペアンプの特性より，n と p の間のインピーダンスは無限大になる。したがって，I_s は，オペアンプ内の，−入力から＋入力を通ってアース（接地）に流れることはなく，すべて R_f に向かって図 10.3 の ⟶ の向きに流れる。

　　∴　$I_s = I_f$

一方，オームの法則（電流＝電位差/抵抗）より

$$I_s = \frac{V_i - V_n}{R_s} = I_f = \frac{V_n - V_o}{R_f}$$

さらに，オペアンプは基本的に差動増幅器であるから，電圧増幅率（差動増幅率）を A_o［倍］とすると

$$V_o = A_o(V_p - V_n) \quad \therefore \quad V_n = V_p - \frac{V_o}{A_o} = V_p = 0$$

$A_o = \infty$ であるので，$V_o/A_o = 0$ とみなしてよい。オペアンプの＋入力は，アースされているので，電位は 0 である。

$$\therefore \quad V_n = V_p$$

これは，オペアンプの入力端子の（−）と（＋）が同じ電位であることを示している。すなわち，n と p の間のインピーダンスが無限大であるにもかかわらず，ショート状態と同じである。これを称してイマジナリーショートまたはバーチャルショート（どちらも仮想短絡という。回路的にショートしていない。むしろ絶縁状態なのに計算上はショート状態と考えられる）という。

さらに，オペアンプの＋入力端子は，$V_n = V_p = 0$ であるので，オペアンプの−入力端子は，アースされているのと同じ状態である。これをバーチャルグラウンド（仮想接地という。現実には接地してないが，実質的に接地と同じ）という。

$$I_s = \frac{V_i - V_n}{R_s} = I_f = \frac{V_n - V_o}{R_f}$$

上式に，$V_n = V_p = 0$ を代入すると

$$\frac{V_i}{R_s} = -\frac{V_o}{R_f} \quad \therefore \quad V_o = -\frac{R_f}{R_s} V_i$$

したがって，フィードバック抵抗 R_f などを入れた実際の回路における電圧増幅率 A は次式となる。

$$A = -\frac{R_f}{R_s} \text{［倍］} \tag{10.1}$$

イマジナリーショート（imaginary short），バーチャルショート（virtual short）の二つの用語が使われ，日本では，どちらかというとイマジナリーショートがよく使われる。ある著書の中でイマジナリーショートが使われたため，広く使われるようになったが，海外では，バーチャルショートが使われている。また，試験ではイマジナリーショート，バーチャルショート，仮想短絡，仮想接地という言葉を使った問題は過去に出題されていないので，今後も出題されない可能性は高いと思われる。

10.3.2 非反転増幅回路

図10.4のように入力信号と出力信号の位相が同一である増幅回路を非反転増幅回路という。電圧増幅率 A は

$$A = 1 + \frac{R_f}{R_s} \ [倍] \tag{10.2}$$

で表される。入力インピーダンス Z_i はオペアンプの仕様値より，かなり大きい[17]。

この回路は，ボルテージフォロワに応用されている（10.4.4項参照）。

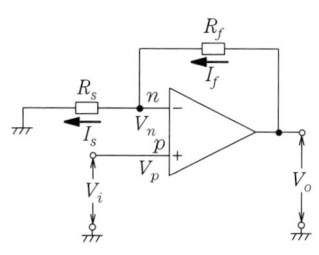

図10.4

出力電圧，電圧増幅率の導出

オペアンプの特性より，n と p の間のインピーダンスが無限大，イマジナリーショートで $V_n = V_p = V_i > 0$ かつ R_s は接地してあるので，R_s に流れる電流は図10.4中の ← の向きになる。V_n は，出力電圧 V_o が R_s，R_f で分圧された電圧であるから

$$V_n = \frac{R_s}{R_s + R_f} V_o = V_i \quad ←イマジナリーショート$$

$$\therefore \ V_o = \frac{R_s + R_f}{R_s} V_i = \left(1 + \frac{R_f}{R_s}\right) V_i$$

よって，実際の回路の電圧増幅率は $\left(1 + \frac{R_f}{R_s}\right)$ ［倍］であることがわかる。これが正の値であるので，入力の位相と出力の位相が同じため，非反転増幅回路という。

10.3.3 差動増幅回路（差動入力形減算回路）

図10.5のように，－側の入力インピーダンス[18]は，$V_2 = 0$ のとき

$$Z_{1i} = R_1 \tag{10.3}$$

＋側の入力インピーダンスは

$$Z_{2i} = R_1 + R_2 \tag{10.4}$$

出力インピーダンス Z_o は数〜10 Ω である。出力電圧は

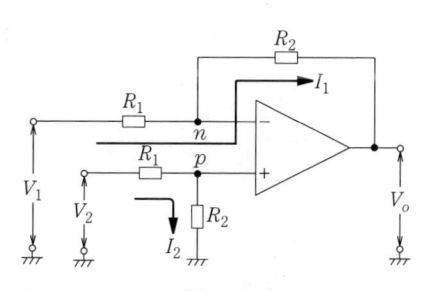

図10.5

$$V_o = \frac{R_2}{R_1}(V_2 - V_1) \tag{10.5}$$

で表される。$V_2 \neq 0$ のときの＋側の入力インピーダンスは文献18)を参照。

図10.5における出力電圧，電圧増幅率の導出

イマジナリーショートより
$$V_n = V_1 - R_1 I_1 = V_p = R_2 I_2 \tag{10.6}$$

n, p 間の入力インピーダンスが大。　∴ I_1 は出力へ，I_2 はアースへ流れる。

$$\therefore\ I_1 = \frac{V_1 - V_o}{R_1 + R_2},\ I_2 = \frac{V_2}{R_1 + R_2} \tag{10.7}$$

式(10.7)を式(10.6)に代入し整理すると

$$V_1 R_2 + R_1 V_o = R_2 V_2$$

$$\therefore\ V_o = \frac{R_2}{R_1}(V_2 - V_1) \tag{10.5}$$

増幅率は $\frac{R_2}{R_1}$ ［倍］である。

p 側の入力 V_2 から n 側の入力 V_1 の差を増幅するので，差動増幅器という。この原理は，比較器（V_1 と V_2 の大きさの比較：コンパレータともいう）に使われる。9章問題演習⑨の選択肢の4を参照。

図10.6に比較器の最も単純な回路を示す。$V_2 > V_1$ のとき，$V_o \fallingdotseq +V_{cc}$，$V_2 < V_1$ のとき，$V_o \fallingdotseq -V_{cc}$ のように，比較器は V_1 と V_2 の大きさを比較して，出力 V_o の違いを際立たせる回路である。

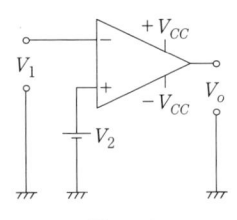

図10.6

10.3.4 微分回路

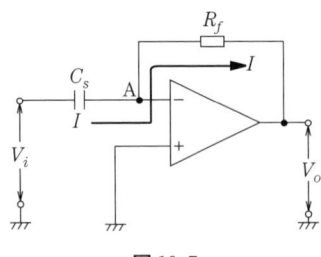

図10.7

図10.7に微分回路を示す。微分回路も基本的には反転増幅回路で，入力電圧値の微分値を出力する回路である。入力電圧 V_i に対して出力電圧 V_o は

$$V_o = -RC \frac{dV_i}{dt} \tag{10.8}$$

となる。

出力が微分記号 $\dfrac{dV_i}{dt}$ で表されるので，微分回路という。出力電圧の導出方法は9.6.1項を参照。

10.3.5 積 分 回 路

積分回路は**図 10.8** のように，入力電圧値の積分値を出力する回路である。入力電圧 V_i に対して出力電圧 V_o は

$$V_o = -\dfrac{1}{RC}\int V_i dt \quad (10.9)$$

となる。出力が積分記号 $\int V_i dt$ で表されるので積分回路という。出力電圧 V_o の導出方法は9.6.2項を参照。

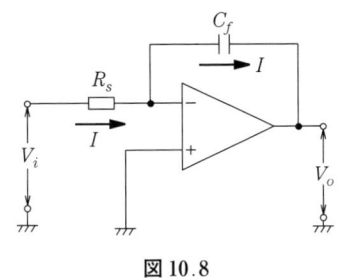

図 10.8

10.3.6 加 算 回 路

加算回路は**図 10.9** のように，複数の入力電圧を加算した値を出力する回路である。入力電圧に対して出力電圧 V_o は

$$V_o = -\left(\dfrac{V_1}{R_1} + \dfrac{V_2}{R_2} + \dfrac{V_3}{R_3}\right)R_f$$

となる。一般には，$R_1 = R_2 = R_3 = R$ とするので

$$V_o = -\left(\dfrac{V_1}{R} + \dfrac{V_2}{R} + \dfrac{V_3}{R}\right)R_f$$

$$= -\dfrac{R_f}{R}(V_1 + V_2 + V_3) \quad (10.9)$$

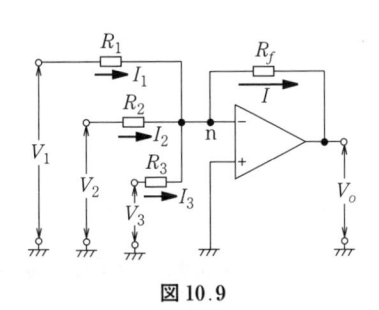

したがって

$$\text{増幅率} = -\dfrac{R_f}{R} \ [倍]$$

となる。

図 10.9

図 10.9 における出力電圧，電圧増幅率の導出

イマジナリーショートおよびオームの法則を使うと

$$I = I_1 + I_2 + I_3 = \dfrac{V_1}{R_1} + \dfrac{V_2}{R_2} + \dfrac{V_3}{R_3} = \dfrac{0 - V_o}{R_f}$$

ここで，$R_1 = R_2 = R_3 = R$ とすると

$$V_o = -\left(\frac{V_1}{R} + \frac{V_2}{R} + \frac{V_3}{R}\right)R_f = -\frac{R_f}{R}(V_1 + V_2 + V_3) \tag{10.9}$$

上式より出力は反転し，入力電圧を加算して増幅していることがわかる。よって，増幅率は $-\dfrac{R_f}{R}$ ［倍］である。

10.4 入力インピーダンス Z_i に関する補足事項[†]

10.4.1 反転増幅器

図 10.10 の R_c は，入力バイアス電流によるオフセット電圧を抑える。入力バイアス電流とはオペアンプの入力端子に流れ込む電流，あるいは流れ出す電流をいい，オフセット電圧とは入力電圧をゼロにしても，出力がゼロにならない電圧をいう。オフセット電圧を最小にしたい場合は，オフセットヌル (offset null) 端子を使って調整するのが最も簡単である。R_c はオフセット電圧を抑える作用も持っている。

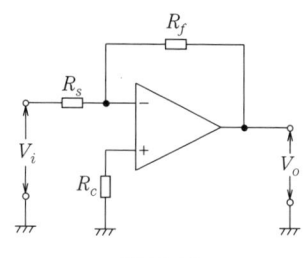

図 10.10

$$V_o = -\frac{R_f}{R_s}V_i, \qquad R_c = \frac{R_s R_f}{R_s + R_f}$$

入力インピーダンス Z_i は，$Z_i = R_s$[17)]

10.4.2 交流結合の反転増幅器 ($f > f_{CL}$ の条件下で)

$$V_o = -\frac{R_f}{R_s}V_i, \qquad R_c = R_f$$

入力インピーダンス Z_i は，$Z_i = R_s$

図 10.11 は変形微分回路であるので，低域カットオフ周波数は

$$f_{CL} = \frac{1}{2\pi C_1 R_s}$$

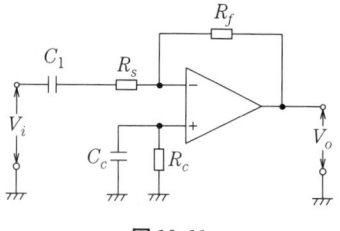

図 10.11

[†] 章末の問題演習[2]などを解くために。

10.4.3 非反転増幅器

図 10.12 より，出力電圧 V_o は

$$V_o = \left(1 + \frac{R_f}{R_s}\right)V_i, \qquad R_c = \frac{R_s R_f}{R_s + R_f}$$

入力インピーダンス Z_i は，オペアンプの仕様値よりも，かなり大きい[17]。

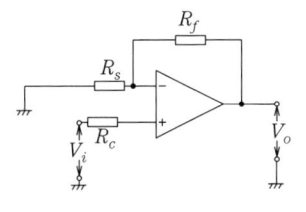

図 10.12

10.4.4 ボルテージフォロワ

ボルテージフォロワ回路の電圧増幅率は 0 dB（1 倍）である。このため，増幅器としてではなく，**インピーダンス変換**を行う場合に使われる。トランジスタにおけるコレクタ接地回路と同じ作用（エミッタフォロワ）をする。出力インピーダンスの高いセンサ（赤外線センサなど）の出力の場合，ある程度以下のインピーダンスの低い回路に接続し増幅すると，センサからの出力の波形がひずむなど電圧が変化してしまい，正しい検出ができなくなる。そこで，センサの出力に，インピーダンス変換のためのボルテージフォロワ回路を接続すれば，センサからの出力電圧はそのままで，低い出力インピーダンスを持つセンサとして利用することができる。

非反転回路（図 10.12）のうち，増幅率 $A=1$ であるので

$$A = 1 + \frac{R_f}{R_s} = 1 \tag{10.10}$$

になる回路をボルテージフォロワという。

式（10.10）にするためには $\frac{R_f}{R_s}=0$ とする必要がある。その条件を満たすためには，以下の3つの方法がある。

① $R_f = 0$
② $R_s = \infty$
③ $R_f = 0$ かつ $R_s = \infty$

図 10.13（問題演習 5）は，上記 ③ の $R_f = 0$ かつ $R_s = \infty$ の例である。Z_i は大（仕様値より大），

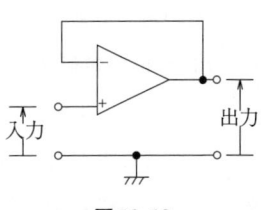

図 10.13

Z_o は小（数～数 10 Ω）。ただし，実際に使う場合には，LM302, LM310 などのボルテージフォロワ専用のオペアンプを使うことを薦める。

図 10.14 は，交流結合のボルテージフォロワである。$R_s = \infty$ の例である。$V_o = V_i$ であり，一般的には $R_c = R_f$ とする。

入力インピーダンス Z_i は，f_{CL} より高い周波数において

$$Z_i = R_c$$

低域のカットオフ周波数は

$$f_{CL} = \frac{1}{2\pi C_1 R_c}$$

出力インピーダンスは，数～数 10 Ω である。

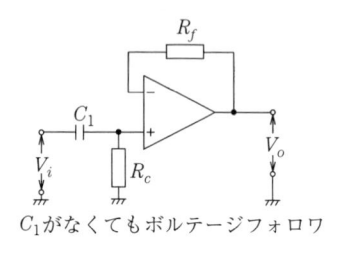

図 10.14　C_1 がなくてもボルテージフォロワ

10.4.5　差動増幅器

$$V_o = \frac{R_f}{R_s}(V_2 - V_1) \qquad (10.11)$$

$V_2 = 0$ のとき V_1 側の入力インピーダンス $Z_{1i} = R_s$，V_2 側の入力インピーダンス $Z_{2i} = R_s + R_f$ である[18]。入力インピーダンスが異なるという根本的な問題もあるが V_2, V_1 が同相で同電圧（$V_2 = V_1$）の場合は

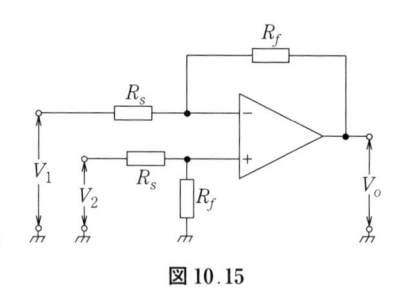

$$Z_{1i}（V_1 側の入力インピーダンス）= Z_{2i}（V_2 側の入力インピーダンス）$$
$$= R_s + R_f$$

かつ $V_o = 0$ になる[18]。

図 10.15

このことは，差動増幅器が，同相の雑音を除去する有力な素子になることを示している。差動増幅器の特徴を挙げると，「同相弁別比（CMRR）を良くする（dB 単位の数値が大きい）」「V_1, V_2 に同時に入力する雑音を取り除くことができる」「入力電圧の差には反応するが，同一電圧の同相成分には感じない装置を作ることができる」などがある。これらは，差動増幅器の有力な使い方の一つであることを示している。

問　題　演　習　　177

なお，V_1，V_2 が逆相で電圧が異なる（$V_1 \neq V_2$）の場合などの−側入力インピーダンスおよび＋，−の入力インピーダンスを高くして，同じにする方法については文献 18) を参照して欲しい．

■■■■■■■■■■■■　問 題 演 習　■■■■■■■■■■■■

以下の問題を解く前に，電圧増幅率 $= 20 \log\left(\dfrac{V_2}{V_1}\right) = 20 \log\left(\dfrac{V_o}{V_i}\right)$ の関係を覚えておきたい（11.1.4 項参照）．

1　**12 回-午後-問題 18**　　図 1 の電圧波形をオペアンプを用いた図 2 の回路に加えた．出力波形で正しいのはどれか．

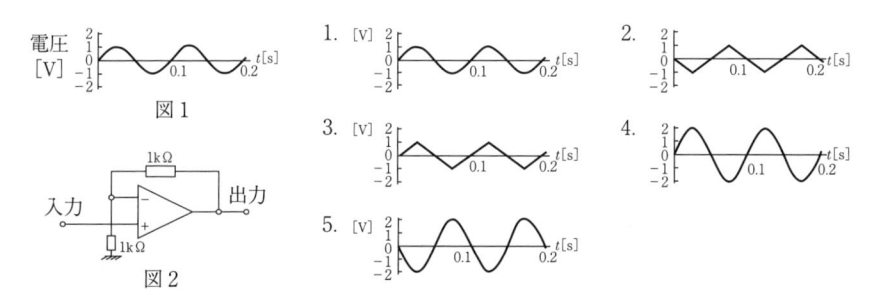

💡ヒント：非反転増幅器である．

2　**13 回-午後-問題 17**　　図の電圧増幅回路について正しいのはどれか．ただし，オペアンプは理想的なものとする．

a．反転増幅回路である．
b．電圧利得は 20 dB である．
c．負帰還が用いられている．
d．a-b 間の電圧は入力電圧に等しい．
e．入力インピーダンスは 11 kΩ である．

　　1．a, b, c　　2．a, b, e　　3．a, d, e　　4．b, c, d
　　5．c, d, e

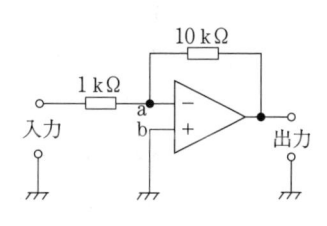

答　　　　　　　　　　　　　　　　　　　　　　　　　　1 4，2 1

10. オペアンプ

3 14回-午後-問題15　理想的なオペアンプを用いた図の回路の出力電圧はどれか。

1. 0.2 V　2. 0.1 V
3. 0.0 V　4. −0.1 V
5. −0.2 V

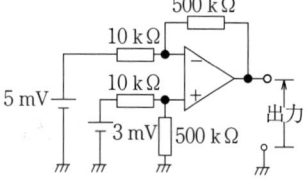

4 14回-午後-問題16　理想的なオペアンプを用いた図の回路で電圧利得 20 dB の増幅器を作るとき，R の値はどれか。

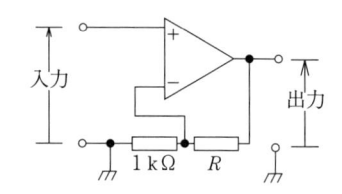

1. 9 kΩ　2. 10 kΩ　3. 19 kΩ　4. 20 kΩ　5. 21 kΩ

ヒント：図 10.16 のように ＋，− を逆転した図に書き換えよ。

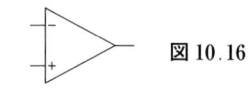

図 10.16

5 14回-午後-問題17　理想的なオペアンプを用いた図の回路について正しいのはどれか。

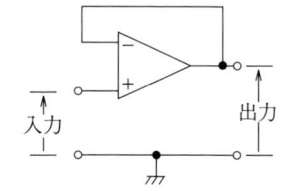

a．出力と入力の位相は 180 度異なる。
b．出力インピーダンスは入力インピーダンスより大きい。
c．電圧ホロワと呼ばれる。
d．負帰還が用いられている。
e．電圧増幅を行うために用いられる。

1. a, b　2. a, e　3. b, c　4. c, d　5. d, e

ヒント：c, d については 10.4.4 項，ボルテージフォロワを参照。

答　　　　　　　　　　　　　　　3 4，4 1，5 4

問　題　演　習

6 **ME 25 回-午前-問題 28**　図は理想オペアンプで構成した差動増幅回路である。R がいくつのときに CMRR は最大になるか。

1.　0 kΩ　2.　5 kΩ　3.　10 kΩ
4.　20 kΩ　5.　40 kΩ

💡ヒント：10.3.3 項, 10.4.5 項の差動増幅器の抵抗値がどのようになっているか参照。

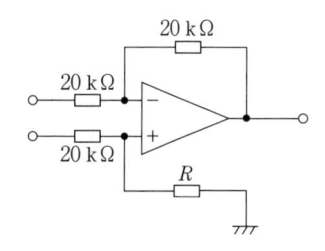

7 **ME 26 回-午前-問題 24**　図のオペアンプ回路で，出力端子 A と B の間に 500 Ω の抵抗を接続した。この 500 Ω の抵抗には何 mA の電流が流れるか。

1.　12　2.　6　3.　4
4.　3　5.　1.5

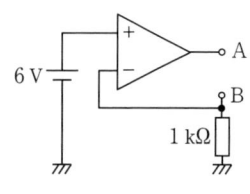

💡ヒント：500 Ω＝0.5 kΩ として，以下の 3 つの考え方がある。

① 図 10.17 に書き換えて，i が出力側から供給されると考えて解く方法。

② 増幅率＝$\left(1+\dfrac{0.5}{1}\right)=1.5$

　∴　$V_o=6×1.5=9$ V

　∴　$i=\dfrac{9-6}{0.5}=6$ mA

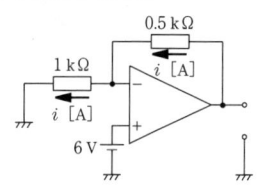

図 10.17

③ 500 Ω＝0.5 kΩ の代わりに R [kΩ] としても，R には 6 mA 流れる。②と同じような計算をしてみると，$i=6$ mA になる。

　　∴　定電流回路として使うことも可能である。

定電流電源を作るには定電流ダイオードを使う方法もある。p.24 のヒント 1 参照。

答　　　　　6 4，7 2

180　10. オペアンプ

⑧ ME 27 回-午前-問題 26　図のオペアンプ回路の入力に±5Vで1kHzの方形波を入力した。出力波形はどれか。ただし、オペアンプは理想オペアンプとする。

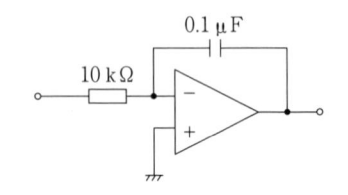

1. 方形波　2. 三角波
3. 正弦波　4. インパルス
5. のこぎり波

💡ヒント：表10.1を参照。

表10.1　波形の種類

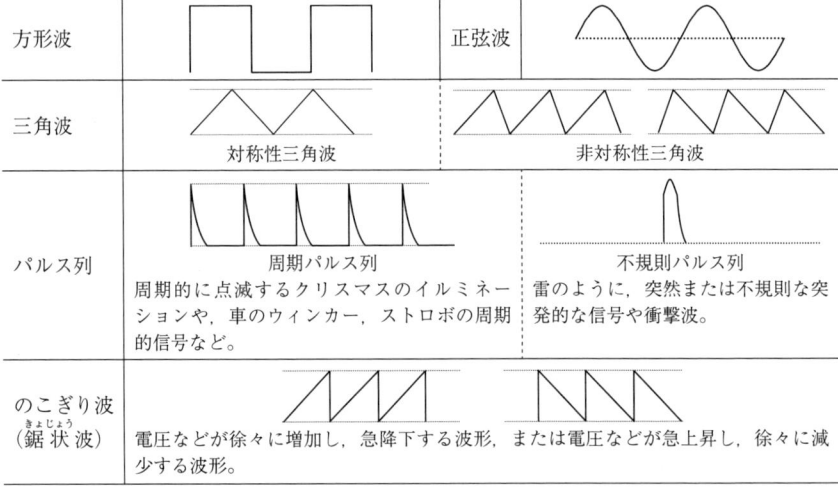

方形波		正弦波	
三角波	対称性三角波		非対称性三角波
パルス列	周期パルス列 周期的に点滅するクリスマスのイルミネーションや、車のウィンカー、ストロボの周期的信号など。		不規則パルス列 雷のように、突然または不規則な突発的な信号や衝撃波。
のこぎり波 (鋸状波)	電圧などが徐々に増加し、急降下する波形、または電圧などが急上昇し、徐々に減少する波形。		

＊ 世界大百科事典、電気・電子用語辞典によると、インパルスとパルスを同義語とする場合と、電力系統のように、不規則パルス列（雷のように、突然または不規則な突発的な信号や衝撃波）をインパルスという場合もある。試験の場合、同義語と考えてよい。ただし、インパルス応答という言葉は制御工学で使われる場合がある。

答　⑧ 2

9 ME 29回-午前-問題30　図のオペアンプ回路の $\dfrac{V_o}{V_i}$ はどれか。

1. $1 - \dfrac{R_2}{R_1}$　　2. $-\dfrac{R_2}{R_1}$　　3. $-\dfrac{R_1}{R_2}$

4. $-\dfrac{R_1}{R_1+R_2}$　　5. $-\dfrac{R_2}{R_1+R_2}$

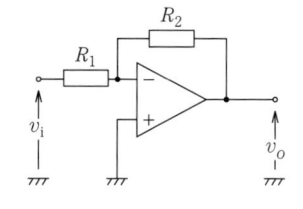

10 10回-午後-問題16　正しいのはどれか。

a. 演算増幅器を用いて積分回路を作ることができる。
b. 演算増幅器では反転入力端子と非反転入力端子との電位差はほぼ0である。
c. 同相除去比（CMRR）を小さくするために演算増幅器による差動増幅回路を用いる。
d. 入力インピーダンスを小さくするために演算増幅器による非反転増幅回路を用いる。
e. 出力インピーダンスを大きくするために演算増幅器を用いる。

　　1. a, b　　2. a, e　　3. b, c　　4. c, d　　5. d, e

　　💡ヒント：10.4.5項にあるように，差動増幅器はCMRRを**大きく**するために使われる。

11 16回-午後-問題16　演算増幅器について**誤っている**のはどれか。

1. 入力インピーダンスは極めて小さい。
2. 出力インピーダンスは極めて小さい。
3. 差動増幅が可能である。
4. 利得は極めて高い。
5. 反転入力と非反転入力を持つ。

答　　　　　　　　　　　　　　　　　　　　　　　　9　2,　10　1,　11　1

182　10. オペアンプ

12　21回-午後-問題15(改)　図の回路はどれか。ただし，Aは理想演算増幅器とする。また，図の回路の増幅率はいくらか。

1．差動増幅回路
2．反転増幅回路
3．非反転増幅回路
4．微分回路
5．積分回路

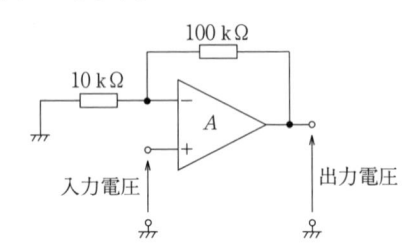

13　16回-午後-問題9　図の回路の働きとして正しいのはどれか。

1．クランプ回路
2．微分回路
3．発振回路
4．高域（通過）フィルタ
5．低域（通過）フィルタ

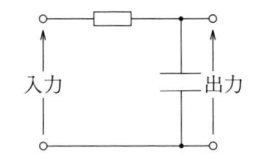

💡ヒント：クランプ回路は，国家試験では，この問題しか出題されていないので説明を省略する。専門書を参照されたい。

14　20回-午後-問題15　図の回路で入力端子a，bそれぞれに同時に同じ電圧 v_i の入力信号を加えた。出力信号 v_o の電圧はどれか。ただし，Aは理想演算増幅器とする。

1．$-2v_i$
2．$-4v_i$
3．$-6v_i$
4．$-12v_i$
5．$-18v_i$

💡ヒント：a，bの増幅率が異なるので注意。図10.9において，R_1，R_2 の値が異なる場合の加算回路でもある。

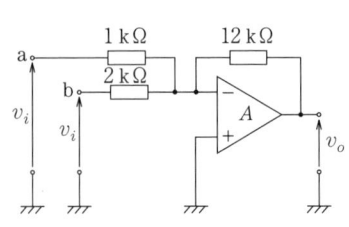

答　　　　　　　　　　　　　　　　　　　　　　12　3，増幅率：11倍，　13　5，　14　5

15 **ME 23回-午前-問題 28**　図の回路について**誤っている**ものはどれか。

1. 時定数は CR である。
2. 遮断周波数は $\dfrac{1}{2\pi CR}$ である。
3. 積分回路としても利用できる。
4. 入出力間に周波数に依存した位相ずれを生ずる。
5. 遮断周波数より低い周波数を減衰させる。

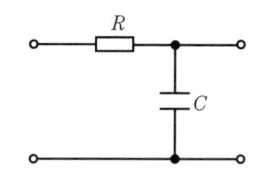

💡ヒント：4. について。図 10.18 から理解できるように，$\dfrac{I}{2\pi fC}$ は周波数 f に依存する。

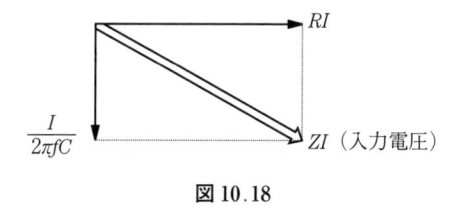

図 10.18

答　　　　　　　　　　　　　　　　　　　　　　　　15　5

11章
電力・電圧などのdB単位, SN比, 同相除去比（CMRR）

11.1 電力, 音の強さ, 電圧・電流, 信号と雑音のSN比などの記号

・対数（log）について

$x = 10^y$ と $\log_{10} x = y$ は，表現は違っても量的関係は同じである。具体的な例を挙げると

$100 = 10^2$ と $\log_{10} 100 = 2$

$2 = 10^{0.3010}$ と $\log_{10} 2 = 0.3010$

などがある。また

$\log_{10} 10 = 1,\ \log_{10} 1\,000 = \log_{10} 10^3 = 3\log_{10} 10 = 3$ ……3乗の3が前に出る。

∴ 一般式として $\quad y = \log_{10} x^n = n \log_{10} x \quad$ (11.1)

このように，10を底とする対数を常用対数という。SN比（S/N比），電力増幅率，電圧増幅率はすべて常用対数を使い，$\log_{10} 3 = 0.4771$ のように表す。以降，本書では，常用対数の底の10は省略し，log 3 のように表記する。

一方，ネイピア数 e を底とする対数は，微分方程式を解くときに必要である。これを自然対数といい，$\log_e 3 = 1.0986$ のように使う。

さて，電力 $P = V^2/R = I^2 R$ であるので，入出力抵抗 R を同じ値とすると

$$\text{電力増幅率} = 10 \log \frac{P_2}{P_1} = 10 \log \frac{V_2^2/R}{V_1^2/R} = 10 \log \frac{V_2^2}{V_1^2} = 20 \log \frac{V_2}{V_1}$$

$$= \text{電圧増幅率}$$

$$\text{電力増幅率} = 10 \log \frac{P_2}{P_1} = 10 \log \frac{I_2^2 R}{I_1^2 R} = 10 \log \frac{I_2^2}{I_1^2} = 20 \log \frac{I_2}{I_1}$$

$$= \text{電流増幅率}$$

ここでは，電圧・電流増幅率の log の係数が 20 になることがわかればよい。

したがって，電圧増幅率と電流増幅率の場合は，log の前に 20 が付き，電力や電力増幅率，音の強さにおいては，log の前に 10 が付く。

式中に出てくる記号の意味は，S = signal（信号），N = noise（雑音），I = intensity（強さ）……これは電流と同じ記号でもある。P = power（電力）または P = pressure（圧力：音圧），P_i, V_i, I_i の添え字 i は input（入力），P_o, V_o, I_o の添え字 o は output（出力），V = voltage（電圧），I_0, P_0 の添え字 o は original（音の強さ，音圧の原型：基準）である。気にせず読み進めよう。

「基準の音の強さ I_0」とは，10^{-12} W/m^2 で，耳のよい人が，やっと聞き取れる音と考えてよい。「基準の実効値音圧 $P_{0 実効値}$」とは

$$P_{0 実効値} = 20\ \mu\text{Pa} = 20 \times 10^{-6}\ \text{Pa}$$

これは，耳が健常で若い人が聞き取れる，周波数 1 000 Hz における最小の音の平均的音圧である。

11.1.1 電 力 増 幅 率[†]

$$電力増幅率\ [\text{dB}] = 10 \log \frac{出力電力}{入力電力} = 10 \log \frac{P_o}{P_i}\ [\text{dB}] \qquad (11.2)$$

11.1.2 エネルギーを観点とした音の強さの SN 比 [dB]

$$音の強さの\ \text{SN}\ 比\ [\text{dB}] = 10 \log \frac{音の強さ}{基準の音の強さ} = 10 \log \frac{I}{I_0}\ [\text{dB}] \qquad (11.3)$$

I：ある音の強さ [W/m^2]（[J/s・m^2]）（1 s 間に 1 m^2 を通過する波のエネルギーである）

∴ S [m^2] を t [s] 間に通過する波のエネルギーは，$E = ISt$ [J] である。

[†] 本書においては，増幅率＝増幅度＝利得とし，過去問以外では，用語を増幅率に統一した。

11.1.3 音圧を観点とした音圧レベル [dB]

$$\text{音圧レベル [dB]} = 20 \log \frac{\text{音の実効値音圧}}{\text{基準の実効値音圧}} = 20 \log \frac{P_{\text{実効}}}{P_{0\text{実効}}} \text{ [dB]} \tag{11.4}$$

音圧についても交流電圧と同じように，最大値と最小値を繰り返すので，音圧の最大値を $P_{\text{最大}}$，音圧の実効値を $P_{\text{実効}}$，ρc を音響インピーダンスとすると，$P_{\text{実効}} = \dfrac{P_{\text{最大}}}{\sqrt{2}}$ であり，音の強さ I [W/m²] は

$$I = \frac{P_{\text{最大}}^2}{2\rho c} = \frac{(\sqrt{2} P_{\text{実効}})^2}{2\rho c} = \frac{P_{\text{実効}}^2}{\rho c} \tag{11.5}$$

である。音波を含めて，波の強さ I は音圧 P の2乗（$= P^2$）に比例し，2乗の2が log の前に出て 20 log となると考えればわかりやすい。

11.1.4 電圧増幅率

$$\text{電圧増幅率 [dB]} = 20 \log \frac{V_2}{V_1} = 20 \log \frac{V_o}{V_i} \text{ [dB]} \tag{11.6}$$

11.1.5 電流増幅率

$$\text{電流増幅率 [dB]} = 20 \log \frac{I_2}{I_1} = 20 \log \frac{I_o}{I_i} \text{ [dB]} \tag{11.7}$$

11.1.6 信号対雑音比

$$\text{信号対雑音比 (SN 比) [dB]} = 20 \log \frac{V_{\text{signal}}}{V_{\text{noise}}} \text{ [dB]} \tag{11.8}$$

参考：雑音レベルの計算は $V_{\text{noise}} / V_{\text{signal}}$ とする。問題演習 19 参照。

11.2 SN 比の詳細と同相除去比 (CMRR)

増幅器には，生体信号 S（signal，入力信号）に伴って，雑音 N（noise）も入力される。もし雑音が大きければ信号は雑音に埋もれてしまう。そのため，信号中に含まれる雑音がどの程度あるのかを表す指標が必要となる。

11.2.1 雑音の種類

（1）内部雑音 増幅器の内部から発生する雑音であり，抵抗体，トランジスタなどから生じる雑音である。内部雑音を少なくするためには，雑音の少ない高価な部品を使う場合が多い。部品内の電子の不規則運動によって発生する雑音を熱雑音という。熱雑音は温度が上がると増加し，ホワイトノイズ（11.5.1項参照）の代表例でもある。熱雑音電圧 V は，絶対温度を T，抵抗値を R，周波数の帯域幅を Δf とすると，次式で表される。

$$\text{熱雑音電圧 } V \propto \sqrt{TR\Delta f} \quad (\propto は比例記号) \tag{11.9}$$

電波望遠鏡が受信する，宇宙からの微弱信号は，常温では熱雑音のために信号をうまく観測できない。そこで，熱雑音を極限まで小さくするために，信号を増幅するプリアンプ（前置増幅器）を約 13 K（約 −260℃）まで冷却している。

（2）外部雑音 外部から混入される雑音で，商用電源交流や電気機器の静電誘導および電磁誘導により発生する。雑音対策が重要となる。

11.2.2 生体信号の SN 比

生体信号の大きさ S（signal）と雑音の大きさ N（noise）の比，$S \div N = \dfrac{S}{N}$ の対数 log の 20 倍を信号対雑音比（SN 比）と呼び，単位はデシベル［dB］である。これを式で示すと

$$\text{SN 比} = 20 \log \frac{\text{生体信号 } S}{\text{雑音 } N} \, [\text{dB}] = 20 \log \frac{\text{出力信号 } S}{\text{出力雑音 } N} \, [\text{dB}]$$

> オペアンプの増幅率を A とすると
> 出力信号 = $A \times$ 生体信号，出力雑音 = $A \times$ 雑音

$$= 20 \log \frac{V_{\text{signal}}}{V_{\text{noise}}}$$

SN 比が大きいということは，生体信号からの出力が相対的に多く，雑音が少ないことを意味する。SN 比が大きい機器は，性能も良いが高価である。

11.3 入力換算雑音

増幅器の内部で発生し出力される雑音は，すべて微小な雑音などが入力に

入って発生したものとみなす。これを**入力換算雑音**という。言い換えれば，増幅器の入力端子を短絡し，外部雑音が入らない状態で出力する雑音を，増幅率で割った値が入力換算雑音である。

「内部雑音はどこから発生するか」と問うならば「半導体，センサや抵抗器も雑音を発生し，特に抵抗器の雑音は熱雑音と呼ばれ，温度や抵抗値が上がれば大きくなる。つまり，熱雑音電圧 $V \propto \sqrt{TR\Delta f}$」である。

図 11.1 は，電圧増幅率の大きさが 100 倍のオペアンプでの入力換算雑音を計算する例である。おおざっぱに理解できればよい。入力換算雑音は大変にわかりにくい量なので，以下，例題を解きながら解説しよう。

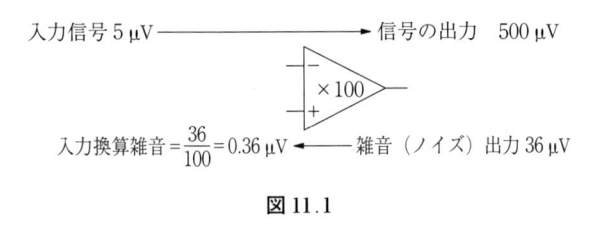

入力信号 5 μV ────→ 信号の出力 500 μV
×100
入力換算雑音 = $\frac{36}{100}$ = 0.36 μV ←──── 雑音（ノイズ）出力 36 μV

図 11.1

【例題】**21 回-午後-問題 45**　心電計の記録感度を標準感度に設定し，入力が短絡状態で雑音を記録したとき，その振れはおよそ 0.1 mm であった。この心電計の入力換算雑音は約何 μV か。

1．1　　2．5　　3．10　　4．50　　5．100

〔解説〕　心電計の標準感度は 1 mV で，10 mm の振れになるように設定されている。

　　1 mV　　　で　　10 mm
　　X [mV]　で　　0.1 mm

この比例関係は，すべて次の比例式の形で解ける。

$\frac{1}{X} = \frac{10}{0.1}$ を解くと，$10X = 1 \times 0.1$。よって，$X = 0.01$ mV $= 10$ μV。

【例題】**27 回-午後-問題 43**　40 dB の増幅器の入力端子を接地し出力電圧を測定したところ，1 mV の雑音電圧を得た。この増幅器の入力換算雑音電圧

はいくらか。

1. $1\,\mu V$　2. $10\,\mu V$　3. $100\,\mu V$　4. $10\,mV$　5. $100\,mV$

〔解説〕「入力端子を接地し」とあるのは，入力を短絡（入力電圧を0Vに）することを意味する。オフセットヌル調整をしたにもかかわらず出力に電圧が現れるのは，オペアンプなどの増幅器内部で発生する雑音があるためである。

実際には入力電圧=0Vであるが，1mVの雑音電圧が生じているので，1mVの雑音電圧は，V_i[mV]の入力（雑音）によるものと仮定し，このV_i[mV]を入力換算雑音電圧という。図11.2を参照しつつ電圧増幅率の式に当てはめると

$$40 = 20\log\frac{1}{V_i} \rightarrow \log\frac{1}{V_i} = 2 \rightarrow \frac{1}{V_i} = 10^2 = 100$$

∴　$V_i = \frac{1}{100}$ mV = 0.01 mV = 10 μV　……これが入力換算雑音電圧である。

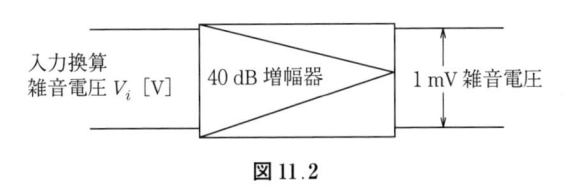

図11.2

11.4 同相信号と逆相信号

雑音の多くは同相信号である。ここで差動増幅器（図11.3）について復習しよう。

出力電圧　$V_o = A(V_2 - V_1)$

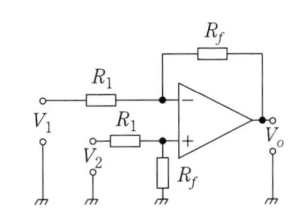

$\qquad = \dfrac{R_f}{R_1}(V_2 - V_1)$

図11.3

このとき，$V_2 - V_1$を差動入力電圧という。筆者は，同相入力以外は，＋入力と－入力が逆位相（逆相）であっても，二つの入力間で電圧が違うので差動入力と考える。専門書では差動増幅率が使われるが，国家試験対応を主眼とする本書では，下記のように約束する。

$$\text{差動増幅器の差動増幅率}(A_d) = \text{逆相信号の増幅率} = \frac{V_o}{V_2 - V_1} = \frac{R_f}{R_1} \quad (11.10)$$

──利得──

11. 電力・電圧などのdB単位, SN比, 同相除去比 (CMRR)

この関係は試験でもよく出題された。差動増幅器には, 2つ信号（オペアンプの−側入力に V_1, オペアンプの＋側入力に V_2）が入力される。

同相入力回路と差動（逆相）入力回路を図11.4, 11.5に示す。同相信号と逆相信号の違いを, 図11.6で頭にたたき込もう。

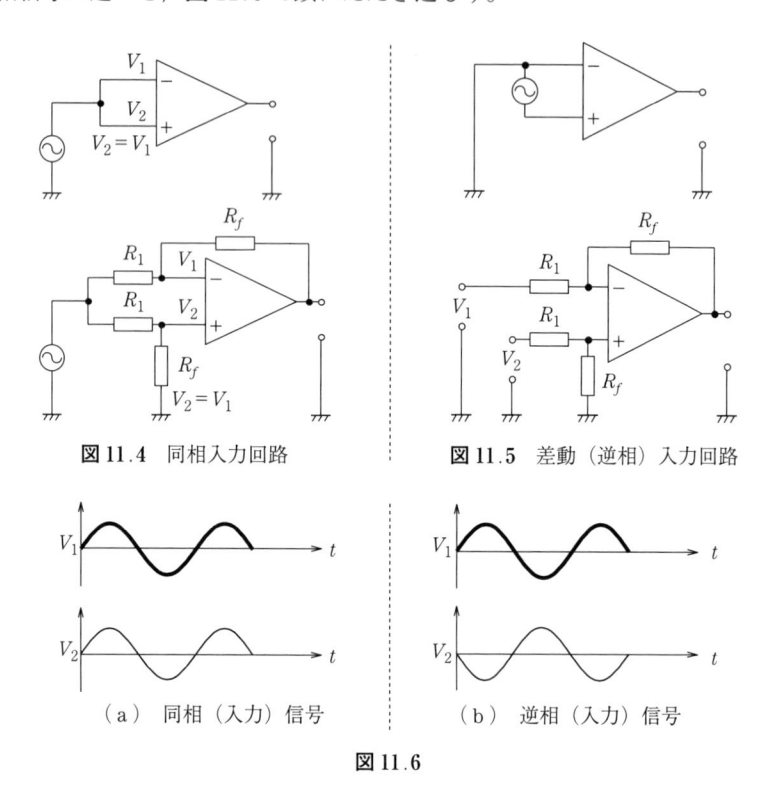

図11.4　同相入力回路

図11.5　差動（逆相）入力回路

（a）同相（入力）信号

（b）逆相（入力）信号

図11.6

11.4.1　同相信号の差動増幅

差動増幅器では, −端子に入力されると反転して出力される。そのため, 同相（入力）信号は, 片方の入力信号が反転するため両者の信号が相殺され増幅が抑制される（出力が0または0に近くなる）。同相信号を差動増幅した場合の入出力波形を図11.7に示す。同相信号は, 商用電源の交流や電気機器から発生する**外部雑音**の場合が多い。

11.5　CMRR（同相除去比）　　191

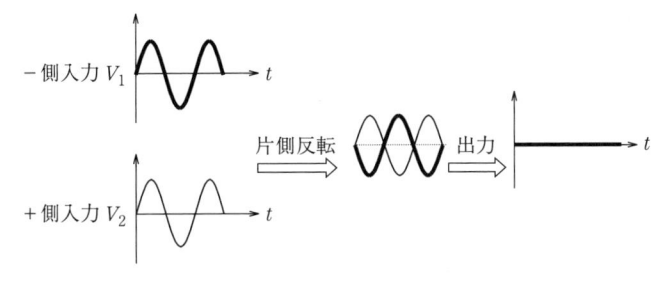

図 11.7

11.4.2　逆相信号の差動増幅

逆相（入力）信号は，−端子の入力信号が反転するため，信号は加算された形で増幅される。逆相信号を差動増幅した場合の入出力波形を**図 11.8**に示す。

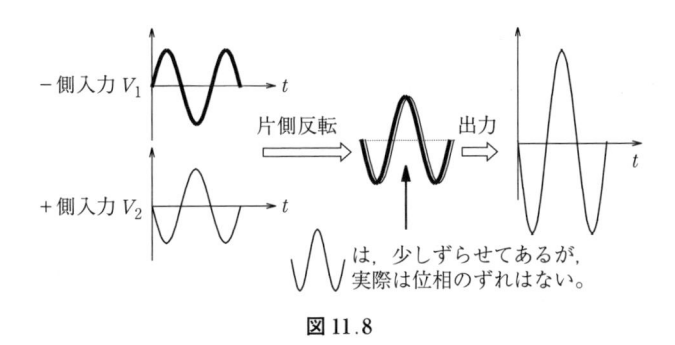

は，少しずらせてあるが，実際は位相のずれはない。

図 11.8

11.5　CMRR（同相除去比）[†]

　理想的なオペアンプは存在しないので，差動増幅を用いても同相信号（特に商用電源交流や電気機器から発生する外部雑音）の出力が 0 にはならない。そのため，逆相信号に比べて同相信号（雑音）がどれだけ抑えられるかを示す差動増幅器の特性の指標として，CMRR（同相除去比）が用いられる。

　以下，CMRR の定義式を示す。単位はデシベル [dB] である。式 (11.10) 参照。

$$\mathrm{CMRR}\,[\mathrm{dB}] = 20 \log \frac{\text{逆相信号の増幅率}\,A_d}{\text{同相信号の増幅率}\,A_c}\,[\mathrm{dB}] \tag{11.11}$$

---

† 同相除去比のことを同相弁別比とする書籍もある。

$$= 20 \log \frac{逆相出力電圧/逆相入力電圧}{同相出力電圧/同相入力電圧} \ [\text{dB}]$$

$$= 20 \log \frac{差動増幅率 A_d \ [倍]}{同相増幅率 A_c \ [倍]} \ [\text{dB}]$$

$$= 20 \log (差動増幅率 A_d) - 20 \log (同相増幅率 A_c) \ [\text{dB}]$$

試験では，すぐ計算できるので便利な計算式として

$$\frac{差動増幅率 \ [\text{dB}]}{同相増幅率 \ [\text{dB}]} = 差動増幅率 \ [\text{dB}] - 同相増幅率 \ [\text{dB}]$$

を使う学生がいるが，これは数学的には間違いである。

CMRR [dB] = |[dB] 単位の差動増幅率| − |[dB] 単位の同相増幅率|

が正しい

参考

表 11.1 生体計測機器と増幅器の入力インピーダンス，CMRR，周波数特性

	心電計	脳波計	筋電計	眼振計
入力インピーダンス	10 MΩ 以上	200 MΩ	200 MΩ	5 MΩ 以上
CMRR	110 dB	110 dB 以上	106 dB 以上	80 dB 以上
周波数特性	0.05〜150 Hz	0.5〜60 Hz	0.1〜10 kHz	DC〜30 Hz

出典：日本光電工業株式会社資料（2011）およびリオン株式会社資料（2011）
注意：表中の数値は，機種，各種設定により異なるので，医療機器の規格を参照されたい。特に周波数特性は，時定数，高・低域フィルタ設定により変わる。

11.5.1 問題解法上の参考事項 1：ホワイトノイズ

ホワイトノイズ（white noise）は白色雑音とも呼ばれ，不規則に上下に振動する波形で，すべての周波数を一様に含む雑音である。「ホワイト」とは，赤から紫まで，すべての周波数を含んだ光が白色であることに由来している。ホワイトノイズの例を**図 11.9** に示す。熱雑音はホワイトノイズの代表例である。

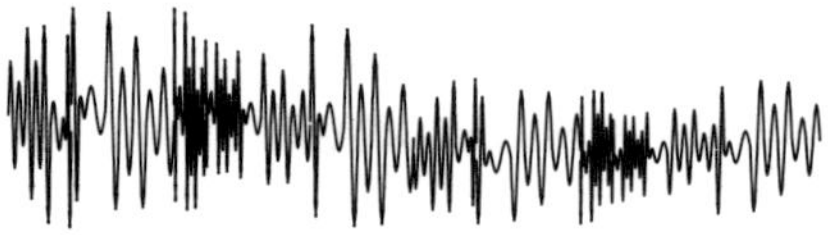

図 11.9

11.5 CMRR（同相除去比）

11.5.2 問題解法上の参考事項2：量子化雑音

アナログ信号をディジタル化する際に発生する誤差のことを量子化誤差，その誤差による雑音を量子化雑音という[36]。ディジタル化のためのサンプリングの時間間隔や量子化の際の振幅間隔が粗いほど，誤差は大きくなる。ディジタル化やアナログ化を繰り返すと，誤差は蓄積されて大きくなる。**図 11.10** では，ある曲線状の，横軸が時間，縦軸が電圧のアナログ信号をディジタル化する方法を可視化したものである。

（1）　サンプリングの時間間隔や振幅間隔を大きくした場合

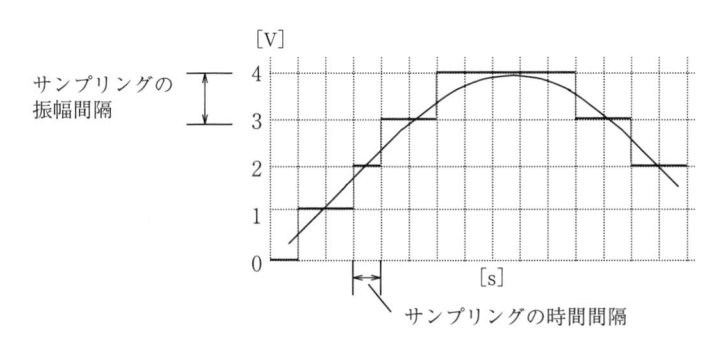

図 11.10

（2）　サンプリングの時間間隔や振幅間隔を小さくした場合　　**図 11.11** を見れば，明らかにアナログの曲線と，ディジタルの階段状の線とが異なることがわかる。しかし，時間間隔や振幅間隔をもっと細かく区切れば，曲線に近い階段状の線に近付くことがわかるであろう。

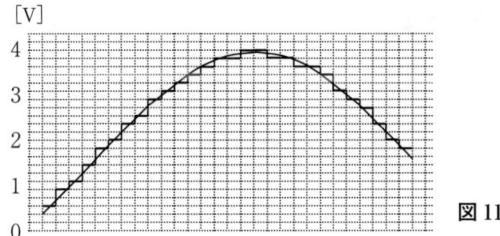

図 11.11

振幅の，0 V, 1 V, …, 4 V という数値を，**表 11.2** に従って，2 進法の数字に置き換えればディジタル化が完了する。

表 11.2 2 進法換算表

0	1	2	3	4	5	6	7	8	9	10
0	1	10	11	100	101	110	111	1000	1001	1010

ディジタル化することのメリットとしては

① 情報伝達をする場合，劣化しにくい（伝達の間違いが少ない）。

② 情報の加工がしやすい（音楽 CD では，音楽をディジタル化し，何曲もの音楽を 1 枚に記録・再生ができる）。

11.5.3　問題解法上の参考事項 3：アナログ–ディジタル変換

アナログ–ディジタル変換（**A–D 変換**：analog-to-digital conversion）とは，電流，周波数など時間的に連続なアナログ量をディジタル量に変換すること，あるいは，アナログの電気信号をディジタルの電気信号に変換することをいう。A–D 変換をするとき，参考事項 2 で説明した量子化誤差，その誤差による量子化雑音を避けることはできない（章末の問題演習 **2** を参照）。

11.5.4　問題解法上の参考事項 4：2 進法

10 進法で表された数値を 2 進法で示す計算法を以下に示す。

10 進法の数値を商が 0 になるまで 2 で割り算していき，その余りを並べることで 2 進数に変換できる。例えば，10 進法の 59 の場合は

```
59/2 = 29   余り 1 ▲
29/2 = 14   余り 1  │
14/2 =  7   余り 0  │ 並べる向き
 7/2 =  3   余り 1  │
 3/2 =  1   余り 1  │
 1/2 =  0   余り 1  │
```

余りを上記のように並べると，10 進法の 59 は，2 進法では **111011** となる。

11.5 CMRR（同相除去比） 195

逆に，2進法の111011を10進法に変換する方法は
$$1\times2^5+1\times2^4+1\times2^3+0\times2^2+1\times2^1+1\times2^0=59$$
となる。

2進法は，電気回路のスイッチのON/OFFに対応するため，コンピュータに応用される。

11.5.5 問題解法上の参考事項5：スルーレート

スルーレート（slew rate，日本語に訳すと「横滑りの割合」とでもいえようか）とは，オペアンプなどにおいて，最大応答速度を表す指標の一つである。

例えば，矩形波を入力波としてオペアンプを使って増幅した場合，出力波形は入力の変化速度に追いつかず，矩形波の立上りおよび立下りの部分において時間軸に対して直角に立ち上がらず，傾きを持って出力される。立上りと立下りのスルーレートは，一般的には異なることが多いが，ここでは簡単のために，立上りと立下りのスルーレートは同じとする。図11.12において，出力波形の立上りに要した時間を2.0 μs，出力電圧を3.0 Vとした場合

$$立上りのスルーレート = \frac{3}{2} = 1.5 \, \text{V}/\mu\text{s}$$

となる。スルーレートの数字が大きいほど，オシロスコープなどの性能がよいといえる。

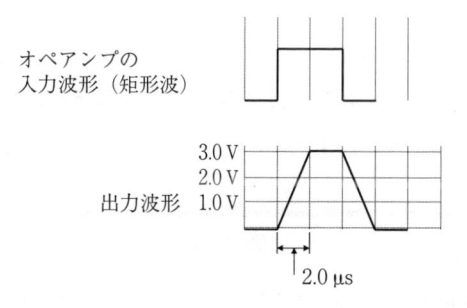

図11.12

11.5.6 問題解法上の参考事項6：加算平均法

以下，可能な限り数式を使わないで，図形から直観的にわかるように説明する。

1) 脳波計や心電計などで見られる真の波形を図11.13とする。

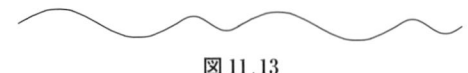

図11.13

ところが，これらの信号には必ず雑音が加わっている。雑音を図11.14のように示されるものとする。

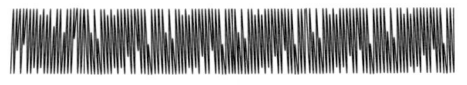

図11.14

出力は以上の2つの信号が重なって図11.15のように観測される。

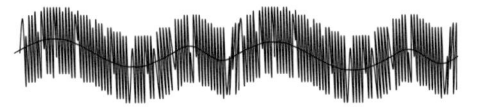

図11.15

2) 測定を多数回（N回）繰り返して平均しても，真の波形は変わらないので，図11.16で表される。

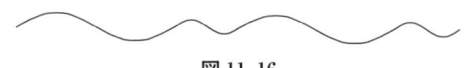

図11.16

3) 雑音を多数回（N回）繰り返して平均すると，雑音の波形が不規則であるがために雑音の振幅が減少する。したがって，Nが多ければ多いほど雑音の振幅が減少し，図11.17のように示すことができる。正確に示すと雑音は$\frac{1}{\sqrt{N}}$になる。

図11.17

4) 多数回（N回）繰り返して測定し平均すると，図11.18の波形になる。

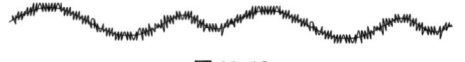

図11.18

11.5 CMRR（同相除去比）

どの程度，雑音をカットできるかは，3) で示したとおり $\frac{1}{\sqrt{N}}$ となる。例えば，100 回の測定を繰り返して平均すると $\frac{1}{\sqrt{100}} = \frac{1}{10}$ となる。

よって，雑音の SN 比を求めるときの信号/雑音は

$$\frac{信号}{雑音/\sqrt{N}} = \sqrt{N}\,\frac{信号}{雑音}$$

となる。以上を別の言葉で説明すると

① 測定を N 回繰り返すと，測定値の正確さ・信頼度が $\sqrt{N}$ 倍になる。
② 測定を N 回繰り返すと，雑音が $\frac{1}{\sqrt{N}}$ になる。測定誤差も $\frac{1}{\sqrt{N}}$ になる。
③ SN 比は次式となり，SN 比が $20 \log \sqrt{N}$ だけよくなることが，次式のように導かれる。ただし，$\log(xy) = \log x + \log y$ である。

$$20 \log\left(\frac{信号}{雑音/\sqrt{N}}\right) = 20 \log\left(\sqrt{N}\,\frac{信号}{雑音}\right) = 20 \log \sqrt{N} + 20 \log \frac{信号}{雑音} \quad (11.12)$$

加算平均理論とは：数式を使った説明

雑音に埋もれた測定を何回も繰り返し，その加算平均を求めると，雑音成分（ノイズ成分 n_i）が減少し，信号成分（シグナル成分 s_i）が，くっきりと浮かび上がってくる（11.5.6項，加算平均法の説明の図 11.13〜11.16 を参照）。

あるデータを $1 \sim i \sim N$ 回まで，N 回測定したものとする。また

i 番目の測定値を x_i
i 番目の測定値の中の信号成分を s_i
i 番目の測定値の中の雑音成分を n_i

とする。さらに，信号波形を**図 11.19** とし，雑音波形を**図 11.20** とする。

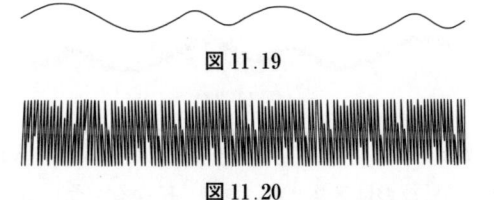

図 11.19

図 11.20

1 回のみの測定では信号が雑音に埋もれてしまい，**図 11.21** のような波形になる。これでは信号波形は不明である。そこで考えられたのが，上記のような測定を繰返し行い，加算平均をすることであった。以下，少し数学が出てくるが我慢して読んで欲しい。

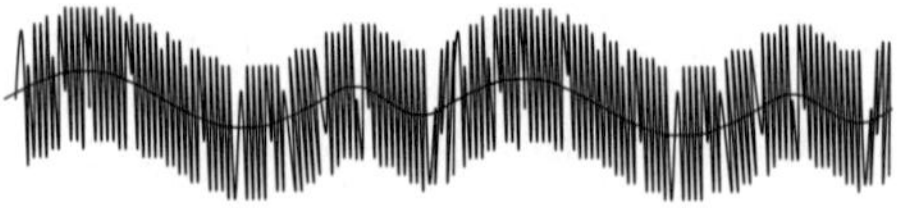

図 11.21

$\sum$ の意味を数式で示しながら説明する。

測定値の平均は $\dfrac{1}{N}\sum_{i=1}^{N} x_i = \dfrac{1}{N}(x_1 + x_2 + \cdots + x_N)$ (11.13)

信号の平均は $\dfrac{1}{N}\sum_{i=1}^{N} s_i = \dfrac{1}{N}(s_1 + s_2 + \cdots + s_N)$ (11.14)

雑音の平均は $\dfrac{1}{N}\sum_{i=1}^{N} n_i = \dfrac{1}{N}(n_1 + n_2 + \cdots + n_N)$ (11.15)

したがって，N 回測定を繰り返し，加算平均をとると次式が成立する。

$$\dfrac{1}{N}\sum_{i=1}^{N} x_i = \dfrac{1}{N}\sum_{i=1}^{N} s_i + \dfrac{1}{N}\sum_{i=1}^{N} n_i \tag{11.16}$$

ここで，信号の平均 $\dfrac{1}{N}\sum_{i=1}^{N} s_i$ は**図 11.22** となる

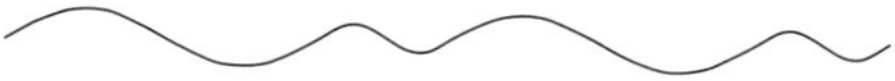

図 11.22

雑音の平均 $\dfrac{1}{N}\sum_{i=1}^{N} n_i$ は，雑音が不規則でランダムであるために N が大きくなると，**図 11.23** のようになる。

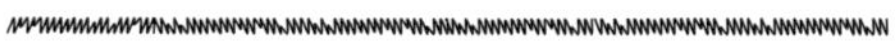

図 11.23

これを重ね合わせると**図 11.24** となり，かなり真の信号波形に近づいてきた。

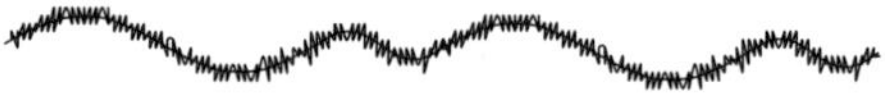

図 11.24

さらに測定回数 N を多くすれば（N を無限大にすれば），理論的には雑音の平均はゼロになり，雑音波形はフラット（直線）になる。そして，最終的には信号波形が得られる，という理論が加算平均理論である。雑音の平均を数式で書くと次式となる。

$$\lim_{N\to\infty}\left(\dfrac{1}{N}\sum_{i=1}^{N} n_i\right) = 0 \tag{11.17}$$

問題演習

1 17回-午後-問題17　平均信号電圧が1 mV（実効値），SN比が40 dBの生体信号に含まれる雑音電圧（実効値）はどれか。

1. $1\,\mu V$　　2. $5\,\mu V$　　3. $10\,\mu V$　　4. $50\,\mu V$　　5. $100\,\mu V$

💡ヒント：11.2.2項参照。平均信号電圧＝生体信号。単位をmVまたはμVのどちらかに統一するとよい。

2 21回-午後-問題50　雑音に関して**誤っている**のはどれか。

1. SN比を改善するために計測の周波数帯域幅を広くする。
2. 増幅器の最小入力信号レベルは雑音によって規定される。
3. A-D変換に伴って発生する雑音を量子化雑音という。
4. 熱雑音は電子など荷電粒子の不規則振動に起因する。
5. 白色雑音の電力は計測の周波数帯域幅に比例する。

💡ヒント：3，4については11.5.1項のホワイトノイズ，11.5.2項の量子化雑音，11.5.3項のアナログ-ディジタル変換をそれぞれ参照。
5については熱雑音電圧 $V \propto \sqrt{TR\Delta f}$ より
電力 $P = \dfrac{V^2}{R} \propto \dfrac{(\sqrt{TR\Delta f})^2}{R} = T\Delta f$ ……帯域幅Δfに比例する。

3 9回-午後-問題15　図に示す増幅器の利得はいくらか。ただし，$\log_{10}2=0.3$とする。

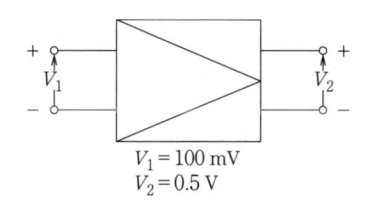

$V_1 = 100$ mV
$V_2 = 0.5$ V

1. -66 dB　　2. -26 dB　　3. 14 dB　　4. 40 dB　　5. 66 dB

答　　　　　　　　　　　　　　　　　　　　　　　1 3，2 1，3 3

11．電力・電圧などの dB 単位，SN 比，同相除去比（CMRR）

ヒント：$\log \dfrac{0.5}{0.1} = \log 5 = \log \dfrac{10}{2} = \log 10 - \log 2 = 1 - 0.3 = 0.7$

…… $\log 5 ≒ 0.7$ を覚えておくと便利。

[4] 13 回-午後-問題 16　図の電圧増幅回路で V_o はどれか。ただし，$\log_{10} 2 = 0.3$ とする。

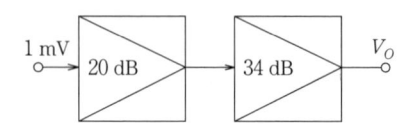

```
1 mV → [20 dB] → [34 dB] → V_O
```

1．54 mV　2．60 mV　3．340 mV　4．500 mV　5．680 mV

ヒント：[dB]単位の増幅器を 2 台以上接続するときには，[dB]数を加える。
[倍]単位の増幅器を 2 台以上接続するときには，[倍]数をかけ算する。
　以下の特殊な計算をするので難問である。

$$54 = 20 \log \dfrac{V_o}{V_i} \quad \text{よって} \quad 2.7 = \log \dfrac{V_o}{V_i}$$

ここで，$2.7 = 2 + 0.7 = \log 10^2 + \log 5 = \log(10^2 \times 5) = \log 500$
または，$2.7 = 3 - 0.3 = \log 10^3 - \log 2 = \log(10^3 \div 2) = \log 500$

∴　$\log \dfrac{V_o}{V_i} = \log 500$　　∴　$\dfrac{V_o}{V_i} = 500$

[5] 16 回-午後-問題 15　増幅器に 1 mV の生体信号を入力したとき，出力信号は 2 V であった。この増幅器の電圧利得はどれか。ただし，$\log_{10} 2$ を 0.3 とする。

1．30 dB　2．33 dB　3．60 dB　4．66 dB　5．2 000 dB

ヒント：電圧利得 $= 20 \log \dfrac{2\,000}{1} = 20 \log(1\,000 \times 2) = 20(\log 1\,000 + \log 2)$
$= 20(3 + 0.3) = 66$

答　　　　　　　　　　　　　　　　　　　　　　　　　　　　　[4] 4，[5] 4

6 **ME 22回-午前-問題32**　電圧増幅度10倍の増幅器と電圧増幅度20倍の増幅器を直列に接続した。全体の電圧増幅度は何dBか。ただし，$\log_{10}2 = 0.3$とする。

　　1. 30　2. 33　3. 40　4. 46　5. 60

　　💡ヒント：電圧増幅度 $= 20\log(10 \times 20) = 20\log 200 = 20(2+0.3) = 46$。

7 **9回-午後-問題16**　同相除去比（CMRR）が十分大きい差動増幅回路について正しいのはどれか。

a．出力は入力信号の差に比例する。
b．同相で入る雑音は出力に現れない。
c．電源電圧の変動は出力に現れない。
d．同相利得と差動利得との比をスルーレートという。
e．出力インピーダンスは高いほうがよい。

　　1. a, b, c　2. a, b, e　3. a, d, e

　　💡ヒント：11.5.5項のスルーレートを参照。

8 **16回-午後-問題16**　演算増幅器について**誤っている**のはどれか。

　　1. 入力インピーダンスは極めて小さい。
　　2. 出力インピーダンスは極めて小さい。
　　3. 差動増幅が可能である。
　　4. 利得は極めて高い。
　　5. 反転入力と非反転入力を持つ。

答　　6 4，7 1，8 1

11. 電力・電圧などの dB 単位，SN 比，同相除去比（CMRR）

⑨ 18回-午後-問題19　逆相利得 80 dB，CMRR（同相除去比）100 dB の差動増幅器に振幅 1 V の同相信号を入力した。増幅器出力の同相信号の振幅はどれか。

1. 0.05 V　2. 0.1 V　3. 1 V　4. 10 V　5. 20 V

▼ヒント：CMRR = 20 log（差動増幅率）− 20 log（同相増幅率）[dB] より

$$100 = 80 - 20 \log\left(\frac{V_o}{1}\right)$$

⑩ 13回-午後-問題26　100回の加算平均を行うと，不規則雑音に埋もれた周期的な信号の信号対雑音比（S/N）はもとの何倍になるか。

1. 0.01　2. 0.1　3. 10　4. 50　5. 100

▼ヒント：11.5.6項の加算平均法を参照。信号対雑音比（S/N）は「SN比」ではない。SN比は [dB] 単位（11.1.6項参照）。わかりにくい表現である。$\dfrac{信号}{雑音} = \dfrac{S}{N}$ は [倍] 単位なので log 計算はしない。本問では 11.5.6 項より

$\dfrac{信号}{雑音 / \sqrt{N}} = \sqrt{N}\, \dfrac{信号}{雑音}$ なので，$\sqrt{N} = \sqrt{100} = 10$ [倍] である。

⑪ 14回-午後-問題14　差動増幅器について正しいのはどれか。

a. オフセットを調整する必要がない。
b. 電源電圧の変動の影響を受けにくい。
c. 直流信号を増幅できる。
d. CMRR（同相除去比）を大きくすることができる。
e. 内部雑音を相殺することができる。

1. a, b, c　2. a, b, e　3. a, d, e　4. b, c, d
5. c, d, e

▼ヒント：オフセットとは「入力を短絡（ショートまたは，入力電圧をゼロにする）したときでも微小な出力電圧があるが，この微小な出力電圧を最小にする」ことをいう。

答　　　⑨ 2，⑩ 3，⑪ 4

問　題　演　習

12 **19回-午後-問題17**　　CMRR（同相除去比）60 dB の差動増幅器に1 V の同相信号を入力したとき，出力が 0.1 V であった．この増幅器に逆相信号1 mV を入力したとき，出力はどれか．

1．1 mV　2．10 mV　3．100 mV　4．1 V　5．10 V

ヒント：CMRR＝20 log（差動増幅率）−20 log（同相増幅率）［dB］

13 **20回-午後-問題16**　　差動増幅器の2つの入力端子間に振幅 100 mV の同相信号と振幅 10 mV の逆相信号を同時に入力した．このとき出力では同相信号が 10 mV に減衰し，逆相信号は 1 V に増幅されていた．この増幅器の CMRR（同相除去比）はどれか．

1．20 dB　2．40 dB　3．60 dB　4．100 dB　5．300 dB

14 **ME 20回-午前-問題26（改）**　　差動増幅器がある．入力正弦波信号の振幅を 0.1 V とする．図（a）の接続で出力電圧の振幅 10 V を得た．図（b）の接続では出力電圧の振幅 5 mV となった．$\dfrac{逆相利得}{同相利得}$ はいくらか．また，CMRR を計算せよ．利得＝増幅率である．

1．100　2．200　3．1 000　4．2 000　5．5 000

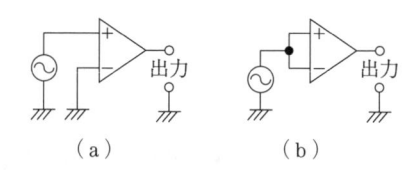

(a)　(b)

ヒント：逆相増幅率＝差動増幅率．図 11.3 より，図（a）は差動増幅器，図（b）は同相増幅器である．図（a）の差動（逆相）入力の電圧は 0.1 V，出力電圧は 10 V．∴ 差動増幅率＝10/0.1＝100 倍．図（b）の同相入力の電圧は 0.1 V，出力電圧は 5 mV＝0.005 V．∴ 同相増幅率＝0.005/0.1＝0.05 倍．　∴ 差動増幅率／同相増幅率＝100/0.05＝2 000．
CMRR＝20 log 2 000＝20(0.3＋3)＝66

答　　　　　　　　　　　　　　　　　　　　12　3，　13　3，　14　4，CMRR＝66

11. 電力・電圧などの dB 単位，SN 比，同相除去比（CMRR）

15 **ME 23 回-午前-問題 26**　電圧増幅度が 80 dB の増幅器がある．入力端子を短絡して出力を測ったところ，雑音が 10 mV（実効値）であった．この増幅器に 10 μV（実効値）の信号を入力したとき，出力における S/N 比（信号対雑音比）は何 dB か．ただし，上記以外の雑音は加わらないものとする．

1. 0　　2. 20　　3. 40　　4. 60　　5. 80

💡ヒント：CMRR を求める問題ではない．電圧増幅率が 80 dB であるから
$$80 = 20 \log \frac{V_o}{V_i} \quad \therefore \quad \frac{V_o}{V_i} = 10^4$$
S/N 比 $= 20 \log \dfrac{V_{signal}}{V_{noise}}$：[dB] 単位なので log 計算をする．
$V_{noise} = 10$ mV, $\quad V_{signal} = 10^4 \times 10$ μV $= 10^5 \times 10^{-6}$ V $= 0.1$ V $= 100$ mV
$$\therefore \quad S/N 比 = 20 \log \frac{V_{signal}}{V_{noise}} = 20 \log \frac{100}{10} = 20$$

16 **ME 27 回-午前-問題 27**　CMRR が 120 dB の増幅器に 1 mV の差動信号を入力したところ 1 V の出力を得た．この増幅器の同相成分信号に対する増幅度は何 dB か．

1. 20　　2. −40　　3. −60　　4. −80　　5. −100

17 **ME 28 回-午前-問題 35**　電圧増幅度が 60 dB の差動増幅器がある．2 つの入力端子を結合して，実効値 1 V の 50 Hz の正弦波信号を同相信号として入力したところ，実効値 0.1 V の出力が得られた．この差動増幅器の同相弁別比は何 dB か．

1. 0.1　　2. 10　　3. 40　　4. 60　　5. 80

答　　　　　　　　　　　　　　　　　　　　　　15 2，16 3，17 5

問　題　演　習

18 ME 29回-午前-問題 34　差動増幅器に 1 mV の心電図信号を入力したとき，1 V の心電図信号が出力された。同相入力電圧が 1 V のとき，出力電圧は 0.1 V であった。この差動増幅器の CMRR は何 dB か。

1. 40　　2. 60　　3. 80　　4. 100　　5. 120

19 ME 26回-午前-問題 26　実効値 1 V の信号の雑音レベルが -40 dB のとき，雑音の実効値は何 mV か。

1. 0.1　　2. 1　　3. 10　　4. 20　　5. 25

注：SN比 $= 20 \log \dfrac{V_{\text{signal}}}{V_{\text{noise}}}$ [dB] であるが，雑音レベルは逆数になり，

雑音レベル $= 20 \log \dfrac{V_{\text{noise}}}{V_{\text{signal}}}$ [dB] である。雑音レベルは，-40 dB のようにマイナスの値で表される。

20 ME 10回-午前-問題 50　差動増幅器の性能を評価する事項でないのはどれか。

1. 同相除去比（CMRR）　2. 周波数特性　3. 入力換算雑音
4. 入力インピーダンス　5. 電極インピーダンス

21 10回-午後-問題 18　図に示す差動増幅回路において同相除去比（CMRR）が 100 dB，差動増幅度が 40 dB のとき，回路の出力電圧 V_o はどれか。

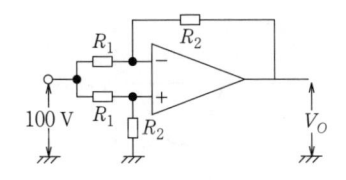

1. 10 V　　2. 1 V　　3. 0.1 V　　4. 0.01 V　　5. 0.001 V

答　　　　　　　　　　　　　　　　　　　18 3，19 3，20 5，21 3

206   11. 電力・電圧などの dB 単位，SN 比，同相除去比（CMRR）

22 **17 回-午後-問題 15**　差動増幅度 20 dB の電圧増幅器に 10 V の同相入力を加えたとき，出力電圧が 10 mV であった。CMRR（同相除去比）はどれか。

1．20 dB　　2．40 dB　　3．60 dB　　4．80 dB　　5．100 dB

23 **ME 21 回-午前-問題 51**　差動増幅器の差動入力電圧が 1 mV のとき，出力電圧は 100 mV であった。同相入力電圧が 1 V のとき，出力電圧は 10 mV であった。この差動増幅器の CMRR は何 dB か。

1．20　　2．40　　3．60　　4．80　　5．100

💡ヒント：差動振幅率 $= 20 \log \dfrac{100}{1} = 40$ dB

24 **21 回-午後-問題 47**　ある眼振計の同相弁別比（CMRR）を点検したい。いま，10 Hz の正弦波逆相入力電圧 100 μV_{pp} に対して記録器の振れは 10 mm を示した。次に，記録感度を 2 倍にして，60 Hz の正弦波同相入力電圧 100 mV_{pp} に対して記録器の振れは 5 mm を示した。同相弁別比は何 dB か。ただし，2 倍は 6 dB とする。

1．60　　2．62　　3．65　　4．72　　5．80

💡ヒント 1：文中の 10 Hz，60 Hz は解答上使うことはない。

💡ヒント 2：心電計，眼振計の感度は，1 mV の入力で 10 mm に振れるように調整する。これを標準感度という。

💡ヒント 3：ピークからピークまでの電圧（peak to peak 電圧）= 100 μV_{pp} とは図 11.25 のようになる。

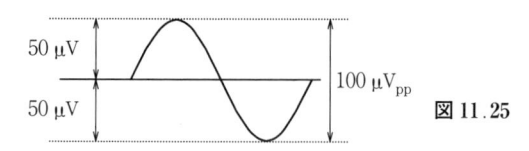

図 11.25

💡ヒント 4：感度が 2 倍で 5 mm を，感度が 1 倍で 2.5 mm に直して計算するとよい。

💡ヒント 5：$25 = 5^2$，$\log 5 = \log \dfrac{10}{2} = \log 10 - \log 2 = 1 - 0.3 = 0.7$ を使えると応用範囲が広くなる。

答　　　　　　　　　　　　　　　　　　　　　　　　　　　**22** 4，**23** 4，**24** 4

12章
正帰還, 負帰還, 発振, 変調, 復調

12.1 正　帰　還

　スピーカの前に置かれたマイクロホン（増幅器：アンプの入力）で話すと「ピー」という不快で大きな音がすることがある。スピーカから出た音（アンプの出力）がマイクロホンに入り，増幅され，さらに大きな音になる。この繰り返しで「ピー」という音（発振音，ハウリング）になる。このように，出力の一部を入力に戻し，さらに大きな出力になるようにすることを正帰還（positive feed back）という。

　発振器のほとんどで正帰還回路が使われている。もちろん，発振音が無限に大きくならないように，出力制限回路も組み込まれている。

　図12.1に正帰還の基本回路と入出力波形を示す。図中の波形 ∿ を入力すると，反転増幅器であるので ∫ を出力する。出力の一部 ⌃ を帰還させ，＋側に入力すると，非反転増幅回路であるので，その出力は ⋮ となる。

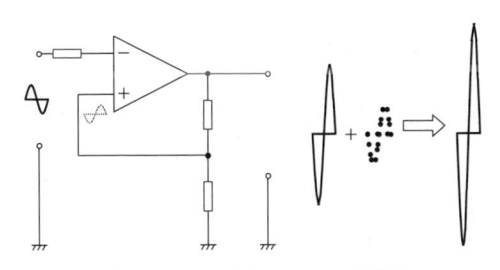

図12.1　反転回路における正帰還

したがって，総合的な出力は ∿ + ⋮ = ∿ となる。

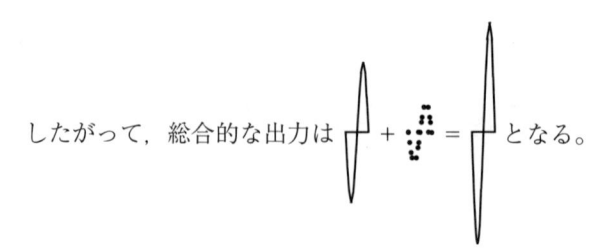

出力の一部を入力に戻す割合を帰還率 β という。オペアンプの増幅率 A は大変大きく，正帰還での出力電圧 V_o，入力電圧 V_i との関係は $V_o = A(V_i + \beta V_o)$ である。したがって，増幅率 $G = \dfrac{V_o}{V_i} = \dfrac{A}{1-A\beta}$ であり，$1 = A\beta$ のとき発振する。

12.2 負 帰 還

　出力の一部を入力に戻し（オペアンプの場合，出力端子から－入力にフィードバック抵抗 R_f を入れる），出力を抑え気味にすることを負帰還 (negative feed back) という。負帰還回路を使うと入力信号を忠実に増幅することができる。したがって，増幅器の多くは負帰還回路が使われている。

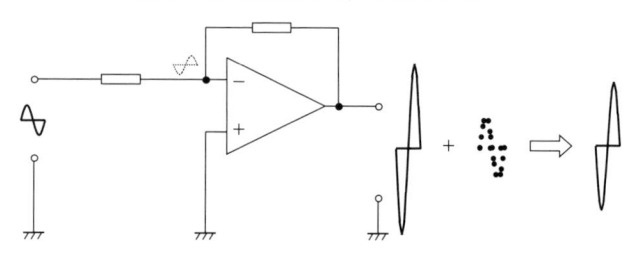

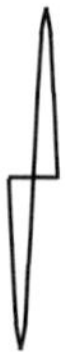

図 12.2　反転回路における負帰還

　図 12.2 に負帰還の基本回路と入出力波形を示す。図中の波形 ∿ を入力すると，反転増幅器であるので ∿ を出力する。出力の一部 ∿ を帰還させ，－側に

入力すると，その出力は反転増幅回路であるので◡となる。

したがって，総合的な出力は⌒ + ◡ = ⌒ となる。

図 12.3 に非反転増幅回路における負帰還の基本回路と入出力波形を示す。

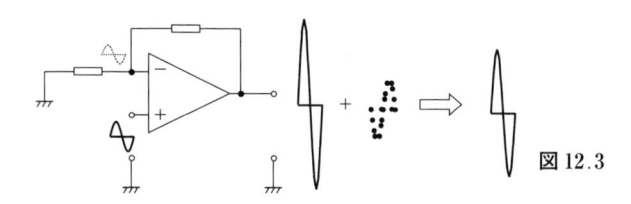

図 12.3

負帰還での出力電圧 V_o，入力電圧 V_i との関係は $V_o = A(V_i - \beta V_o)$ である。したがって，増幅率 $G = \dfrac{V_o}{V_i} = \dfrac{A}{1 + A\beta}$ であり，A が大変大きいので，$1/A \fallingdotseq 0$ としてもよい。よって

$$G = \frac{V_o}{V_i} = \frac{A}{1 + A\beta} = \frac{1}{1/A + \beta} \fallingdotseq \frac{1}{\beta}$$

これは，オペアンプやトランジスタなどの性能のばらつきには関係なく，増幅率が帰還率 β だけで決まることを示している。増幅の周波数帯域が広がり，波形のひずみも少なくなるという利点がある[18]。

12.3　発振とは……身のまわりにある「発振」から考える

ブランコの揺れが大きくなる様子を見ると，右に揺れようとしたときに右向きに，左に揺れようとしたときに左向きに力を加えると，揺れはしだいに大きくなっていく。しかし，揺れを大きくしようとする力（駆動力）と，振り子の揺れを小さくしようとする力（制動力，損失）のバランスがとれた状態になると，ブランコの揺れ幅が一定になる。電気回路での発振器の原理はこれと同じ方法が多くとられている。つまり，増幅器で信号を増幅し，増幅した信号を，

負帰還回路ではなく，正帰還回路を通して，オペアンプでは＋入力に戻す（12.1節を参照）という方法である．12.1節で述べたハウリングと違うのは，不注意で行われるのではなく，意図的に正帰還を行うことである．ひずみの少ない信号（正弦波，三角波，ノコギリ波，方形波など）を安定的に発生させるのが発振器であり，電子回路もブランコと同じで，正帰還をかけた状態で振動を起こしてやれば発振する．

発振周波数は

RC発振では，$f = \dfrac{1}{2\pi CR}$ が基本であるが，回路の形で式が変わってくる．

LC発振では，$f = \dfrac{1}{2\pi\sqrt{LC}}$ が基本であるが，回路の形で式が変わってくる．

12.4 変調・復調

変調の種類と方式について述べる．

12.4.1 振幅変調（amplitude modulation：**AM**）

搬送波（carrier wave）は図 12.4 のような波形であり，V_{cm} が振幅である．

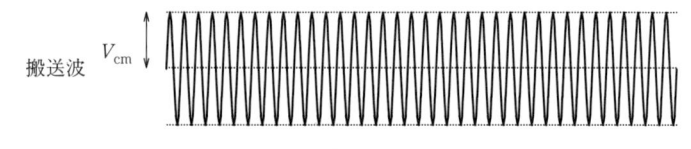

図 12.4

信号波（signal wave）は，音声のように周波数と振幅の変化する信号であり，これを変調波として，図 12.4 の搬送波と合成すると，**図 2.15** のようになる．

変調波（信号波）

変調の結果

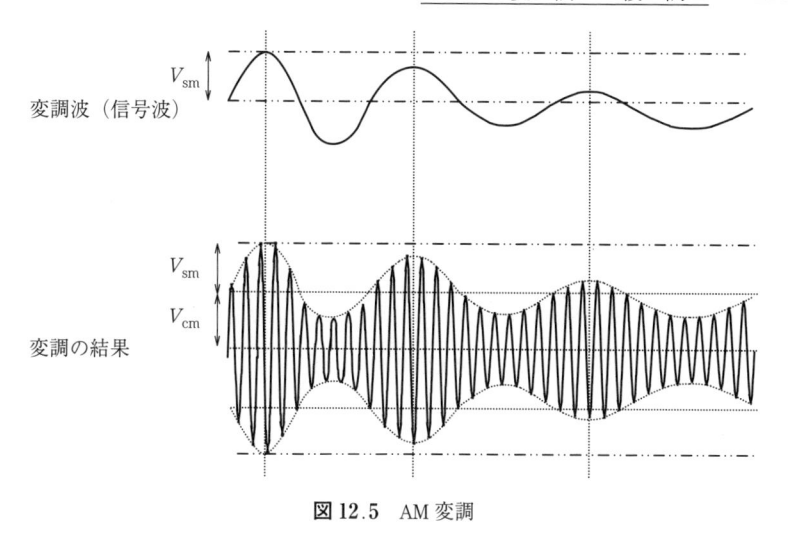

図 12.5 AM 変調

変調の結果，図 12.5 のように，変調波の山の部分が上下に広くなっている。この操作を行う回路を**変調回路**という。変調の結果（この形の電波が送信される）から，検波を経て，変調波（信号波）に戻す操作を**復調**といい，その回路のことを復調回路という。

AM 方式は送信機も受信機も回路構成が簡単である。雑音に弱く簡単に妨害を受けるが回路構成が簡単で，電波の強いところでは，電源のない鉱石ラジオでも受信可能という特徴がある。

12.4.2 周波数変調（frequency modulation：**FM**）

現実の搬送波の波形は**図 12.6** よりも密である。変調の結果は，変調波（信号波）の山の部分が，周波数が高く（波が密に）なっている。FM 方式は雑音に強い。このため音楽主体の FM 放送などに使われている。また，タクシー無線などの移動局にも使われている。

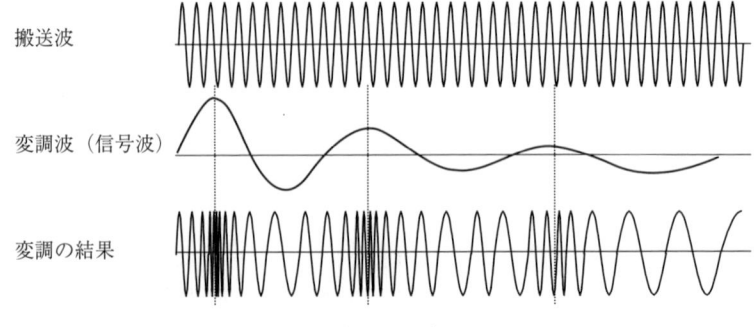

図 12.6 FM 変調

12.4.3 アナログ位相変調（phase modulation：**PM**）

現実の搬送波の波形は**図 12.7** よりも密である。変調の結果は，変調波（信号波）の右下がりの部分が，周波数が高く（波が密に）なっている。

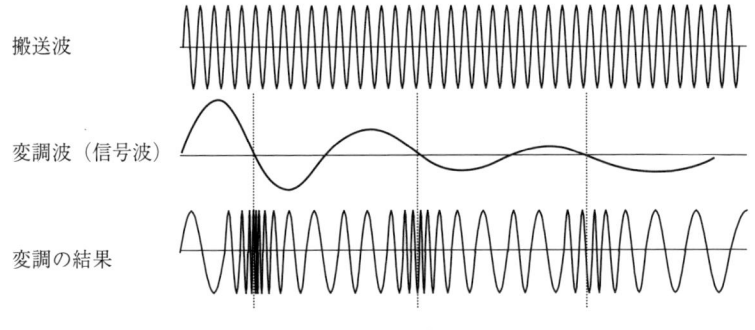

図 12.7 PM 変調

アナログ位相変調は FM に比べて応用は少ないが，ディジタル位相変調は携帯電話などの通信に採用されている。

AM，FM，PM に関して，以下のような数学的解釈もある。

搬送波の変位を $y = V_{cm} \sin(2\pi ft + \phi)$ とする。本書では $(2\pi ft + \phi)$ を位相，ϕ を初期位相とした。しかし，ϕ を単に位相とする書籍[20]もあるので，ここでは ϕ を位相とし，$0 \leq \phi \leq 2\pi$ などの制限を設けないで「変調波（信号波）の電圧に応じて振幅 V_{cm} が変化する変調方法を AM，周波数 f が変化する変調方法を FM，位相 ϕ が変化する変調方法を PM」と考えるとわかりやすい。

12.4.4 PAM, PFM, PPM, PWM, PCM

　以上，振幅変調（AM），周波数変調（FM），位相変調（PM）について簡単に図示したが，変調方式の略語（英語・日本語）を覚えることを薦める．各種変調について，変調波形の概要を示す．

パルス振幅変調（**PAM**：pulse amplitude modulation）

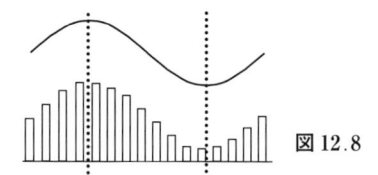

図 12.8

パルス周波数変調（**PFM**：pulse frequency modulation）

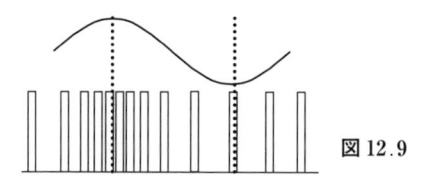

図 12.9

パルス位相変調（**PPM**：pulse phase modulation）

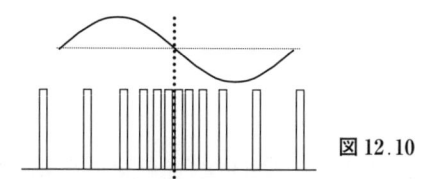

図 12.10

パルス幅変調（**PWM**：pulse width modulation）
幅を明示するために，あえて前の3例より横に引き伸ばしてある．

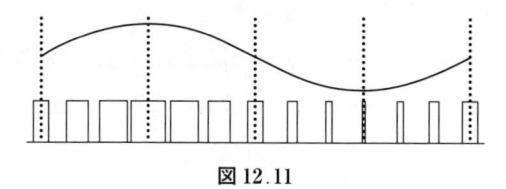

図 12.11

214　12. 正帰還，負帰還，発振，変調，復調

パルス符号変調（PCM：pulse code modulation）

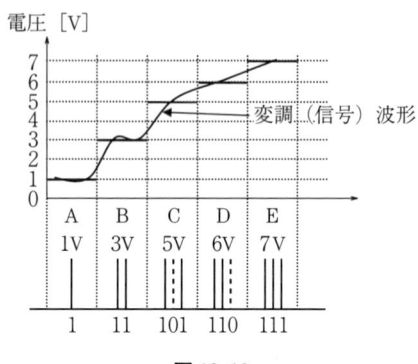

図 12.12

A 区間のディジタル化（量子化）：電圧は 1 V，これを 2 進法で示すと　 1
B 区間のディジタル化（量子化）：電圧は 3 V，これを 2 進法で示すと　11
C 区間のディジタル化（量子化）：電圧は 5 V，これを 2 進法で示すと 101
D 区間のディジタル化（量子化）：電圧は 6 V，これを 2 進法で示すと 110
E 区間のディジタル化（量子化）：電圧は 7 V，これを 2 進法で示すと 111
2 進法の 1 を｜，0 を ¦ で示すと，5 V の 101 は ｜¦｜ となる。
図 12.12 の下の 2 進数が PCM 変調の結果となる。
　パルス符号変調は，惑星探査などにおいて惑星表面の写真を，地上で鮮明に再生させる技術に使われている。

12.5　搬送波と側波帯

　AM 波の周波数成分について，きわめて単純な形で変調の数学的処理（簡単に，12.6 節で示す）をすると，信号波：音声信号：変調波が単一の周波数 f_s の場合，搬送波 f_0 を中心にして，f_0+f_s，f_0-f_s の 2 つの側波帯が発生し，その振幅はそれぞれ $\dfrac{V_{sm}}{2}$ となることがわかる。これを表したものが図 12.13 の周波数スペクトルである。図は f_s が単一周波数の場合の周波数スペクトルを示している。周波数スペクトルとは，周波数によって，強さや振幅などの大きさ（正の値）が変化する様子を表示または図示したものである。

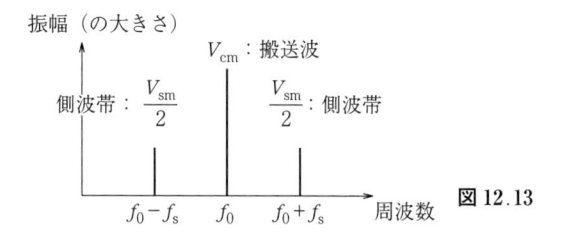

12.5 搬送波と側波帯

図 12.13

縦軸: 振幅（の大きさ）
V_{cm}：搬送波
側波帯：$\dfrac{V_{sm}}{2}$
$\dfrac{V_{sm}}{2}$：側波帯
横軸: 周波数（$f_0 - f_s$, f_0, $f_0 + f_s$）

しかし，音声・音楽情報の信号は 0.1 kHz～7.6 kHz のような幅を持っている。したがって，側波帯は**図 12.14**のように幅（⟵⟶）を持っている。

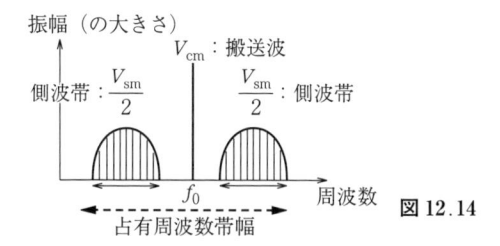

図 12.14

縦軸: 振幅（の大きさ）
V_{cm}：搬送波
側波帯：$\dfrac{V_{sm}}{2}$
$\dfrac{V_{sm}}{2}$：側波帯
横軸: 周波数（f_0 中心）
占有周波数帯幅

例えば，AM 放送の場合，⟵⟶の幅が狭く（およそ 7.5 kHz），FM 放送の場合は広い（およそ 15 kHz）。一般に FM 放送に音楽番組が多いのは，楽器の音質を上げるためには 15 kHz 程度の幅が必要だからである。

図 12.14 の右側の側波帯を USB（upper side band：上側波帯），左の側波帯を LSB（lower side band：下側波帯）という。USB が搬送波よりも高い側波帯，LSB が搬送波よりも低い側波帯である。USB と LSB は搬送波に対して左右対称に広がっていて，ここに音声信号が含まれている。側波帯はアマチュア無線などで使われる。占有周波数帯幅（帯域幅）が狭いので，その分，多くの無線局が割り当てられる。SSB（single side band：単側波帯）とは，LSB または USB の片方の電波のことをいい，SSB は送信電力が約 1/4 ですむ利点がある。すなわち，(SSB + 搬送波 + USB) での送信電力 40 W の実用機では，USB のみで送信する場合の送信電力は約 10 W となる。ただし，SSB の送受信機は構造が複雑である。

12.6 振幅変調の数学的解析

搬送波の振幅を $V_c = V_{cm} \sin 2\pi f_c t$ とする。ここで V_{cm} は V_c の最大値 (maximum) である。変調波（信号波）の振幅を

$$V_s = V_{sm} \cos 2\pi f_s t \tag{12.1}$$

とする。ここで V_{sm} は V_s の最大値 (maximum) である（図12.5では時間の経過とともに変化しているが，「一定の値」と割り切って読むことを薦める）。

以上より，振幅変調波の電圧 V_{am} は，図12.4の変調の結果（この形の電波が送信される）より

$$\begin{aligned} V_{am} &= (V_{cm} + V_{sm} \cos 2\pi f_s t) \times \sin 2\pi f_c t \\ &= V_{cm} \sin 2\pi f_c t + V_{sm} \underline{\cos 2\pi f_s t} \times \underline{\sin 2\pi f_c t} \\ &= V_{cm} \sin 2\pi f_c t + V_{sm} \sin 2\pi f_s t \times \cos 2\pi f_c t \\ &= V_{cm} \sin 2\pi f_c t + \frac{V_{sm}}{2} \sin 2\pi (f_c + f_s) t + \frac{V_{sm}}{2} \sin 2\pi (f_c - f_s) t \end{aligned} \tag{12.2}$$

$f_c > f_s$ のため，$\cos 2\pi f_s t$ と $\sin 2\pi f_c t$ を入れ替えた。値は不変である。

$\sin \alpha \cdot \cos \beta = \frac{1}{2}\{\sin(\alpha + \beta) + \sin(\alpha - \beta)\}$ ……三角関数の公式を代入する。

以下の三角関数の公式および式の解釈方法を知っていると，専門書を読むときに役に立つ。

$$\cos \alpha \cdot \cos \beta = \frac{1}{2}\{\cos(\alpha + \beta) + \cos(\alpha - \beta)\}$$

$$\sin \alpha \cdot \sin \beta = -\frac{1}{2}\{\cos(\alpha + \beta) - \cos(\alpha - \beta)\}$$

$$\sin(-\alpha) = -\sin \alpha, \quad \cos(-\alpha) = -\cos \alpha$$

ここで，式 (12.1) を $V_s = V_{sm} \sin 2\pi f_s t$ として計算すると

$$V_{am} = V_{cm} \sin 2\pi f_c t - \frac{V_{sm}}{2} \cos 2\pi (f_c + f_s) + \frac{V_{sm}}{2} \cos 2\pi (f_c - f_s) \tag{12.3}$$

となる。しかし，$\cos 2\pi (f_c \pm f_s) t$ が $-1 \sim 1$ までの値を繰り返すので，式 (12.2) と同じと考えてよい。したがって，式 (12.2)，(12.3) は式の形は異なっても，周波数スペクトルは図12.13となる。

問題演習

[1] **10回-午後-問題17** 正しいのはどれか。
  a. 正帰還回路は発振回路に用いられる。
  b. 直流増幅回路は直流成分だけを増幅する回路である。
  c. 負帰還をかけると周波数特性が悪くなる。
  d. 負帰還をかけると増幅度が大きくなる。
  e. 水晶発振回路は RC 発振回路よりも周波数安定度が高い。
   1. a, b　　2. a, e　　3. b, c　　4. c, d　　5. d, e

[2] **11回-午後-問題16（改）** 正しいのはどれか。
  a. 水晶振動子を用いた発振回路は周波数安定度が高い。
  b. 演算増幅器では発振回路を実現できない。
  c. 発振には負帰還が必要である。
  d. LC 発振回路ではインダクタンスと静電容量の値で発振周波数が決まる。
   1. a, b, c　　2. a, b　　3. a, d　　4. b, c, d　　5. c, d

  参考：水晶振動子は圧電素子である。
  　　　国家試験の出題では，選択肢 e にマルチバイブレータの記述があったが，過去問は少ないし，内容が専門的なので削除した。

[3] **8回-午後-問題19** 1 kHz の正弦波を用いて 1 MHz の正弦波を振幅変調したとき，サイドバンド（側波帯）の周波数として正しいのはどれか。
  a. 900 kHz　　b. 999 kHz　　c. 1 001 kHz　　d. 1 010 kHz
  e. 1 100 kHz
   1. a, b　　2. a, e　　3. b, c　　4. c, d　　5. d, e

答　　　　　　　　　　　　　　　　　　　　[1] 2,　[2] 3,　[3] 3

4 14回-午後-問題23　　正しいのはどれか。
　a．アナログ変調方式には搬送波を必要とする。
　b．ディジタル変調方式にはクロックを必要とする。
　c．ディジタル変調方式のみで無線伝送が可能である。
　d．AMは雑音の影響をほとんど受けない。
　e．雑音レベルが閾値を超えるとFMの受信品質は急激に劣化する。
　　1．a, b, c　　2．a, b, e　　3．a, d, e　　4．b, c, d
　　5．c, d, e

💡ヒント：クロック……クロック周波数を示す場合と，単に時計と同様の機能を指す場合がある。本問では後者と考えてよい。コンピュータではクロック周波数が高いと処理能力が高い。

💡ヒント：閾値……「しきいち」または「いきち」と読む。何らかの変化が起きる境目の値。味覚閾値や臭覚閾値は，ある濃度を境に味や臭いを感じるとき，その濃度を閾値という。生物学的閾値は，個人差もあり，特定な値ではなく，幅がある。閾値と同じ意味の物理学的（光学的）な，光の臨界角は特定な値である。

5 15回-午後-問題20　　搬送波を $V_m = \sin(2\pi ft + \phi)$ で表現したとき，正しいのはどれか。
　a．信号に応じて V_m を変化させる方式を振幅変調（AM）という。
　b．信号に応じて f を変化させる方式を位相変調（PM）という。
　c．信号に応じて ϕ を変化させる方式を周波数変調（FM）という。
　d．f を100 MHz以上にするとパルス符号変調（PCM）となる。
　e．f は信号の周波数より十分に大きい必要がある。
　　1．a, b　　2．a, e　　3．b, c　　4．c, d　　5．d, e

答　　4 2，5 2

問 題 演 習

6　16回-午後-問題21　　図1は変調信号を示し，図2は変調された波形を示している。この変調方式はどれか。

　　1．AM　　2．FM　　3．PM　　4．PCM　　5．PWM

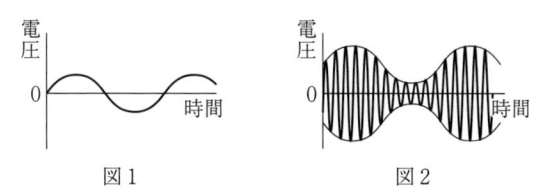

図1

図2

7　21回-午後-問題20　　振幅変調において，搬送波の振幅が10 V，信号波の振幅が2 Vである。変調率はどれか。

　　1．10%　　2．20%　　3．30%　　4．40%　　5．50%

　　ヒント：変調率 = $\dfrac{\text{信号波の最大値}}{\text{搬送波の最大値}} \times 100\%$

8　21回-午後-問題19　　振幅変調において搬送波の周波数を900 kHzとしたとき，被変調波の側波帯周波数が895 kHzと905 kHzであった。信号波の周波数はどれか。

　　1．5 kHz　　2．10 kHz　　3．895 kHz　　4．905 kHz
　　5．1800 kHz

答　　6　1，7　2，8　1

220　12．正帰還，負帰還，発振，変調，復調

⑨ 21回-午後-問題21　周波数変調について正しいのはどれか。

a．搬送波の振幅が変化する。
b．振幅変調に比べ伝送路を占有する周波数帯域が狭い。
c．情報を符号によって表す。
d．振幅変調に比べ雑音に強い。
e．医療用テレメータに使われている。

　　1．a, b　　2．a, e　　3．b, c　　4．c, d　　5．d, e

　💡ヒント：テレメータとは，遠隔地からの信号・情報を受信，遠隔地への信号・情報の送信を行う装置．現在ではディジタル化が急速に進んでいる．

⑩ ME 21回-午後-問題36　変調について誤っているものはどれか。

1．振幅変調はAMと略記される。
2．周波数変調はFMと略記される。
3．周波数変調は一般に外乱の影響を受けにくい。
4．振幅変調は一般に外乱の影響を受けやすい。
5．送ることができる信号の最大周波数は搬送周波数と同じである。

　💡ヒント：外乱とは外部雑音のことである．

答　　⑨ 5，⑩ 5

参 考 文 献

1) 篠田庄司 監修，和泉　勲 編著：わかりやすい電子回路，コロナ社（2005）
2) 大熊康弘：図解でわかるはじめての電子回路，技術評論社（2007）
3) 岡村廸夫：定本 OP アンプ回路の設計―再現性を重視した設計の基礎から応用まで―，CQ 出版（2006）
4) 鈴木雅臣：定本 トランジスタ回路の設計―増幅回路技術を実験を通してやさしく解析―，CQ 出版（2008）
5) 玉村俊雄：OP アンプ IC 活用ノウハウ―最適設計実現への手がかりを詳解―，CQ 出版（1989）
6) 東京電機大学 編：交流理論，電気工学基礎シリーズ，東京電機大学出版局（1987）
7) 平井紀光：やくにたつ電磁気学，ムイスリ出版（2007）
8) 飯高成男：電気・電子の基礎マスター，電気書院（2006）
9) 堀　桂太郎 監修，粉川昌巳 著：電磁気学の基礎マスター，電気書院（2006）
10) 日本エム・イー学会 監修，金井　寛ほか 著：医用電気工学，コロナ社（1991）
11) 日本エム・イー学会 監修，松尾正之ほか 著：医用電子工学，コロナ社（2002）
12) 平井紀光：入門 電気磁気学，ムイスリ出版（2002）
13) 加地正義，角　政之：初めて学ぶ電気電子の基礎，オーム社（2006）
14) 高橋　寛 監修，熊谷　勉 著：絵ときでわかる電気電子の基礎，オーム社（2005）
15) 加藤　肇，見城尚志，高橋　久：図解・わかる電子回路，講談社（1995）
16) 角田秀夫：実用ディジタル回路，東京電機大学出版局（1984）
17) 角田秀夫：実験によるオペアンプ回路，東京電機大学出版局（1983）
18) 石橋幸男：初めて学ぶアナログ電子回路，総合電子出版社（1996）
19) 羽賀三雄：解説 過渡現象の考え方・解き方，東京電機大学出版局（1987）
20) 国枝博昭：なっとくする電気回路，講談社（2004）
21) 常深信彦：図解入門よくわかる最新電気回路の基本と仕組み，秀和システム（2011）

22) 藤島　昭ほか：電気化学測定法（上），技報堂出版（1984）
23) 熊谷正朗：アナログ回路の基礎，(http://www.mech.tohoku-gakuin.ac.jp/rde/contents/course/mechatronics/analog.html)（2011年2月現在）
24) 小野哲章ほか：臨床工学技士標準テキスト，金原出版（2002）
25) 医療機器センター 編：臨床工学技士国家試験出題基準，まほろば（2006）
26) 日本臨床工学技士教育施設協議会 編：臨床工学技士国家試験問題解説集5回～22回，日本臨床工学技士教育施設協議会事務局（2009）
27) 第2種ME技術実力検定試験問題研究会：第2種ME技術実力検定試験全問解説　第21回（平成11年）～第24回（平成14年），秀潤社（2003）
28) 第2種ME技術実力検定試験問題研究会：第2種ME技術実力検定試験全問解説　第23回（平成13年）～第27回（平成17年），秀潤社（2006）
29) 田口雄一：臨床工学技士のための国家試験対策，ブイツーソリューション（2009）
30) 国立天文台 編：理科年表 平成24年，丸善出版（2011）
31) Schwan, H. P.：Electrical properties of tissues and cell suspensions, Advanced Phys. Med. Biol, **5**, pp.147-209（1957）
32) Geddes, L. A. et al.：The specific resistance of biological material—A compendium of data for the biomedical engineer and physiologist, Med. Biol. Eng, **5**, pp.271-293（1967）
33) Gabriel, C. et al.：The dielectric properties of biological tissues：I. Literature survey, Phys. Med. Biol, **41**, pp.2231-2249（1996）
34) Gabriel, S. et al.：The dielectric properties of biological tissues：II. Measurements in the frequency range 10 Hz to 20 GHz, Phys. Med. Biol, **41**, pp.2251-2269（1996）
35) Gabriel, S. et al.：The dielectric properties of biological tissues：III. Parametric models for the dielectric spectrum of tissue, Phys. Med. Biol, **41**, pp.2271-2293（1996）
36) 田所嘉昭 編著：ディジタル回路，オーム社（2008）
37) 角田秀夫：実用オペアンプ回路，東京電機大学出版局（2004）

索　　　引
（太字は主たる頁を示す）

【あ】

アインシュタイン　　　93
アース　　　116, **169**, 170
圧電効果　　　91
圧電素子　　　**91**, 217
圧　力　　　185
アドミタンス　　　71, 80
アナログ型テスタ　　　**20**, 22
アナログ信号　　　193
アナログ-ディジタル変換
　　　194
安定化電源　　　115
アンペールの法則　　　32

【い】

イオン　　　10, 104
胃カメラ　　　91
閾　値　　　218
位　相　　　27, 65-70, 72,
　　　145, 169, 171, 212
位相差　　　70
一次電池　　　7, 11
イマジナリーショート
　　　149, 150, 152, **170**, 171-173
インダクタンス　　　143
インピーダンス
　　　65, 68, 69, 71, 72
インピーダンス整合　　　**76**-78
インピーダンス変換
　　　118, 175

【う】

渦電流　　　31, **37**, 38

【え】

エミッタ
　　　106, 108, 115, 116, 118
エミッタ接地　　　**115**-117
エミッタフォロワ　　　118, 175
円形電流　　　32
演算増幅器　　　158, **168**

【お】

オシロスコープ
　　　20, 65, 67, 100, 195
音　　　146, 185, 186
　──の強さ　　　**185**, 186
オフセット電圧　　　174
オペアンプ（OPアンプ）
　　　149-154, **168-171**,
　　　174-181, 187-191,
　　　195, 208-210
外部雑音　　　190
拡　散　　　110
拡散電流　　　111
角周波数　　　65
加算回路　　　173
加算平均　　　**196**-198
仮想接地　　　170

【か】

オームの法則
　　　1-3, 22, 74, 169, 173
音　圧　　　185, **186**
音圧レベル　　　186
音響インピーダンス　　　77
温　度　　　5, 90, 91, 96
温度係数　　　5
温度差　　　95, 96

【か】

カットオフ周波数　　　**147**,
　　　148, 150, 151, 153, 176
価電子　　　**102**-104
荷電粒子　　　95
過度現象　　　133
環状ソレノイド　　　**41**, 76
乾電池　　　2, 6, 7, 11

【き】

基準ベクトル　　　70
起電力　　　6, 8, 31, **34-36**,
　　　41, 84, 93, 143
逆起電力　　　69
逆相信号　　　189, **190**, 191, 203
逆相入力　　　**190**, 192, 206
逆相利得　　　203
逆方向　　　105, 111
キャリヤ　　　93, 101, 102,
　　　104-106, 108-110
強磁性体　　　**29**, 30, 38
共　振　　　88
共振周波数
　　　68, **71**, 73, **80**, 81, 85
共有結合　　　102, 104
虚　数　　　71
虚数軸　　　71
キルヒホッフの法則
　　　2, 6, **141-143**

【く】

空乏層　　　**105**, 108-110
クラーク電極　　　98
クリッパ回路　　　130
クーロンの法則　　　**28**, 46

224 索　　　　　引

【け】

ゲート	108-110
血流計測	100
原子核	102
原子番号	102, 103
元　素	102
検　波	211
検流計	9

【こ】

コイルの中心の磁界	32
高域遮断周波数	144, 145
高周波	76, 77, 110, 116, 118
合成抵抗	3
高調波	157
光電管	92
光電効果	91, 92, 94
光電子	91, 92, 94, 95
光電子増倍管	92, 94, 95, 99, 100
交　流	20, 65-67, 74, 106, 121, 157
交流電圧	20, 65, 74, 112, 113
誤　差	20, 22, 193
コレクタ	106, 116, 118-122
コレクタ接地	115, 118, 175
コレクタ電流	107, 119, 121, 122
コンデンサ	47, 48, 55, 66-70, 72, 133-135, 140-142, 144, 146, 151
──のエネルギー	57
──の接続	56

【さ】

サーミスタ	90
最大値	26, 66, 67, 216, 219
サイリスタ	100
雑音レベル	186, 205, 218
差動増幅回路	171
差動増幅器	168-170, 172, 176, 179, 189-191, 202-206
差動増幅率	189, 192
差動入力	189, 206

【し】

ジーメンス	5
磁　界	28-36, 46, 93
紫外線	93
磁気シールド（遮蔽）	29, 30
磁気に関するクーロンの法則	28
次　元	160, 161
自己インダクタンス	75
仕　事	1, 49, 92, 96
仕事関数	92
磁　石	28, 29, 31, 37, 38
磁性体	29, 38
自然対数	141, 184
磁　束	31, 35
磁束密度	31, 34, 93
実効値	65, 66, 74, 76
時定数	133, 141-144, 146, 150, 153, 160, 161, 163
自発分極	48, 91
遮断周波数	144-146
周　期	102
周期表	101, 102
集積回路	110, 168
充　電	7, 11, 55, 141, 142
受動素子	90
自由電子	101, 104
周波数	65, 73, 112, 144-151, 153, 154, 165, 211
周波数特性	116-118
周波数変調	211, 220
出力インピーダンス	76, 116-119, 149, 168, 169, 171, 175, 181
ジュール	1
ジュール＝トムソン効果	96
瞬時値	20
順方向	106, 111
消費電力	1, 66
ジョセフソン効果	96
常用対数	141, 184
磁力線	28-30, 32, 35
真空の透磁率	28, 31, 75
真空の誘電率	46
信号対雑音比	186, 187, 204
真性半導体	101, 123
シンチレーションカウンタ	95, 100
心電計	188, 206
振　幅	26, 65, 193, 196, 210, 214-216
振幅変調	210, 213, 216, 217-219

【す】

水晶振動子	91, 217
スイッチング	123
スペクトル	216

【せ】

正帰還	207, 210
正弦波	88, 180, 206, 210
正　孔	101
整　合	76, 78
静電気	46, 110
静電気に関するクーロンの法則	46
静電誘導	47, 48, 187
静電容量	48, 55, 57
整　流	16, 90, 101, 106, 111-114
整流回路	112, 113, 115
整流作用	111
ゼーベック効果	96, 97
赤外線	91, 175
赤外線センサ	175
積分回路	133-135, 139,

索　　　　引　　225

	145, 147, **151-154**	
絶縁体	101	
接合形 FET	108	
絶対温度	187	
絶対値	71	
接地	**115**, **116**, 169, 170	
全波整流回路	**112**, 113	

【そ】

増幅　　　　90, **106**, 191, 207
増幅度（増幅率）　　17, 95,
　　　107, **116-118**, 150, 152,
　　　172, 174, 175, 179
ソース　　　　　　　　108-110
速度　　　　　　　　　34, **36**
ソレノイド　　33, **41**, 42, 75

【た】

ダイオード
　　　　90, 101, **111**-113, 115
帯電　　　　　　　48, **49**, 51
耐電圧　　　　　　　　**112**, 113
帯電体
　　　31, **34**, **46**, 47, 49, 50
ダイヤモンド　　　　　　101
単位　　　**55**, 57, 160, 161,
　　　191, 192, 199, 200
単相　　　　　　　　　114
短絡　　　**77**, 188, 202, 204

【ち】

チャネル　　　　　　　　108
超音波　　　　　　　　　77
超音波エコー　　　　　　77
超伝導　　　　　　　　　96
直線電流のまわりの磁界
　　　　　　　　　　　　32
直流　　　65, 74, 80, **107**,
　　　113, 114, 160
直列接続　　　　**3**, 56, 72

【つ】

ツェナーダイオード

　　　　　　　111, 115
通過度　　　　　　144

【て】

低域遮断周波数　　**144**, 145
抵抗　　　　　　　　1-4
抵抗率　　　　　**4**, 5, 30
抵抗率の温度係数　　　5
ディジタル型テスタ　　20
定常波　　　　　　　77
定電圧電源　　　　　115
定電圧ダイオード　　111
定電流回路　　　　　179
定電流ダイオード　**24**, 179
デシベル　　144, 154, **187**, 191
テスタ　　　　　　　20
電圧　　　　　**1**, 3, 4, 6
電圧降下　　　　　　7
電圧増幅度（率）
　　　　　　116-118, 204
電圧反射係数　　**76**, 77
電位　　　　　**6-9**, 35
電位差　　　**6**, 10, 49, 169
電荷　　　28, **46**, 47, 50-53
電界　　　29, **46**, 47, 49-53
電界効果トランジスタ　108
電気抵抗　　　30, **48**, 65, 74,
　　　90, 97-99, 101, 104, 125
電気分解　　　　　　10
電気力線　　　46-48, **50**, 51
電気量　　　**2**, 49, 55-57, 59,
　　　141, 142, 148
電源
　　　59, **107**, 110, 115-119
電源回路　　　　115, **125**
電子
　　　10, 30, **101**-106, 108-110
電磁シールド（遮蔽）　30
電磁波　　　**30**, 31, 91, 93
電磁誘導　**34**, 36, 37, 41, 187
電磁流量計　　　　　45
電磁力　　　　　　**33**, 34

	111, 115	
通過度	144	

電池　　　　　**2**, 6-9, 11, 35, 36,
　　　40, 55, 59, 63, 94,
　　　105-110, 113, 118
電流　　　　　　　　1-4, 6
電流計　　　　9, 13, **20-22**
電流増幅率　　　　**107**, 116
電力
　　　1, 13, 14, 16, 17, 74, 101
電力量　　　　　　　**1**, 74

【と】

等価回路　　　　　　　24
同相除去比
　　　　　　186, **191**, 201-206
同相信号
　　　　　　189, 190, 191, 203, 204
同相入力　　　**190**, 191, 205, 206
同相弁別比　　　**191**, 201-206
透磁率　　　**28**-31, 41-43, **75**
同族元素　　　　　　102
導体　　　　30, 31, 33-35,
　　　37, 38, 40, 44, 47, 51, 53,
　　　93, **101**
等電位線　　　**46-48**, 50
導電率　　　　　　　　5
ドップラー効果　　　100
トランジスタ　　　　101,
　　　106-108, 110, 115-121,
　　　123, 124, 131
トランス　　　74, **112**, 113
ドリフト電流　　　　110
ドレーン　　　　108-110

【な】

内部抵抗　　**2**, 6, 11, 20-24
鉛蓄電池　　　　　　7, 11

【に】

二次電池　　　　　　7, 11
2 進法　　　　**194**, 195, 214
二端子法　　　　　　24
入力インピーダンス　　76,
　　　110, 116-119, 149, 150,

	168, 169, 171, 172, 174-177, 192	
入力換算雑音	187-189	
【ね】		
ネイピア数	134, 141, 184	
熱雑音	187, 188, 199	
熱電対	97, 98	
【の】		
能動素子	90, 101	
【は】		
バイポーラトランジスタ	106, 123, 132	
バイアス	117, 119, 121	
倍率器	22	
箔検電器	48	
白色雑音	192, 199	
波源	27	
バーチャルショート	169, 170	
波長	30, 91	
発振	208, 209	
発振器	209, 210	
速さ	34	
パルス周波数変調	213	
パルス振幅変調	213	
パルス符号変調	214	
反射	31, 76, 77	
搬送波	210-212, 214-216, 218, 219	
反転増幅器	116, 150, 169, 174, 207	
半導体	96, 101, 110, 111	
半導体素子	91, 93, 110	
半導体レーザ	125	
半波整流	16, 112, 114	
【ひ】		
ピエゾ素子	91	
ビオ・サバールの法則	32, 33	

比較器	172	
ピーク	159	
ピークからピーク	206	
ひずみ	97, 121, 210	
比透磁率	29	
非反転増幅器	118, 119, 175	
微分回路	133, 136-138, 144, 146-151, 154, 163, 172, 174	
比誘電率	57	
ファラド	55	
ファラデーの電磁誘導	36, 37, 41	
【ふ】		
負荷	112	
負荷線	119-121	
負荷抵抗	77, 78	
負帰還	208-210	
複素数	68, 71, 72	
復調	211	
不純物半導体	101, 102	
不導体	101, 108	
ブリッジ整流回路	113	
フレミングの左手の法則	31-34	
フレミングの右手の法則	31, 34, 35	
分極	64	
分流器	21	
【へ】		
平滑回路	114-115	
平滑コンデンサ	112, 113	
並列接続	3, 4, 56, 72	
ベクトル	68-73, 145, 146	
ベース	106, 108, 115-119, 121-123	
ベース接地	115, 117	
ペルチェ効果	95	
変圧器	74, 86, 87, 89	
変位	26, 27	
変調	210, 216, 219	

【ほ】		
ホイートストンブリッジ	9, 10	
法則　オームの――	1-3, 22, 74, 169, 173	
法則　キルヒホッフの――	2, 6, 141-143	
法則　磁気に関するクーロンの――	28	
法則　静電気に関するクーロンの――	46	
法則　ファラデーの電磁誘導の――	36, 37, 41	
法則　フレミングの左手の――	31-34	
法則　フレミングの右手の――	31, 34, 35	
法則　右ねじの――	32	
膨張	96	
放電	134, 136, 137, 141	
飽和状態	131	
ホトダイオード	125	
ホール	93, 101, 105, 106, 108	
ホール効果	93	
ボルテージフォロワ	118, 175, 176	
ホワイトノイズ	187, 192	
【ま】		
巻線比	74, 78	
マッチングトランス	77, 78	
【み】		
密度	110	
ミラー効果	116-118	
【ゆ】		
誘電体	48, 57	
誘電分極	48, 64	

誘電率	**46**, 57	四端子法	24	利　得	17, 107, 185, 199
誘導係数	84	**【り】**		流　速	44
ユニポーラトランジスタ				流　体	44
	108, 110, 132	リアクタンス	71	流　量	44
【よ】		力　率	70	量子化	**193**, 214
		リップル	114	量子化誤差	**193**, 194
陽　子	102	リップル率	114	量子化雑音	**193**, 194

【A】

AC	**112**, 113
AM	**210-215**, 220

【C】

CMRR	176, 186, **191**, 192, 201-206
CRT	99

【D】

DC	**112**, 113

【F】

F/m	**46**, 57
FET	101, **108**-110
FM	**211-213**, 220

【J】

JFET	108

【K】

K殻	102, **103**

【L】

LED	98
LSI	110
L殻	102, **103**

【M】

MOS形FET	109
M殻	102

【N】

NPN形トランジスタ	106, **107**, 118
N形半導体	93, **101**, 102, 104, 125
N極	**28**, 29, 31
Nチャネル	**108**-110

【P】

PNP形トランジスタ	**106**, 107
PN接合	105
PZT	91
P形半導体	93, **101**, 102, 104, 105, 125
Pチャネル	110
S/m	5

【S】

S極	**28**, 29, 31
SN (S/N) 比	**184**, 185, **186**, 197, 199, 202, 202, 204, 205

【V】

V/m	**49**, 50

────著者略歴────

1966 年　広島大学理学部物理学科卒業
1966 〜 2006 年
　　　　静岡県立高等学校教諭，教頭，非常勤講師などを歴任
2007 〜 2012 年
　　　　静岡医療科学専門学校非常勤講師
2016 年　逝去

医療系資格試験のための電気
── 臨床工学技士国家試験・第 2 種 ME 技術実力検定試験 ──　　Ⓒ Akihiko Nakada 2012

2012 年 4 月 6 日　初版第 1 刷発行
2021 年 3 月 5 日　初版第 5 刷発行

	著　者	仲　田　昭　彦
検印省略	発行者	株式会社　コロナ社
		代表者　牛来真也
	印刷所	萩原印刷株式会社
	製本所	牧製本印刷株式会社

112-0011　東京都文京区千石 4-46-10
発行所　株式会社　コ ロ ナ 社
CORONA PUBLISHING CO., LTD.
Tokyo Japan
振替 00140-8-14844・電話 (03)3941-3131 (代)
ホームページ https://www.coronasha.co.jp

ISBN 978-4-339-07229-7　C3047　Printed in Japan　　　　　（安達）

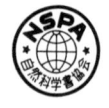

〈出版者著作権管理機構　委託出版物〉
本書の無断複製は著作権法上での例外を除き禁じられています。複製される場合は，そのつど事前に，出版者著作権管理機構（電話 03-5244-5088, FAX 03-5244-5089, e-mail: info@jcopy.or.jp）の許諾を得てください。

本書のコピー，スキャン，デジタル化等の無断複製・転載は著作権法上での例外を除き禁じられています。購入者以外の第三者による本書の電子データ化及び電子書籍化は，いかなる場合も認めていません。
落丁・乱丁はお取替えいたします。